ライフサイエンス産業戦略バイブル

VUCAの時代を生き抜く戦略を説く!

ファルマ・ビジネス・アカデミー
代表取締役
佐藤 睦美

東急エージェンシー

はじめに

　前作『医薬品産業戦略マネジメント』の上梓は2011年であり、ちょうど東日本大震災の年だった。そして、あれから９年が経ってしまい、今回の出版になったが、またしてもSARS-CoV-2と名付けられた新型コロナウイルスのパンデミックの年に遭遇することとなってしまった。よほど災害の年に縁があるようで、何とも複雑な思いだ。

　この９年間でライフサイエンス業界、特に医薬品業界では何が起こったかだが、世間的には大型から中規模までM&Aが引き続き話題となり、それに続きバイオ医薬品のラッシュである。2019年世界医薬品売上ランキング上位50製品のうち29製品がバイオ製品になっている。これは驚異的な数字であろう。それに関連して、M&Aの中身をみればバイオ技術を持つ企業買収という共通の目的が見えてくる。

　そして、モダリティの変化のスピードが以前に増して急速になっているということ。究極は医薬品を使わずに済む「再生医療」の時代がやってくるだろう。その時、準備をしてこなかった製薬企業は確実につぶれていく。せめて、細胞医薬、遺伝子治療薬、核酸医薬、抗体医薬といったバイオ技術を今から地道に蓄積していかなければ泣きを見ることになるだろう。

　オープンイノベーションは多くの産業界でもはや自然の流れとなっている。自社に技術が無ければ、他社に頼るのは合理的であり、ライセンス契約で力をつければ晴れて市場において競合他社と渡り合うことができる。それを一足飛びにしたのがM&Aということになる。しかし、有

望企業には常にメジャーな企業が虎視眈々と狙っているのも確かだろう。

　昨今は人工知能（AI）が大流行りで川上（研究開発）から川下（営業マーケティング）まで応用範囲が広がっている。しかし、AIを動かすにも膨大な学習データが無ければ話が前に進まない。自社の情報コンテンツ集積作業をコントロールできる体制になっているかが問われよう。さらにデータサイエンティストの不足は国家の問題として政府も人材育成に力を入れる必要があると認識している。それまでの安倍政権から新たに菅政権が誕生したが、「デジタル庁」を新設したあたりは、菅氏がデジタルに関する日本の遅れに危機感を感じ取っていることが伝わってくる。

　デジタルトランスフォーメーション（DX）は旧政権からの継続課題である。各企業においてもDX実現に向けて専門部署を設置するところも目立つようになった。DXが実際に企業内で回るようになってこそ業務の大幅な革新が図られるわけだが、こと製薬業界に関しては他業界に比べて進展が早い方ではない。見かけのITツールの導入は進んでいても、サプライチェーン全体からすると企業間で格差があるのも事実だろう。この辺りはCDO（Chief DX Officer）となるべき人材の有無が問われるところだろう。

　今回、本書は『ライフサイエンス産業戦略バイブル』という大層なタイトルを付けさせて頂いたが、規制の厳しい製薬業界で通用するならば広くライフサイエンス産業界で働く人にも共通して読んで頂ける項目も全章にわたって多いのではないかと確信している。

　本書の構成は11章までとし、第1章「ライフサイエンス産業を取り巻く現状」ではライフサイエンス業界に共通する世界の医療事情や製薬業界の市場動向を捉えている。第2章「医療環境変化の業界への影響」では医療環境が高齢化と共に変化していく中で、行政の動きにどう対処していくべきかを考察する。第3章「医療ビッグデータの戦略的利活用」では、ビッグデータの種類は豊富なれど、実際にその問題点や使用法について再考する必要を説いている。第4章「AIはライフサイエンス・ビジネスをどのように変えるか？」ではズバリAIがもたらす影響とビジネスでの有効な活用法を述べている。第5章「新薬研究開発の現状と展望」については海外と日本の新薬研究開発の現状を述べ、創薬のあり方を根本から変えるAI創薬について述べる。第6章「戦略理論は企業の成長に貢献しているか？」では、筆者がマーケティングを専門とすることから、巷にあふれる戦略理論の中から著名な3つの理論について考察している。本書でも特に力を込めた章でもある。第7章「Marketing-ROIを向上させるRetention Marketing」では筆者がメーカー時代から復唱している"ジョン・グッドマンの法則"が如何にマーケティングと営業に携わっているビジネスパーソンにとって大切な概念かを力説している。第8章「デジタル・マーケティングの潮流」ではデジタル戦略の基本から実践に至るまでを説き、最終節では筆者の持論であるDAA4.0（疾患啓発広告戦略の新説）について解説している。第9章「Beyondコロナ〜20年後を見据えたコマーシャルモデル〜」は医薬品業界のNo.1ジャーナルである『国際医薬品情報』に筆者が短期集中連載した4回分の記事を加筆し修正したものを載せている。最終節の"10年後、20年後のコマーシャルモデル"では筆者が提唱する本業界の未来予想図を描いている。第10章「ポリファーマシー問題から見えてくる医療界の課題」で

は、今や深刻になっている多剤処方の問題を真っ向から捉え、これをどう解決していくべきかを提案している。そして最終章の第11章「ライフサイエンス産業、ビジネス変革への道」にて実際にライフサイエンス企業が事業を継続していくにあたり、どのような戦略で臨んでいくべきかについて筆者の提言をまとめた。

　本書がライフサイエンス産業に身を置くすべてのビジネスパーソンの皆様にとって何らかの参考になれば筆者としては望外の歓びであり、各企業の発展を心から祈念する次第である。

　2020年11月

ファルマ・ビジネス・アカデミー

代表取締役　佐藤睦美

目　次

第1章 ライフサイエンス産業を取り巻く現状

第2章 医療環境変化の業界への影響

第**3**章 | 医療ビッグデータの戦略的利活用

第**4**章 | AIはライフサイエンス・ビジネスを
どのように変えるか？

第7章 Marketing-ROIを向上させる Retention Marketing

第8章 デジタル・マーケティングの潮流

第**9**章 | ## Beyondコロナ
～20年後を見据えたコマーシャルモデル～

第10章 ポリファーマシー問題から見えてくる医療界の課題

第11章 ライフサイエンス産業、ビジネス変革への道

第 1 章

ライフサイエンス産業を
取り巻く現状

1 世界の人口動態と死因別死亡率

　総務省統計局「世界の統計2017」によれば2017年時点での世界人口は約75億1500万人（前年対比1.1%増）で、そのうち先進国（日本、北米、欧州、オーストラリア、ニュージーランド）の占める割合は16.7%に過ぎない。これが2050年になると世界人口97億2500万人（同0.6%増）、先進国13.2%と推定されている。開発途上国の人口増加は止まるところを知らない。

　日本の総人口は2017年、約1億2574万人で前年対比0.9%減少であり、以降も減少を続け、2050年には9707万6千人となり、1億を割るとしている。なぜ人口減少傾向にあるのかは、死亡率と出生率の関係でみると分かりやすい。日本は2015年、死亡率（人口千人対）10.3に対して出生率（同）は8.0である。2010〜2015年での日本の出生率は世界的にみても最も低い8.3であり、2030〜2035年ではさらに7.8まで減少するとしている。世界最下位グループ（他にはスペイン7.7、ポーランド7.5）から脱することは困難の様相を呈している。出生率が死亡率を下回る状況が永続的であれば、国家の安定が脅かされ、政治経済活動にも大きな影響を与えることになるだろう。

　世界人口の年齢構成比は図表1-1に示すように2000年と2050年を比べると、先進国は65歳以上人口が占める割合が14.3%から26.5%に増える一方で、開発途上国は5.0%から14.4%と予想している。しかし、日本は17.4%から38.8%に増加し、世界で最も高齢化が進む国としている。イタリア、ドイツ、韓国も30%ラインを超えているが、先行する日本の高齢化政策に注目が集まるのは当然と言えそうだ。

　総務省「国勢調査」及び「人口推計」等によれば、日本の2060年の社会構造は少子高齢化がさらに進み、1人の高齢者（65歳以上）を1.2人（20〜64歳）の働き手世代が支えるとしている。国民皆保険や国民の健康意識の高まりも手伝ってか、日本は長寿大国となったが、反面、医療費を含む社会

図表1-1　世界人口・年齢構成の推移（2000～ 2050年）

	2000年			2050年		
	総人口 （千人）	従属人口（%）		総人口 （千人）	従属人口（%）	
		15歳未満	65歳以上		15歳未満	65歳以上
世界	6,126,622	30.2	6.8	9,725,148	21.3	16.0
先進国	1,188,812	18.2	14.3	1,286,422	15.7	26.5
開発途上国	4,937,810	33.0	5.0	8,438,726	22.2	14.4
日本	126,926	14.6	17.4	97,076	9.7	38.8
アメリカ合衆国	282,896	21.3	12.3	388,865	17.5	22.2
カナダ	30,702	19.0	12.5	44,136	14.9	26.4
イギリス	58,867	19.0	15.8	75,361	16.6	24.7
フランス	59,387	18.8	16.1	71,137	16.8	26.3
ドイツ	81,896	15.4	16.2	74,513	12.4	32.3
イタリア	57,147	14.3	18.1	56,513	13.0	35.1
ロシア	146,401	18.2	12.4	128,599	17.7	20.9
ブラジル	175,786	29.7	5.1	238,270	15.0	22.8
韓国	46,206	21.0	7.3	50,593	11.4	35.1
中国	1,269,975	25.1	6.7	1,348,056	13.5	27.6
インド	1,053,481	34.7	4.4	1,705,333	19.1	13.7

（出所：総務省統計局「世界の統計2017」をもとに筆者作成）

保障費は毎年約 1 兆円ずつ上積みの傾向が続く。この膨張する社会保障費に対する画期的な政策が打ち出せず、最も安易な策の 1 つとして薬価切下げが政府の財源捻出の常套手段と化している。

　各国の死因別死亡率（図表1-2、1-3）をみると、男女ともに悪性新生物と循環器系疾患が世界的にも主要な疾患となっていることが分かる。但し、メキシコ、フィリピン、ブラジル、エジプト、ロシアに関しては悪性新生物による死亡率が他国に比べて低いのは注目に値する。製薬企業がグローバル展開を仕掛ける場合には、このような国情の違いを製品戦略に反映することが肝要であろう。

　日本の死因別死亡率をもう少し詳しく見てみると図表1-4、1-5のように、男性は40歳代半ばから90歳代にかけて死因のトップは悪性新生物であるが、10歳代から40歳代にかけては自殺がトップである。一方、女性は30歳代から80歳代での死因のトップは男性と同様、悪性新生物である。自殺は10歳代半ばから20歳代でトップだが、30歳代から50歳代半ばでの死因の第 2 位

図表1-2 国別の主な死因別死亡率（男性；人口10万人当たり）

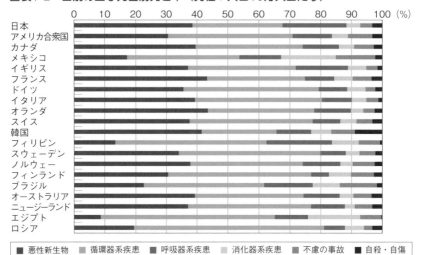

（出所：総務省統計局「世界の統計2017」をもとに筆者作成）

図表1-3 国別の主な死因別死亡率（女性；人口10万人当たり）

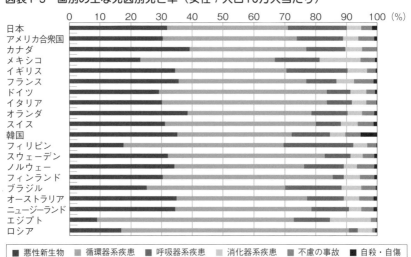

（出所：総務省統計局「世界の統計2017」をもとに筆者作成）

図表1-4　性・年齢階級別にみた死因順位（男性）

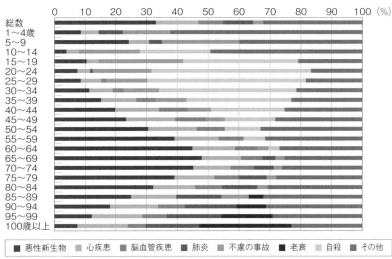

（出所：厚生労働省政策統括官「平成29年我が国の人口動態；平成27年までの動向」をもとに筆者作成）

図表1-5　性・年齢階級別にみた死因順位（女性）

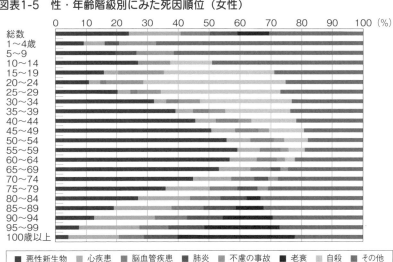

（出所：厚生労働省政策統括官「平成29年我が国の人口動態；平成27年までの動向」をもとに筆者作成）

になっていることにも注目したい。男女を総じて死因の第1位は悪性新生物であり、以下心疾患、肺炎、脳血管疾患、老衰と続く。新薬開発メーカーがこれらの領域にリソースを傾注するのは当然と言えよう。但し、自殺に関しては多くの環境要因が絡むだけに薬で解決できる問題ではない。

2 世界の医療事情の比較

ⅰ）OECD加盟国の保健医療支出の状況

OECD（Organization for Economic Co-operation and Development）加盟国における2018年の総保健医療支出の対GDP比（％）及び一人当たり医療費（ドル）、を「OECD Health Statistics 2019」のデータをもとに図表1-6に示す。同データは新基準SHA2011（A System of Health Accounts2011）のもとに各国が保健医療支出を推計しOECDに提出したものである。

　ここで留意すべきことは、SHA2011による「総保健医療支出」は、日本の厚生労働省が従来統計に用いてきた「国民医療費」とは異なり、介護保険サービスや予防接種、健康診断、差額ベッド代、自然分娩費用、一般薬等も対象となるなど広範にわたる点である。

　アメリカ合衆国は総保健医療支出の対GDP比と一人当たり医療費の両方が他のOECD加盟国を大きく引き離し、第1位である。一方で図表には示していないが、公的制度の占める割合は2015年データでは最下位になっている。換言すれば、同国はヘルスケア産業界にとっては世界一の巨大マーケットであることは間違いないが、民間医療保険会社が大きな権限を持っている市場ゆえに、保険会社の意向次第ではヘルスケア企業に負の作用が働くこともあるのだ。

　従来から日本は「先進国の中でも高度な医療を最も低い医療費で実現している」とする説が流れていたが、それを覆すかの如く、図表1-6を見て明ら

図表1-6　OECD加盟国の保健医療支出の状況（2018年）

国名	総医療費 対GDP比（%）	順位	一人当たり 医療費（ドル）	順位
アメリカ合衆国	16.9	1	10,586	1
スイス	12.2	2	7,317	2
ドイツ	11.2	3	5,986	4
フランス	11.2	4	4,965	12
スウェーデン	11.0	5	5,447	5
日本	10.9	6	4,766	15
カナダ	10.7	7	4,974	11
デンマーク	10.5	8	5,299	7
ベルギー	10.4	9	4,944	13
オーストリア	10.3	10	5,395	6
ノルウェー	10.2	11	6,187	3
オランダ	9.9	12	5,288	8
英国	9.8	13	4,070	18
ニュージーランド	9.3	14	3,923	19
オーストラリア	9.3	15	5,050	10
ポルトガル	9.1	16	2,861	24
フィンランド	9.1	17	4,236	17
チリ	8.9	18	2,182	31

国名	総医療費 対GDP比（%）	順位	一人当たり 医療費（ドル）	順位
スペイン	8.9	19	3,323	21
イタリア	8.8	20	3,428	20
アイスランド	8.3	21	4,349	16
韓国	8.1	22	3,192	22
スロベニア	7.9	23	2,859	25
ギリシャ	7.8	24	2,238	29
イスラエル	7.5	25	2,780	26
チェコ	7.5	26	3,033	23
アイルランド	7.0	27	4,869	14
リトアニア	6.8	28	2,416	27
スロバキア	6.7	29	2,290	28
ハンガリー	6.6	30	2,047	33
エストニア	6.4	31	2,231	30
ポーランンド	6.3	32	2,056	32
ラトビア	5.9	33	1,749	34
メキシコ	5.5	34	1,138	36
ルクセンブルク	5.4	35	5,070	9
トルコ	4.2	36	1,227	35
OECD平均	8.8		3,992	

（出典：「OECD Health Statistics 2019」）
（注）上記各項目の順位は、OECD加盟国間におけるもの

かなように、SHA2011に準拠すれば日本は対GDP比で第6位になっている。しかも公的医療保険制度の充実が却って政府の財政圧迫につながり、このことが医薬品業界への毎年薬価改定という安直な政策に走らせる要因にもなり得る。

　また、先進国の中でもフランス、カナダが日本と非常に似た傾向にあることにも注目しておきたい。

　ところで、一人当たり医療費が低い国は、平均寿命も長い国なのだろうか。実際に一番低い第36位のメキシコ、35位トルコ、34位ラトビアの各国平均寿命をWHOの統計（2018年版）で調べてみると、各々76.6歳、76.4歳、75.0歳となっている。一人当たり医療費が第15位で世界一平均寿命の長い日本は84.2歳である。因みに、一人当たり医療費が圧倒的差で世界一になって

いるアメリカの平均寿命は78.5歳である。アメリカは高い医療技術を有するがために一人当たり医療費は高くなる傾向にあるが、それに反して平均寿命は日本のそれと比較しても短い。日本は高い医療技術を有しつつ、一人当たり医療費はOECD加盟国の中でも中位に留まる一方、平均寿命は世界トップである。また、図表には示していないが、総保健医療支出のうち公的制度の割合が80%を超えている国は平均寿命も80歳以上が殆どであることも興味深い。これらのことを踏まえると、各国の医療提供体制や国民の食生活事情にも深く斬り込んでいかないと実態が見えてこないのではあるまいか。

ii） 医療体制についての国際比較

　図表1-7は日本のほか、ドイツ、フランス、スウェーデン、イギリス、アメリカの各国の医療保障制度の概要を示している。「制度類型」は大きく社会保険方式と税方式の二つに分かれる。「自己負担」の項目で際立つのはイギリスの「原則自己負担なし」であるが、外来処方薬は1処方当たり定額負担となり、高齢者、低所得者、妊婦等は免除がある。日本を含め他の先進諸国に比べ、イギリスは医療費の8割程度を税金で賄っているように国庫負担が重いのが特徴である。

　もっとも注視すべきはアメリカであろう。国民皆保険をめざして2010年3月に当時のオバマ大統領が成立させた医療保険改革法（The Patient Protection and Affordable Care Act of 2010、通称「オバマケア」）は、2016年に新大統領となった共和党のトランプ氏が撤回を公約とした。つまり、個人に保険加入を義務づける規定や企業に従業員への保険提供を求める条項の撤廃などを盛り込んだ代替案を議会にて採決しようとした。だが、完全撤廃を求める共和党保守強硬派の勢いに押され、採決を断念したという経緯がある。しかし、医療保険加入を義務づけたオバマケアによって無保険者が約2千万人減り、2015年には無保険者は2,976万人になったものの、それによっ

図表1-7　主要国の医療保障制度の概要

		日本 (2017)	ドイツ (2017)	フランス (2017)	スウェーデン (2017)	イギリス (2017)	アメリカ (2017)
制度類型		社会保険方式 ※国民皆保険 ※職域保険及び地域保険	社会保険方式 ※国民の約87%が加入。 ※被用者は職域もしくは地域ごとに公的医療保険に加入。一定所得以上の被用者、自営業者、公務員等は強制適用ではない。 ※強制適用の対象でない者に対しては民間医療保険への加入が義務付けられており、事実上の国民皆保険	社会保険方式 ※国民皆保険（国民の99%が加入） ※職域ごとに被用者制度、非被用者制度（自営業者）等に加入。（強制適用の対象とならない者：普通的医療給付制度の対象となる。）	税方式による公営の保健・医療サービス ※全居住者を対象 ※広域自治体（ランスティングなど）が提供主体（現金給付は国の事業として実施）	税方式による国営の国民保健サービス（NHS） ※全居住者を対象	メディケア・メディケイド ※65歳以上の高齢者及び障害者等を対象とするメディケアと一定の条件を満たす低所得者を対象とするメディケイド ※2014年から医療保険の加入が原則義務化。現役世代は民間保険が中心（67.5%）で、無保険者は8.8%（2016年） ※2015年から企業に対し医療保険の提供をすることが原則義務化。
自己負担		3割 **義務教育就学前　2割 70歳～74歳2割（現役並み所得者は3割）** ※平成26年4月以降に新たに70歳になる者2割　同年3月末までに既に70歳に達している者1割 **75歳以上　1割（現役並み所得者は3割）**	・外来：なし ・入院：1日につき10ユーロ（年28日を限度） ・薬剤：10%定率負担（上限10ユーロ、下限5ユーロ）	・外来：30% ・入院：20% ・薬剤：35%（抗がん剤等の代替薬のない高額な医薬品0%、抗生物質など著しい効果の認められる薬剤35%、胃薬等有用性の低い薬剤85%、ビタミン剤や強壮剤100%） ※償還制であり、一旦窓口で全額を支払う必要あり（入院等の場合は現物給付）。2015年成立の保健システム現代化法により、外来等償還払いを原則としていた部分についても、順次医療機関での直接払いを実施 ※自己負担分を補償する補足疾病保険への加入を2016年より義務化（共済組合形式） ※上記の定率負担のほか、外来診療負担金（1回1ユーロ、暦年で50ユーロが上限）、入院定額負担金（1日18ユーロ、精神科は13.50ユーロ）があり、これについては補足疾病保険による償還が禁止されている。	・外来：ランスティングが独自に設定プライマリケアの場合の自己負担は、1回0～300クローナ ※法律による患者の自己負担の上限は物価基礎額の0.025倍（1,100クローナ（2017））。各ランスティングにより低い額を定めることもできる ※多くのランスティングでは20歳未満については無料。 ・入院： 日額上限物価基礎額の0.0023倍（100クローナ（2017））の範囲内でランスティングが独自に設定 ・薬剤：物価基礎額の0.05倍（2,200クローナ（2017））が上限	原則自己負担なし ※外来処方薬については1処方当たり定額負担（8.60ポンド（2017））、歯科治療については3種類の定額負担あり。 なお、高齢者、低所得者、妊婦等については免除され、薬剤については免除者が多い	・入院（パートA）（強制加入） ～60日：$1,340までは自己負担 61日～90日：$335／日 91日～：$670／日 ※生涯に60日だけ、それを超えた場合は全額自己負担 ・外来（パートB）（任意加入）年間$183+医療費の20% ・薬剤（パートD）（任意加入） $405まで：全額自己負担 $405～$3,750:25%負担 $3,750～$4,850：35%負担（ブランド薬）／44%負担（ジェネリック） $5,000～：5%負担又は$3.35（ジェネリック）／$8.35（ブランド薬）（2018）
財源	保険料	報酬の10.00% （労使折半） ※協会けんぽの場合	報酬の14.6% 本人：7.3% 事業主：7.3% ※全被保険者共通 ※自営業：本人全額負担	賃金総額の13.64 % 本人：0.75% 事業主：12.89% ※民間商工業者が加入する被用者保険制度（一般制度）の場合	なし	なし ※NHS費用の2割強は、退職年金等の現金給付に充てられる国民保険の保険料から充当されている。	入院（パートA） 給与の2.9%（労使折半） ※自営業者は本人全額負担 外来（パートB） $134～428.6/月（全額本人負担）（2018）
	国庫負担	給付費等の16.4% ※協会けんぽの場合	被扶養者に対する給付や保険料率の軽減等に対する充当として140億ユーロ（2016）	一般社会拠出金（CSG）：36.0% 目的税（タバコ、酒等）：15.2% 国庫からの移転等：1.5%	ランスティングの税収（主に住民所得税）を財源として運営	主に税を財源として運営（NHS費用の約8割） ※わずかであるが、国からの一般交付税、補助金あり。	任意加入保険の収支差を国が負担

（出典：厚生労働省「医療保障制度に関する国際関係資料について」）
https://www.mhlw.go.jp/stf/seisakunitsuite/bunya/kenkou_iryou/iryouhoken/iryouhoken11/index.html

て民間保険会社の保険支払いが逆に増え、保険会社は保険料の引き上げで対応することになってしまった。

　アメリカ国民の約6割をカバーしているのが雇用主提供医療保険であり、これは民間保険会社から雇用主が購入し被雇用者に提供している。日本では保険料は労使折半だが、アメリカでは全額雇用主負担とする企業が多かった。2000年までは加入者数、加入率共に増加していったが、それ以降はITバブル崩壊や2008年のリーマン・ショックもあり、経済が停滞する一方で医療費は増え続け、企業の負担が重くなった。そこで、企業は保険料コスト削減策として有期雇用者やパート労働者を増やすことで医療保険提供割合を減らすことに舵をきった企業が多く出てきて、これが無保険者増加にもつながっていった。この無保険者一掃を掲げたオバマケアだったが、医療費も保険料も高騰を続けたため、それに対処しようとしたのがトランプ氏だった。

　また、同氏はアメリカの自由薬価制度にもメスを入れ、高騰する薬価に歯止めをかけるため、医薬品の輸入規制を撤廃することで安価な医薬品を調達し、医療費の抑制を図るとする構想を持つ。しかし、共和党の支持基盤には製薬業界があり、どこまで政府と業界が歩み寄れるのかは不透明である。世界の製薬業界にとっても巨大市場であるアメリカの薬価政策の動きは自社の業績に大きく関わってくるだけに最も関心の深いテーマとなるだろう。

3　世界の製薬企業の動向

　ライフサイエンス産業の代表格として世界の製薬企業の2019年の医療用医薬品の世界売上高企業ランキングを各社の決算資料でまとめたのが図表1-8である。欧米は決算期が12月だが日本は3月のため、暦年ベースに統一した。決算数字をドル以外で表示されている企業は、全てドル換算とし、2018年のドル年間平均レートを適用した。表中の売上高は医療用医薬品の

図表1-8　2019年世界「医療用医薬品」売上高上位企業ランキング（30社）

19年順位	18年順位	企業名	国籍	医療用医薬品売上高（100万ドル）	対前年増減率（%）	対総売上高比率（%）	総売上高（100万ドル）	対前年増減率（%）
1	2	ロシュ・グループ	スイス	50,051	8	78	64,133	7
2	1	ファイザー	米	49,652	▲ 1	96	51,750	▲ 4
3	3	ノバルティス	スイス	47,445	6	100	47,445	6
4	4	ジョンソン&ジョンソン	米	42,198	4	51	82,059	1
5	5	メルク	米	41,751	11	89	46,840	11
6	6	サノフィ	仏	35,212	9	87	40,461	5
7	8	アッヴィ	米	33,266	2	100	33,266	2
8	7	グラクソ・スミスクライン	英	31,556	7	73	43,104	10
9	17	武田薬品工業	日	29,711	82	100	29,711	82
10	10	ブリストル・マイヤーズ スクイブ	米	26,145	16	100	26,145	16
11	12	アストラゼネカ	英	24,384	10	100	24,384	10
12	9	アムジェン	米	23,362	▲ 1	100	23,362	▲ 2
13	11	ギリアド・サイエンシズ	米	22,449	2	100	22,449	2
14	13	イーライリリー	米	22,320	4	100	22,320	4
15	15	ノボノルディスク	デンマーク	18,303	9	100	18,303	9
16	14	バイエル・グループ	独	17,962	9	41	43,545	19
17	18	アラガン	アイルランド	16,064	2	100	16,064	2
18	21	ベーリンガーインゲルハイム	独	14,800	5	74	20,000	2
19	16	テバ・ファーマシューティカル	イスラエル	14,657	▲ 9	87	16,887	▲ 8
20	22	バイオジェン	米	13,670	6	6	14,378	7
21	23	アステラス製薬	日	11,840	▲ 1	100	11,840	▲ 1
22	24	マイラン	オランダ	11,500	1	99	11,500	1
23	27	大塚ホールディングス	日	8,485	13	66	12,817	8
24	26	第一三共	日	8,420	8	93	9,029	7
25	25	CSLベーリング	オーストラリア	8,376	8	98	8,539	8
26	28	メルク・グループ	独	7,520	8	56	18,090	9
27	30	リジェネロン	米	7,450	18	95	7,863	17
28	29	エーザイ	日	5,832	5	96	6,074	5
29	31	ユーシービー	ベルギー	5,329	6	97	5,502	6
30	32	セルヴィエ	仏	5,152	10	100	5,152	10

（出典：『国際医薬品情報』2020年4月13日通巻第1151号）※対象は原則として公開企業。（複写・転載禁止）
（注1：実績未公開のベーリンガーインゲルハイムは上半期からの推計。セルヴィエは概況からの推計）
（注2：対前年増減率は前年のドル換算実績との比較）
（注3：換算レートは1¢=1.120$（18年=1.181$）、1£=1.277$（同 1.336$）、1CHF=1.006$（同 1.023$）
　　　100¥=0.918$（同 0.906$）、1DKK=0.155$（同 0.158$））
（注4：医薬品は医療用医薬品でジェネリック、ワクチンを含む。ロイヤリティ収入は明確な分のみ含む）
（注5：3月決算の日本企業は四半期決算を使用して暦年ベースに修正。CSベーリングは6月決算実績使用）

みであり、ジェネリック、ワクチン、ロイヤリティー収入は含んでいる。

　図表では9位武田薬品工業の82%増収がひと際目を引くが、これは2019年1月のアイルランドの製薬大手シャイアーの買収が寄与した。買収総額は日本企業として過去最高額の約460億ポンド（約6.8兆円）だった。シャイアーは免疫系疾患、血友病、神経系の3領域を柱とするが、利益率の高い希少疾患の治療薬を強みとしているので、収益力が低下していた武田としてはこの買収で経営を立て直したいところだろう。

　次に2桁増収企業にフォーカスしてみると、ランキング上位ではメルク11%、ブリストル・マイヤーズスクイブ（BMS）16%、アストラゼネカ（AZ）10%とある。

　メルクは明らかに抗がん剤Keytrudaの大幅な躍進が効いている。同社の全体売上げの約24%を占めるだけにKeytrudaは同社のNo.1製品となっている。同社は、またワクチン事業も行っており、全体売上げの約18%を占めるが、中でも子宮頸がんワクチンGardasilは対前年19%の伸びである。

　BMSは2019年11月20日に買収完了したセルジーンの買収後の約40日分の売上高が増収率の半分を占める19億1400万ドルであったことから本買収が奏功した。2020年の決算にはセルジーン製品の売上がすべてカウントされるため、世界ランキングも急上昇することは間違いない。BMSのNo.1製品である抗凝固剤Eliquisも売上が急増していることや、他商品も順調に伸びていることから次期決算が非常に楽しみな会社である。気になるのは抗がん剤Opdivoの伸びの鈍化であるが、合併新社の力を結集すれば、上昇することは間違いないだろう。

　AZの増収は抗がん剤に負うところが全てであろう。それは、Tagrisso、Imfinzi、Lynparzaの大幅な伸びが象徴している。抗がん剤以外でも抗血小板剤Brilinta、糖尿病治療薬Farxiga、抗喘息薬Pulmicortも二桁成長していることも同社全体の成長に大きく貢献している。

　売上高上位企業10社の顔触れで目立ったのは、やはり前年17位から急上昇して９位につけた武田薬品工業である。前述のようにシャイアーの買収がそっくり反映されたものである。しかし、先にも触れたようにランキング10位のBMSの2020年決算にはセルジーン品目の売上が全て反映されることからベスト５に急躍進することは間違いないと見られる。このことから、武田が10位にランクを落とす可能性が確実視される。

　上位陣ではトップがファイザーからロシュに変わった。バイオ医薬で圧倒的強みを持つロシュは、医薬品売上のじつに57%がオンコロジー製品である。同社のトップ３製品Avastin、Rituxan、Herceptinはすべて2009年に完全子会社化したバイオベンチャーのジェネンテックのオリジン製品である。ジェネンテックの買収が無ければ、今のロシュは無い。Avastin以外の２品目はバイオシミラーの影響で売上減収になったが、後継品の抗がん剤Perjeta、Tecentriq、Kadcyla、Alecensaが育っていることや、血友病治療薬Hemlibraの急成長には目を見張るものがあるだけに次期も売上増加が大いに期待できる。

　一方のファイザーは、ベスト10企業の中で唯一前年対比マイナスとなった。主力品の売上ダウンが響いている。疼痛治療薬Lyrica（33%減）、関節リウマチ治療剤Enbrel（20%減）、高脂血症治療剤Lipitor（４%減）、高血圧治療薬Norvasc（８%減）などだ。Lyricaは2019年のパテント切れ、Enbrelは欧州でのバイオシミラーの台頭でそれぞれ大きく落ち込んだ。同社のトップ製品は肺炎球菌ワクチンPrevnar13（日本での登録商標はPrevenar13）だが、伸びは僅か１%に過ぎない。同社の最近の動きで最も市場を賑わしたのがアップジョン事業部門（以前のエスタブリッシュ事業部門；特許切れ製品と後発品の製造販売）を切り離して独立させ、その後、後発品最大手のマイランと合併させるという2019年７月29日の発表だった。合併新社の名前は

「Viatris」になった。アップジョン事業売上は約100億ドルであるから、同社の医療用医薬品売上の約20%を占める。この20%分が2020年決算からそっくり無くなるわけだから、世界ランキング２位の座も危うい状況だ。

2018年に第９位だったアムジェンが前年比２％ダウンとなり、ランキングを12位に落としたのも目立った。同社はバイオ医薬品専門メーカーとしての地歩を着実に築き上げてきたフロンティアである。しかし、パテントクリフは容赦なく襲ってくる。主力製品の白血球減少症治療薬Neulastaは28%減、同社トップ製品の関節リウマチ治療薬Enbrelは値上げによって、かろうじて４％増としたが、この上位２製品はいずれもバイオシミラーに侵食されているのが現状だ。同社の歴史を作って来たEpogen、Aranesp（いずれも腎性貧血治療薬）もそれぞれ14%減、８％減となり、後発品による影響が顕著である。そんな中で期待できるのは、骨粗鬆症治療薬Prolia（17%増）、骨転移がん治療薬XGEVA（８％増）である。また、BMSがセルジーンを買収する際に米国当局から独占禁止法への懸念から権利売却を迫られたブロックバスター製品である乾癬性関節炎治療薬Otezlaは、アムジェンがセルジーンから134億ドルで2019年11月に買い取った。Otezlaの2019年度売上は19億5000万ドルであり、アムジェンにとっては2020年以降の屋台骨の製品となろう。

4　世界市場における医薬品売上上位製品ランキング

2019年の世界のブロックバスター（年間売上高10億ドル以上製品）は合計128製品であった（2020年４月時点調べ）。そのうち、主な疾患領域別に上位５製品に限定してまとめたのが図表1-9である。

全領域順位をみても明らかなように、抗悪性腫瘍剤の上位５製品が全てランキング10位以内に入っていることは、如何にこの領域でのニーズが高い

図表1-9　2019年「疾患領域別ブロックバスター上位5製品」（売上高単位：100万ドル）

	製品名	19年売上高	増減率(%)	全領域順位	企業名	18年上位5製品
〈悪性腫瘍〉						
1	Keytruda	11,084	55	3	Merck	Revlimid
2	Revlimid	10,823	12	4	BMS（Celgene）	Opdivo
3	Imbruvica	8,085	30	5	Abbvie/J&J	Keytruda
4	Opdivo	8,004	6	6	小野/BMS	Herceptin
5	Avastin	7,073	4	8	Roche	Avastin
〈糖尿病〉						
1	Trulicity	4,128	29	19	EliLilly	Lantus
2	Januvia	3,482	▲ 6	27	Merck	Victoza
3	Victoza	3,400	▲ 12	28	NovoNordisk	Januvia
4	Lantus	3,373	▲ 20	30	Sanofi	Trulicity
5	Humalog	2,821	▲ 6	42	EliLilly	Humalog
〈血液〉						
1	Eliquis	12,149	23	2	BMS/Pfizer	Eliquis
2	Xarelto	6,934	2	9	Bayer/J&J	Xarelto
3	Aranesp	1,729	▲ 8	72	Amgen	Aranesp
4	Brilinta	1,581	20	78	AstraZeneca	Lovenox/Clexane
5	Lovenox/Clexane	1,522	▲ 12	81	Sanofi	Plavix
〈多発性硬化症〉						
1	Tecfidera	4,453	4	17	Biogen	Tecfidera
2	Ocrevus	3,708	55	24	Roche	Gilenya
3	Gilenya	3,223	▲ 4	34	田辺三菱/Novartis	Ocrevus
4	Aubagio	2,104	8	60	Sanofi	Copaxone
5	Tysabri	1,892	2	67	Biogen	Aubagio
〈抗菌・抗ウイルス〉						
1	Biktarvy	4,738	300	16	Gilead	Genvoya
2	Genvoya	3,931	▲ 15	21	Gilead	Triumeq
3	Triumeq	3,255	▲ 8	33	GSK	Mavyret
4	Mavyret	2,893	▲ 18	41	Abbvie	Truvada
5	Truvada	2,813	▲ 6	43	Gilead	Tivicay
〈炎症・免疫〉						
1	Humira	19,716	▲ 3	1	Abbvie/エーザイ	Humira
2	Enbrel	6,395	▲ 14	11	Amgen/Pfizer/武田	Enbrel
3	Stelara	6,361	23	12	J&J	Remicade
4	Remicade	5,296	▲ 18	14	J&J/Merck/田辺三菱	Stelara
5	Cosentyx	3,551	25	25	Novartis	Cosentyx

（出典：『国際医薬品情報』2020年4月27日通巻第1152号）
（注1：増減率は前年のドル換算実績との比較）　　（注2：換算レートは図表1-8と同様）
（注3：企業名欄の「A/B」はAが開発&オリジン企業、Bがライセンシー企業）
（注4：全領域順位とは、全治療領域における世界のブロックバスター128品目の中での総合順位）　　（複写・転載禁止）

かが分かる。それと共に、売上の絶対額からして他の領域と格段に違うことから、主要な企業の大半がこの領域に研究開発を集中するのは無理もないことである。

▶**悪性腫瘍領域**では2018年のランキング3位から2019年1位にアップしたKeytrudaの伸び率55％は驚異的であり、同じ抗PD-1抗体医薬のOpdivoはKeytrudaより約2年半早く市場に出たものの、売上の伸びが6％に留まると共に金額でも一桁差が開いてしまった。その原因には、もともと非小細胞肺がん（NSCLC）の1次治療の適応症をKeytrudaが獲得したのに、Opdivoは適応を取れるまでの結果を示せなかったことにあると見られる。しかし、最近の報告（2020年9月23日）ではBMSがOpdivoと抗CTLA-4抗体のYervoyに化学療法を加えた併用療法について、NSCLC1次治療としての承認を推奨する勧告を欧州医薬品庁（EMA）の医薬品委員会（CHMP）から受けたという。今後の欧州委員会での承認審査を待つことになるが、米国ではBMSが2020年5月に承認取得し、日本は小野薬品が2020年3月に申請している。Keytrudaに形勢を逆転されたOpdivoの反撃がどうなるかが興味あるところだろう。

▶**糖尿病領域**ではTrulicityが前年4位からトップに躍り出た。その背景にはVictoza（12％減）、Lantus（20％減）の大幅な失速にある。Januviaは低分子化合物だが、他の4製品はバイオ医薬品である。市場競争が激しい領域である。

▶**血液疾患領域**では、抗血液凝固薬Eliquisの強さが抜きんでている。全領域でも第2位の座を死守している。果たしてBMS/Pfizer連合軍の牙城をBayer/J&J連合軍が切り崩せるのかが見どころであろう。

▶**多発性硬化症領域**では、かろうじてBiogenのTecfideraが第1位を死守しているが、抗体医薬のOcrevusの急速な伸び（55％）をみると、次期は形勢逆転する気配が濃厚である。

▶**抗菌・抗ウイルス領域**では、４位のC型肝炎治療薬Mavyret以外の４製品は全てHIV感染症薬であり、いわばGilead社の主戦場である。2018年発売のBiktarvyがいきなり300％の伸びを見せ、従来製品のGenvoya、Truvadaと新旧交代の様相を呈しつつある。Gileadは全社売上の約74％が抗HIV薬という極端な構成となっている。Gileadの抗HIV製品の日本での販売は2018年12月までJT（日本たばこ産業）の連結子会社である鳥居薬品が担ってきたが、抗HIV製品６品目すべての販売権は2019年１月にGileadに返還された。鳥居薬品のGilead製品の売上214億4800万円（2018年12月期）が消えたことで2019年12月期決算は売上高前年比31.3％減となった。日本市場に販路を持たない外資系企業が最初は日本企業に販売委託し、時機を見て自販に切り替えるのは、昔も今も変わらない。重要なことは、その時がいつかを常に念頭に置きながら、自社品開発を怠らず、プロダクトライフサイクルマネジメントを回していく強固な体制づくりである。

▶**炎症・免疫領域**ではHumiraが圧倒的力を見せつけている。全領域でも第１位であり、２位の抗血液凝固薬Eliquisに約76億ドルの差をつけている。炎症・免疫領域の上位５製品の顔触れは昨期と変わらない。また共通して全てがバイオ医薬品であり、この領域の開発はバイオ技術をおいては、市場参入は今のところ難しい。Humira、Enbrel、Remicadeは関節リウマチ、Stelara、Cosentyxは乾癬の治療剤である。但し、Humiraは欧州でのバイオシミラーの影響を徐々に受け、売上は減速傾向にある。重要視すべきはAbbvieの全社売上に占めるHumiraの割合が、じつに約58％であることだ。今後、パテントクリフの影響は避けられない。そこで同社が打ち出した戦略が、アイルランドAllerganの総額630億ドルをかけての巨額買収であろう。Allerganは世界ランキング第17位の企業である。単純計算で行けば、合併新社はトップ３に入る可能性がある。この業界のM&Aはどこまで続くのだろうか。

ここで改めて世界の品目別売上高ランキングを上位50品目に絞り、2009年と10年経過後の2019年との比較で見てみよう。図表1-10は「その１」が2009年、「その２」が2019年の結果だが、2009年時点での**バイオ医薬品**は網掛けで表示しているように12品目だった。しかし、10年後にはバイオ医薬品は29品目と2.4倍に増加しているのが分かる。主要各社の研究開発戦略が一挙にバイオにシフトしつつあるのが推察できる。中でも悪性腫瘍と関節リウマチに対する品目が多いのが目立つ。注目すべき１つは先にも挙げたHumiraである。2006年45位だったのが2009年９位、そして2019年１位と最近はトップの座を死守しているが、バイオシミラーが今後のランキングにどのように影響していくのかに注目したい。

　また、2009年には世界で100億ドル超製品はLipitorだけだったが、10年後には４品目に増加した。そして2019年上位10製品のうち、じつに６品目が悪性腫瘍の薬剤である。さらには、Humira、Avastin、MabThera/Rituxanの３品目は10年を経ても上位10位内を死守しているのは"製品力"と"マーケティング力"が衰えていない証拠と言える。

　マーケティングでは「先行者利益」という言葉がよく使われる。競合他社よりも早く市場に製品を投入して、マーケットシェアを高め、より多くの利益を獲得し優位な立場を確立することである。それでは、2019年のランキングの中でそれを実現している製品はどれだけあるだろうか。抗血液凝固剤のEliquis（２位；2013年２月発売）対Xarelto（９位；2012年４月発売）のケースでは52億ドルの差で極端に後発者のEliquisが勝っている。抗癌剤Keytruda（３位；2017年２月発売）対Opdivo（６位；2014年９月発売）も後発が30億ドルの差を出した。黄斑変性症薬Eylea（７位；2012年11月発売）対Lucentis（22位；2009年３月発売）も後発者が倍近い差をつけて、なおも放しつつあるように見える。先行者が必ずしも有利とは言えないのは、単に

図表1-10　世界の医薬品売上ランキングの変遷（2009年vs.2019年）その1

【2009年】上位50位まで

順位	製品名	疾患領域	企業名	売上高 （百万$）	対前年 増減率
1	Lipitor	高脂血症	Pfizer/アステラス	12,474	▲ 6
2	Plavix/Iscover	血栓	Sanofi/BMS	9,447	5
3	Seretide/Advair	喘息	GSK	7,764	2
4	Avastin	悪性腫瘍	Roche	7,719	60
5	Remicade	関節リウマチ等	J&J/Merck	6,631	13
6	Enbrel	関節リウマチ等	Amgen/Pfizer	6,303	2
7	Diovan/Co-Diovan	高血圧症	Novartis	6,013	5
8	MabThera/Rituxan	悪性腫瘍	Roche	5,618	2
9	Humira	関節リウマチ等	Abbott	5,458	21
10	Nexium	消化性潰瘍	AstraZeneca（AZ）	4,959	▲ 5
11	Herceptin	悪性腫瘍	Roche	4,860	3
12	Zyprexa	統合失調症	EliLilly	4,916	5
13	Seroquel	統合失調症	AZ	4,866	9
14	Crestor	高脂血症	塩野義/AZ	4,800	28
15	Singulair	喘息	Merck	4,660	7
16	Lantus	糖尿病	Sanofi	4,290	20
17	Lovenox/Clexane	血栓	Sanofi	4,239	6
18	Actos	糖尿病	武田薬品	4,081	14
19	Gleevec/Glivec	白血病	Novartis	3,944	8
20	Cozar/Hyzar	高血圧症	Merck	3,561	0
21	Aricept	アルツハイマー症	エーザイ/Pfizer	3,464	14
22	Abilify	統合失調症	大塚/BMS	*3,400	17
23	Neulasta	白血球減少症	Amgen	3,355	1
24	Cymbalta	うつ病	EliLilly	3,075	14
25	Effexor	うつ病	Pfizer	3,060	▲22
26	Taxotere	悪性腫瘍	Sanofi	3,033	2
27	Spiriva	COPD	Boehringer Ingelheim（BI）	*3,026	0
28	Tamiflu	インフルエンザ	Roche	2,954	5.2倍
29	Lyrica	神経痛	Pfizer	2,840	10
30	Copaxone	多発性硬化症	Teva	2,826	25
31	Aprovel/Avapro	高血圧症	Sanofi/BMS	2,803	▲ 3
32	Aciphex/Pariet	消化性潰瘍	エーザイ/J&J	2,713	1
33	Aranesp	腎性貧血	Amgen	2,652	▲15
34	Epogen	腎性貧血	Amgen	2,569	5
35	Harnal/Flomax	排尿障害	アステラス/BI	*2,455	8
36	Olmesartan	高血圧症	第一三共	2,451	22
37	Takepron/Prevacid	消化性潰瘍	武田薬品	2,431	▲ 3
38	Lucentis	黄斑変性症	Roche/Novartis	2,430	37
39	Celebrex	関節炎	Pfizer	2,383	▲ 4
40	Blopress/Atacand	高血圧症	武田薬品	2,382	8
41	Cravit/Levaquin	感染症	第一三共/J&J	2,331	▲ 2
42	Risperdal	統合失調症	J&J	2,324	▲32
43	Symbicort	喘息	AZ	2,294	15
44	Procrit/Eprex	腎性貧血	J&J	2,245	▲ 9
45	Zetia	高脂血症	Merck	2,244	▲ 1
46	Luprin/Lupron	悪性腫瘍	武田/Abbott	2,176	14
47	Rebif	多発性硬化症	MerckKGaA	2,141	10
48	Vytorin	高脂血症	Merck	2,112	▲13
49	Prograf	免疫抑制	アステラス	2,052	3
50	Valtrex	ヘルペス	GSK	2,019	▲ 9

（出典：『国際医薬品情報』2010年4月12日通巻911号）白抜き文字はバイオ医薬品。
（注1：データは株式公開企業の決算資料。対象は処方薬でワクチン含まず）
（注2：日本企業は暦年ベースでライセンス先の売上高を含めた推定値）
（注3：対前年増減率は前年のドル換算実績との比較）
（注4：換算レートは各年の年間平均レート、09年は1¢=1.393＄、1£=1.56＄、1CHF=0.923＄、100円=
1.07＄、1DKK=0.184＄）　　　（複写・転載禁止）

図表1-10　世界の医薬品売上ランキングの変遷（2009年vs.2019年）その2

【20019年】上位50位まで

順位	製品名	疾患領域	企業名	売上高 （百万$）	対前年 増減率
1	Humira	関節リウマチ等	Abbvie/エーザイ	19,716	▲ 3
2	Eliquis	血液凝固	BMS/Pfizer	12,149	23
3	Keytruda	悪性腫瘍	Merck	11,084	55
4	Revlimid	悪性腫瘍	BMS	10,823	12
5	Imbruvica	悪性腫瘍	Abbvie/J&J	8,085	30
6	Opdivo	悪性腫瘍	小野/BMS	8,004	6
7	Eylea	黄斑変性症	Byer/Regeneron	7,437	29
8	Avastin	悪性腫瘍	Roche	7,115	4
9	Xarelto	血液凝固	Bayer/J&J	6,934	2
10	MabThera/Rituxan	悪性腫瘍	Biogen/Roche	6,516	▲ 4
11	Enbrel	関節リウマチ等	Amgen/Pfizer/武田	6,395	▲14
12	Stelara	乾癬	J&J	6,361	23
13	Herceptin	悪性腫瘍	Roche	6,075	▲12
14	Remicade	関節リウマチ等	J&J/Merck/田辺三菱	5,296	▲18
15	Ibrance	悪性腫瘍	Pfizer	4,961	20
16	Biktarvy	HIV感染症	Gilead	4,738	300
17	Tecfidera	多発性硬化症	Biogen	4,453	4
18	Xtandi	悪性腫瘍	Pfizer/アステラス	4,304	16
19	Trulicity	糖尿病	EliLilly	4,128	29
20	Soliris	PNH/aHUS	Alexion	3,946	11
21	Genvoya	HIV感染症	Gilead	3,931	▲15
22	Lucentis	黄斑変性症	Roche・Novartis	3,923	5
23	Botox	末梢神経	Allergan	3,791	6
24	Ocrevus	多発性硬化症	Roche	3,730	55
25	Cosentyx	乾癬	Novartis	3,551	25
26	Perjeta	悪性腫瘍	Roche	3,543	25
27	Januvia	糖尿病	Merck	3,482	▲ 6
28	Victoza	糖尿病	NovoNordisk	3,400	▲12
29	Simponi/SimponiAria	関節リウマチ等	J&J/Merck/田辺三菱	3,388	2
30	Lantus	糖尿病	Sanofi	3,373	▲20
31	InvegaSustenna	統合失調症	J&J	3,330	14
32	Lyrica	疼痛	Pfizer/エーザイ	3,321	▲33
33	Triumeq	HIV感染症	GSK（ViiV)	3,255	▲ 8
34	Gilenya	多発性硬化症	田辺三菱/Novartis	3,223	▲ 4
35	Neulasta	白血球減少症	Amgen	3,221	▲28
36	Tagrisso	悪性腫瘍	AstraZeneca	3,189	71
37	Xolair	喘息	Novartis・Roche	3,154	7
38	Entyvio	炎症性腸疾患	武田薬品	3,045	33
39	Darzalex	悪性腫瘍	J&J	2,998	48
40	Orencia	関節リウマチ等	BMS	2,977	10
41	Mavyret	C型肝炎	Abbvie	2,893	▲16
42	Humalog	糖尿病	EliLilly	2,821	▲ 6
43	Truvada	HIV感染症	Gilead	2,813	▲ 6
44	NovoRapid	糖尿病	NovoNordisk	2,799	3
45	Zytiga	悪性腫瘍	J&J	2,795	▲20
46	Prolia	骨粗鬆症	Amgen	2,672	17
47	Pomalyst/Imnovid	悪性腫瘍	BMS	2,525	24
48	Symbicort	喘息	AstraZeneca	2,495	▲ 3
49	Vyvanse	ADHD	武田薬品	2,352	▲ 2
50	Actemra/RoActemra	関節リウマチ等	Roche	2,324	5

（出典：『国際医薬品情報』2020年4月27日通巻1152号）　白抜き文字はバイオ医薬品。
（注1：株式公開企業対象で決算資料。製剤ライセンス先の販売は開示分だけ合算）
（注2：対前年増減率は前年のドル換算実績との比較）
（注3：企業欄のA・Bは共同開発、共同販売、両社ライセンシー企業。A/BはA開発・オリジン企業、
　　　　Bはライセンシー企業。判明しているものに限定）
（注4：換算レートおよびその他の注釈については図表1-8と同様）　　　（複写・転載禁止）

有効性の問題だけではなく、後発者には先行者が見えていない弱点をキャッチし、それをマーケティングに即時に反映させる体制が整えやすい側面があることも重要なポイントである。

5　新薬上市の国際比較

　世界の医療用医薬品売上高の上位にバイオ医薬品が多くを占めるようになったが、そのオリジン企業の国籍はどのような状況なのか、従来の低分子医薬品と共に調べてみた。

　図表1-11では世界市場における売上高上位100製品について低分子医薬品とバイオ医薬品に分け、そのオリジン企業はどの国籍なのかを明らかにしている。2009年から10年後の2019年では、低分子医薬品、バイオ医薬品共に世界の新薬のオリジン数は米国が圧倒的多数を占めており、スイス、英国、日本などが追随するも、その差は歴然としている。米国の強みは低分子のみならず、バイオの開発が他国を寄せ付けないほどリードしていることであろう。ただ、スイスには抗体医薬品開発で飛躍的に伸びたロシュや抗CD19キメラ抗原受容体T細胞療法（Chimera Antigen Receptor T cell Therapy：CAR-T療法）製剤「Kymriah」が世界で初めて米FDAに承認されたノバルティスの2社があり、世界のバイオ医薬品開発で着実に地歩を固めつつある。その中で立ち遅れている日本は今後、どのような企業戦略で臨むのかが問われるところだ。

　また、バイオ技術で最も注目を浴びているのは2020年度ノーベル化学賞を受賞した「ゲノム編集技術」であろう。受賞対象は「遺伝子を改変するゲノム編集技術の開発」で、ジェニファー・ダウドナ氏（米カリフォルニア大学バークレー校教授）とエマニュエル・シャルパンティエ氏（独マックス・

図表1-11　世界売上高上位100製品オリジン企業の主要国籍別医薬品数10年間の変遷

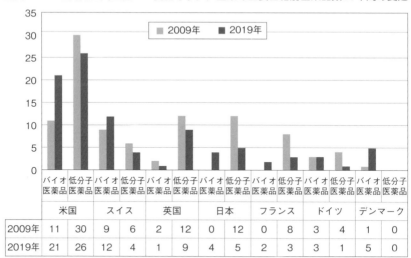

	バイオ医薬品	低分子医薬品	バイオ医薬品	低分子医薬品	バイオ医薬品	低分子医薬品	バイオ医薬品	低分子医薬品	バイオ医薬品	低分子医薬品	バイオ医薬品	低分子医薬品	バイオ医薬品	低分子医薬品
	米国		スイス		英国		日本		フランス		ドイツ		デンマーク	
2009年	11	30	9	6	2	12	0	12	0	8	3	4	1	0
2019年	21	26	12	4	1	9	4	5	2	3	3	1	5	0

（出典：『国際医薬品情報』2010年4月12日通巻911号、2020年4月27日通巻1152号をもとに作成）（複写・転載禁止）

プランク研究所病原体科学ユニット長）の女性研究者2人が受賞した。スウェーデン王立科学アカデミーは、2人が開発した「CRISPR/Cas9」（クリスパー・キャス9）は「分子生命科学に革命をもたらした」と評価した。

　遺伝子を改変する技術は20世紀後半から誕生していた。

▶第1世代：1996年に誕生の**ZFN**（Zinc-finger Nuclease）で、標的遺伝子を切断するハサミ（人工ヌクレアーゼ：蛋白質）2種類を標的配列ごとに作製して認識・切断するが、作製に1〜2カ月を要することや、作製が煩雑なことから広く利用されるに至らなかった。

▶第2世代：2010年発表の**TALEN**（Transcription activator-like effector Nuclease）である。植物病原細菌のキサントモナス族が有するTALエフェクター「TALE」というDNA結合ドメインを使用しているが、概念はZFNと類似している。ZFNと同様の方法で標的遺伝子ごとに1つずつ、構造の

複雑な蛋白質を作りこむ必要があり、2週間程度の時間と手間が掛かることがネックになっていた。

▶第3世代：2012年に『Science』に発表され前述のノーベル賞を受賞した**CRISPR/Cas9**（Clustered Regularly Interspaced Short Palindromic Repeats or CRISPR-associated protein 9）である。標的遺伝子を探索し結合する「ガイドRNA」と遺伝子を切断するハサミの役目をする酵素「キャス9」という2つからなる最新の技術である。「ガイドRNA」は探したい遺伝子ごとに作るが、ZFNやTALENの蛋白質より格段に簡便に作成できることから、安価で簡便で効率的なゲノム編集が可能になった。

但し、CRISPR/Cas9の弱点は、狙っていない部分まで編集される"オフターゲット変異"が頻繁に起きるリスクがあることや知的財産の問題点が指摘されている。

じつは、世界に先駆け，米国でいち早く基本特許を成立させたのはブロード研究所（優先日2012年12月12日，共同出願人：マサチューセッツ工科大学）であるが，カリフォルニア大学の出願（優先日2012年5月25日，共同出願人：ウィーン大学，Charpenitier）も米国の特許審査過程で特許性が認定されたことから，この両者の間で，いずれが早く発明したのかについての特許紛争が2016年1月に開始された（橋本，2019）。そして、知的財産をめぐる争いは現在も係争中なのだ。

そのCRISPR/Cas9の弱点を凌駕する日本独自の技術CRISPR/Cas3が既に国内で特許が取得され、現在は国際特許の出願中なのだ。これは何を意味するのか。それはCRISPR/Cas9の技術を、医療を含め産業利用する場合には海外に莫大な特許料を支払うことをセーブできることとされている。

CRISPR/Cas3の技術は、大阪大学医学部附属動物実験施設／東京大学医

科学研究所の真下知士教授、大阪大学微生物病研究所の竹田潤二招聘教授、京都大学iPS細胞研究所（CiRA）の堀田秋津講師らの研究チームにより、新たに大腸菌由来のシステムとして開発され、ヒト細胞でゲノム編集ツールとして利用できることを見出した。ではCRISPR/Cas3はCRISPR/Cas9に比べて何が優れているのかについてだが、CRISPR/Cas3のオフターゲットへの影響について、全ゲノムシーケンス解析、また100カ所以上の類似領域のシーケンスを調べたところ、CRISPR/Cas9ではわずかにオフターゲット変異が確認された一方、CRISPR/Cas3ではオフターゲット変異は確認されなかった。すなわち、CRISPR/Cas3はオフターゲットへの影響がCRISPR/Cas9と比較して少なく正確性が高いことが示唆された。また、デュシェンヌ型筋ジストロフィー（Duchenne muscular dystrophy；DMD）遺伝子に変異を持つヒトiPS細胞の遺伝子修復にも成功した。この日本発の新しいゲノム編集ツールCRISPR/Cas3システムは、従来よりも安全性が高く新たな創薬や遺伝子治療などへの利用、農水産物への利用などさまざまな分野で応用されることが期待される。（参考：「Research at Osaka University」サイト）

ところで、これらゲノム編集の最初のきっかけは、九州大学農学研究院蛋白質化学工学分野の石野良純教授であることを付記しておくべきだろう。つまり、先程から度々出てくるCRISPRの最初の発見者だからだ。石野氏が当時、大阪大学微生物病研究所にいた時、大腸菌の遺伝子解析をしていた1986年に大腸菌のDNAの中に同じ塩基配列（CRISPR）が繰り返し並んでいることをたまたま発見したのだった。当時は１つの遺伝子の塩基配列を解読するのに何カ月もかかり，配列情報がきわめて少なく，比較する配列データが乏しかったので，CRISPRの機能を予測することは不可能だったのだ。ただ、この発見が契機となって、世界のゲノム編集技術の急速な発展へとつながっていったことは間違いない事実だ。

　ここまでゲノム編集技術について敢えて紙面を割いた。本来は第5章「新薬研究開発の現状と展望」にて触れるべきところだが、遺伝子治療が今後はさらに発展し、ライフサイエンス業界にとっては避けて通れない技術であるだけに、世界市場を狙う場合には企業内での事業戦略として優先事項に挙げてもらいたいとの思いがある。遺伝子に関連する創薬は、第5章でも挙げているように、既に世界は動いている。行政が技術のイノベーションに追いつけず後手に回る日本の現状は相も変わらずだが、それを横目に着実に駒を進めているのが中国であることも、この際認識しておかねばならないだろう。

6　止まらない製薬業界のM&A

　世界の製薬企業売上高ランキング（2019年）での上位3社はロシュ（スイス）、ファイザー（米）、ノバルティス（スイス）である。但し、これら3社に共通するのは、企業が成長するために仕掛けた大胆なM&A戦略があった。中でもファイザーの今日までのM&Aには目まぐるしい歴史がある。2000年ワーナーランバート（米）、2003年ファルマシア（米）、2009年ワイス（米）をそれぞれ買収してきた。

　一方、ノバルティスは両社ともスイスに本社を置くサンドとチバガイギーが1996年に合併し誕生した。さらに2006年カイロン（米）、2011年アルコン（米）を買収し今日に至っている。

　また、ロシュは1997年ベーリンガーマンハイム（独）、2002年中外製薬（日本）、2009年ジェネンテック（米）を買収したが、中でもジェネンテックの買収による数々の抗体医薬品の獲得は、その後の同社の発展に最も大きく貢献した。しかし、ジェネンテックの買収の裏舞台には長い年月をかけて培われた両社の信頼関係を無視できない。1976年にジェネンテックがシリ

コンバレーに創業し、1978年にはロシュはジェネンテックと新薬開発の共同プロジェクトを組み、開発支援を続けた。その後、1990年にはロシュがジェネンテックの株式の55.8%を取得し子会社化することを両社が合意して以降、ジェネンテックの快進撃が続くことになる。1997年Rituxan（リツキシマブ）、1998年Herceptin（トラスツズマブ）、2000年TNKase（テネクテプレイズ）、2003年Xolair（オマリズマブ）、Raptiva（エフェリズマブ）、2004年Avastin（ベバシズマブ）、Tarceva（エルロチニブ）、2006年Lucentis（ラニビズマブ）と立て続けに有望新薬を世に送り出した。2009年にはロシュはジェネンテックを468億ドルで買収し、完全子会社化した。翌年にはActemra（トシリズマブ）が発売され、それ以降もジェネンテックによるバイオ医薬品の上市が順調に推移している。両社の厚い信頼関係に裏打ちされたM&Aは、そこで働く社員や株主達にも大いに納得がいくものであろう。

　製薬業界のM&Aは新薬開発パイプラインの取り込みが最も大きな要因であり、まさに「（開発の）時間を金で買う」である。流通・販売チャネルや研究・製造施設の獲得もそれに続くものであろう。パイプラインは関連学会での発表や株式市場にも公開されているため、その時点で有望新薬か否かの目安がつきやすく、投資家にとっては最も投資判断が決めやすい業界の１つとなっている。

　ちょうど本書を執筆の頃、武田薬品によるシャイアー（アイルランド）の買収案件が世間を賑わしていた。武田が提案した買収額は約460億ポンド（約７兆円）であり、シャイアーの全株式を取得するというもの。これは国内企業による買収案件では、2016年にソフトバンクグループが英半導体大手アームホールディングスを約3.3兆円で買収したのが過去最高額であっただけに、それを大きく上回り、我が国最大規模の巨額買収劇となる。武田とシャイアーは同規模の売上高（１兆６千億円）を誇り、この買収が成功すれば武田は日本企業で唯一、世界医療用医薬品売上高ランキングのベスト10

入りの企業となる。

　武田は2008年に米ミレニアムを９千億円で、2011年にはスイスのナイコメッドを１兆１千億円で買収した。その後、2017年、米アリアドを6300億円で買収。ところが、ミレニアムの潰瘍性大腸炎治療薬「エンティビオ」は大きな収益源に育ったものの、ナイコメッド買収の成果は上がっていないとする市場の見方があった。今回の買収により、シャイアーの強みである稀少疾患や難病治療薬領域で世界に向け圧倒的存在感を誇示でき、バイオ医薬品の開発技術も手中に収めることが可能となるだけに、武田としてはシャイアーの株主に大きな期待を寄せた。ただ、市場には冷めた向きもあった。シャイアーの主力製品の特許切れが2021年頃から始まるため、国際市場における競争力の維持が可能かということ。シャイアーが抱える有利子負債約1.5兆円を加えた8.5兆円規模の買収による債務比率の上昇によって格付けの複数段階下降もあり得るということ。

　その後、シャイアーの買収には成功し、世界ランキングも2019年第９位となったが、買収が生んだ有利子負債の返済のための会社資産の売却が続くことになった。大衆薬子会社や研究所の売却までは良しとしても、希望退職者募集の対象が、「30歳以上で日本事業を担う勤続３年以上の社員のうち、本社の事務部門の社員や医薬情報担当者（MR）ら」との報道には社員は驚きを隠せなかったのではないか。今後もリストラは続くのだろう。

　2020年５月13日の同社のニュースリリースによると、

▶シャイアー社買収後最初の通期である2019年度の財務ベース売上収益は、３兆2,912億円（＋57％）

▶財務ベース営業利益は、非資金性の買収関連費用の影響があったものの、当初のガイダンスを上回り1,004億円に到達

▶Core営業利益は9,622億円（＋110％）

▶コストシナジー目標を23億米ドルに引き上げ、負債の迅速な返済を順調

に進め、ノン・コア資産の売却を継続

▶フリー・キャッシュフローは大幅に増加し9,680億円（＋156％）となり、1株当たり180円の確立された配当方針の維持が可能に

▶2019年度の当期利益は442億円の黒字

　財務諸表で健全な経営をアピールしつつも、経営陣は時には非情さも備えていなければ、とてもグローバル企業として存続は望めないとの危機感が滲み出ているとの印象を受けた。

　こうしてみてくると、M&Aにも事例ごとにそれぞれ背景が異なり、その時代の企業経営者の業界全体を俯瞰して見る力、時代の流れを将来に向かって予見できる力、ファイナンス面から案件の価値を見抜く力、前進・維持かを判断できる力、そして最後は勇敢なチャレンジ精神があるか否かでその企業の将来にわたっての盛衰が決まって来るということではないか。

7 医薬品卸の動向

ⅰ）厚生行政の取組み

　平成29年12月22日改訂の厚労省『医薬品産業強化総合戦略』には7項目の改訂があり、そのうちの1つに「医療用医薬品の流通改善への一層の対応」が掲載された。取組としては、「一次売差マイナス・単品単価取引の促進等、これまで流通改善の課題とされていた事項について、関係者が取り組むガイドラインを作成し、遵守を求めていく」としている。

　現状においては「未妥結減算制度の導入により未妥結・仮納入の改善は一定程度見られるものの、一次売差マイナスの解消や単品単価取引の推進については、進んでいない状況にある。」とした。実際のところ、納入価の「妥

結率」は平成24年9月に43.5%だったのが、同28年9月には93.1%まで改善した。しかし、「一次売差」については、平成24年度がマイナス2.4%で同28年度はマイナス3.1%となり悪化した。「単品単価取引」は平成24年度において200床以上の病院で61.4%、調剤薬局チェーンで62.2%であったのが、平成28年度では200床以上の病院で57.7%、調剤薬局チェーンで60.6%と悪化している。

　これらの現状を踏まえて政府は、流通改善の取組を加速するため、流通関係者が取り組むべきガイドラインを作成し、遵守を求めていくこととし、当該ガイドラインの趣旨・内容を「未妥結減算制度」に取り入れる診療報酬上の対応を検討するとした。

　特に医療用医薬品流通関係者が留意しなければならない事項としては次のような文言が示された。
＜製薬企業と卸との関係＞
　・一次売差マイナス解消に向けた適正な最終原価の設定をすること。
＜卸と医療機関との関係＞
　・納入価の早期妥結と単品単価契約を推進すること。
　・医薬品の価値を無視した過大な値引き交渉を是正すること。
＜流通当事者間で共通すること＞
　・返品条件について事前に当事者間で契約を締結すること。
＜流通の効率化と安全性の確保＞
　・頻回配送・急配等について当事者間で契約を締結すること。

　医薬品卸業界の「売上高営業利益率」をみると平成27年度実績では平均1.27%であった。これは、全産業界における卸売業全体平均1.4%にも満たない状況にある。因みに、3％を超えるのは「産業機械器具卸売業」で3.2%、最も高いのは「その他の機械器具卸売業」で3.8%である。最も低いのは

「石油・鉱物卸売業」でマイナス0.8%であった。参考までに、私達の日常生活に直結する「食料・飲料卸売業」は1.1%、「農畜産物・水産物卸売業」0.6%、「衣服・身の回り品卸売業」2.5%となっており、扱う品物によって大きな差が生じている。

　因みに、製薬企業の売上高営業利益率は有力な製品を何品目所有しているか否かで売上高に大きく差が生じる。それに販管費を差し引いて最終的に営業利益率を出すが、例えば2016年度の売上高上位20社でみると、塩野義製薬の31.9%が際立ち、小野薬品が29.5%で続く。この年、売上高トップの武田薬品は9.0%、第2位のアステラス製薬は19.9%、第3位の大塚HDは8.5%であった。製薬企業間での差は大きいが、医薬品卸企業と比較すると、如何に卸業界が厳しい業態であるかが見えてくる。

　製薬企業にとっては薬価制度改革により、それまで2年に1回だった薬価改定が2021年度から毎年改定されること、さらに画期的新薬の薬価を高くする「新薬創出加算」が見直され、対象を絞り込まれること、また、市場規模の大きな医薬品を対象に「費用対効果」に基づく薬価改定の仕組みが導入されること、特に市場規模350億円超の薬の価格改定機会を年4回にするというこれらの厚労省案が本格稼働すれば、経営が圧迫される製薬企業が続出することは間違いないであろう。それが医薬品卸にも直接影響していくという負の連鎖は免れない。政府による「医薬品産業強化総合戦略」という「アメ」と、財政難からの「恒常的薬価抑制」という「ムチ」の両面から製薬業界、医薬品卸業界は難しい局面に立たされ続けている。

　社会保障給付費（年金・医療・介護）は高齢化が進むに従い、毎年増え続け、遂に120兆円（2017年度）を突破した。国の財政は既に破綻しており、国債発行に依存せざるを得ない危機的状況にある。その中で予算捻出は、昔も今も薬価切り下げが一番手っ取り早く、皮算用できる貴重な材料と化している。当初、消費税のアップ分は社会保障給付費に全面的に充てるとの方針

がいつの間にか変わり、もはや政府は行き当たりばったりの施策に終始しているようにも見える。唯一の安定財源である消費税の今後の行方に注視したい。

ii) 医薬品卸の生き残り戦略

　メーカーと医療機関との板挟みになり、営業利益率の改善が見られない卸業界としては、必然的に生き残りを賭けた次なる手を打つことになる。図表1-12は医薬品卸業界の4大企業の業績を示しているが、本業の医薬品卸売以外の多角化事業での売上高が経年的に概して微増傾向にある。

　図表では卸トップのメディパルホールディングス（HD）の多角化事業が2017年3月期決算でも32.0％と他社と比較してズバ抜けて高いが、これは2005年にメディセオがOTC（一般用医薬品）・化粧品・日用品卸のトップ企業であったパルタックと経営統合し、メディセオ・パルタックホールディングスが発足したことにより、必然的に医療用医薬品以外の事業の割合が高くなったということだ。

　アルフレッサHDの多角化事業としては、セルフメディケーション卸売事業（OTC、サプリメント・健康食品、食品、日用品、化粧品など）、医薬品等製造事業（医療用医薬品、診断薬、医療機器・用具、OTC、医薬品原薬など）、医療関連事業（調剤薬局事業）を行っている。このうち医薬品製造販売事業の中核となるアルフレッサファーマの動きに注目したい。

　スズケンの多角化事業は、医薬品製造事業、調剤薬局事業、医療関連サービス事業がある。同社の子会社の㈱三和化学研究所が医薬品・診断用試薬などの研究開発と製造販売を担っている。同じく㈱ファーコスが調剤薬局事業を行っているが、この調剤薬局事業が多角化事業の約半分の売上を占めている。

　東邦HDの多角化事業は、調剤薬局事業、治験施設支援事業、情報機器販

図表1-12　医薬品4大卸の多角化事業の業績年次推移

企業名	2015年3月期決算　（百万円）				2016年3月期決算　（百万円）				2017年3月期決算　（百万円）			
	連結 売上高(a)	医薬品 卸売事業	多角化 事業(b)	(b)÷(a) (%)	連結 売上高(c)	医薬品 卸売事業	多角化 事業(d)	(d)÷(c) (%)	連結 売上高(e)	医薬品 卸売事業	多角化 事業(f)	(f)÷(e) (%)
メディパルHD	2,872,905	2,035,734	837,170	29.1	3,028,187	2,121,308	906,878	29.9	3,063,900	2,082,922	980,977	32.0
アルフレッサHD	2,421,162	2,205,168	225,939	9.3	2,576,405	2,290,783	307,733	11.9	2,551,801	2,251,434	323,041	12.7
スズケン	1,969,689	1,876,016	185,071	9.4	2,228,331	2,128,458	207,344	9.3	2,126,993	2,030,707	205,790	9.7
東邦HD	1,162,148	1,109,638	94,103	8.1	1,308,474	1,255,431	101,892	7.8	1,231,046	1,180,640	97,743	7.9

（注）多角化事業とは医薬品卸売事業以外のすべての事業を含む。セグメント間の調整額は決算資料からは詳細不明のため敢えて除外した。
（出所）各社の決算資料から筆者作成。

売事業とあるが、その売上の殆どを調剤薬局事業で占めている。同社は2016年にエール薬品を完全子会社化し「共創未来ファーマ」としたが、これにより注射剤を中心にした医療用医薬品の製造販売（受託製造を含む）の分野に進出を果たせたわけで、今後の動向に注目したい。

　スズケンと東邦HDは共に約1,000億円を調剤薬局事業で稼いでいるところが共通点として注目される。この2社を追うアルフレッサHDの調剤薬局事業は、果たしてどこまで展開できるだろうか。調剤薬局事業は国が決める調剤報酬に左右されるため、売上拡大には多店舗化が必須となるが、そこでも大手チェーン薬局との陣取り合戦となり、必ずしもプロダクト・ポートフォリオ・マネジメント（PPM）でいう「花形事業」（star）や「金のなる木」（cash cow）とは言えそうにない。

　以上のように、医薬品卸は多角化事業に活路を求め、着実に手を打っているように見えるが、その戦略の方向性が似てきてしまうのは、医療界におけるstar、cash cowを見つけるのは容易ではないということか。世間にある既存の事業ばかりではなく、新たな事業を自ら創造していくことが企業力の増強につながることは広く産業界でも証明されていることである。フューチャーデザインの描き方次第で成長カーブの方向が決まってくる。

8　保険調剤薬局の動向

　厚労省が発表した「平成28年度調剤医療費（電算処理分）の動向」によると、調剤医療費は7兆4,395億円（対前年比▲4.9%）であり、処方箋1枚当たり調剤医療費は9,015円（同▲5.6%）であった。その内訳は、技術料1兆8,490億円（同＋1.1%）、薬剤料5兆5,778億円（同▲6.7%）、特定保険医療材料料128億円（同＋0.9%）であり、薬剤料のうち、後発医薬品は8,636億円（＋1.6%）であった。国の概算医療費41.3兆円のうち約18%が調剤医療費ということになる。

　「新指標」による数量ベースの後発医薬品割合は、平成28年4月で64.8%であったのが、平成29年3月には68.6%まで増加した。年度平均でみると、平成28年度は66.8%（伸び幅＋6.8%）という結果となった。因みに、「新指標」とは、「後発医薬品の数量」÷（「後発医薬品のある先発医薬品の数量」＋「後発医薬品の数量」）で算出される。政府は2020年9月までに後発医薬品の使用割合を80%とする目標を掲げ、更なる使用促進策として診療報酬等で誘導しようとしてきた。調剤薬局に対しては「後発医薬品調剤体制加算」を施す一方で、後発医薬品調剤数量割合が著しく低い薬局には「調剤基本料」の減算規定を設けている。また、医療機関に対しては、一般名による処方が後発医薬品の使用促進に一定の効果があるとの調査結果を踏まえ、「一般名処方加算」を設けている。さらに、その医療機関の後発医薬品使用割合に応じた「後発医薬品使用体制加算」や「外来後発医薬品使用体制加算」を設けた。医療費の膨張を抑えるために、薬価切り下げと併行して、このような「加算」による医療従事者への財政意識を芽生えさせようとする政府の思惑である。

　さて、医薬分業の進展により処方箋受取率は平成28年度に71.7%になっ

た。政府は面分業を理想としてきたが、平成29年度の薬局調査によると、「主に特定の医療機関からの処方箋を応需している」とした薬局が69.5%だった。

「最も受付回数が多い保険医療機関の処方箋集中率が90%以上」とした薬局は40.3%。「受付回数上位3カ所の保険医療機関の処方箋集中率の合算が90%以上」とした薬局が60.3%という結果だった。もはや、面分業は画餅と化している。

　図表1-13はデータとしては若干古くなるが、調剤薬局事業を営む上場大手企業の2016年度の業績である。

　また、厚労省のデータによれば、全国には保険薬局は5万8,326軒（2015年度）あるとされている。図表にある大手12社の合計店舗数6,244軒は全国の僅か10.7%でしかない。同様に、大手の売上高合計1兆2,163億円は、冒頭に示した全国の調剤医療費7兆4,395億円の16.3%に過ぎない。この数字から推測できることは、上場していない中小規模の法人薬局や家族経営の薬局が幾多も全国に存在しているということであろう。

　大手企業が開示している主な戦略としては、次のような項目が挙げられる。

・チェーン展開を図っている中小調剤薬局のM&Aによる店舗数の拡大
・「かかりつけ薬剤師・薬局」となるための体質改善
・「地域包括ケアシステム」に取り組める体制整備
・後発医薬品の使用促進のための患者啓蒙

　中小規模の薬局では手に負えない業務も大手ゆえ規模の論理で可能となることも出てくるであろう。そのようなケースではM&Aが現実味を帯びてくる。

　しかし一方で、政府が唱える「患者のための薬局ビジョン」には、"「門

図表1-13　調剤薬局業界売上上位企業の業績（2016年度）

	企業名	調剤薬局事業売上高（百万円）A	売上高対前年比（%）	調剤薬局店舗数（軒）B	1店舗当たり生産性（百万円）A/B
1	アインホールディングス	221,801	105.1	1,066	208
2	日本調剤	189,327	99.2	557	340
3	クラフト	168,095	102.8	756	222
4	クォール	120,596	104.6	696	173
5	スズケン	97,786	94.8	612	160
6	総合メディカル	95,831	99.5	674	142
7	東邦ホールディングス	95,807	95.8	748	128
8	メディカルシステムネットワーク	81,650	99.6	386	212
9	アイセイ薬局	56,909	97.3	317	180
10	ファーマライズホールディングス	42,346	113.7	249	170
11	シップヘルスケアホールディングス	24,134	98.2	90	268
12	メディカル一光	22,027	94.0	93	237
	小計	1,216,309		6,244	195

（出所：各社公開の決算資料等で筆者作成）

前」から「かかりつけ」、そして「地域」へ”というスローガンがある。現在のように、門前薬局が多くを占め、その形態の店舗数を拡大する傾向にあることに対しては営利目的以外の何ものでもないとして、門前薬局への調剤報酬を引き下げるという政策が打ち出されている。これに関してはさすがに種々意見が出てこよう。即ち、この政策は「患者志向」なのか「かかりつけ薬局ありき」なのかということ。筆者もよく医療機関にかかるが、院外薬局よりは院内でクスリをもらいたい。しかし医療機関の方針で院外処方であれば、薬局が目の前にあれば処方箋をそこに持って行く。利便性が良いからだ。わざわざ、日頃も訪れない地元の薬局に処方箋を持って行くことはしない（たとえ持参したとしても、処方箋が指示するクスリを置いていない可能性が否定できない）。門前薬局の調剤報酬が引き下がっているのであれば、患者負担は必然的にその分が安くなる筈であるから、患者負担の仕組みを理

解すれば、却って患者は門前薬局を重宝し、集中するというシナリオが成り立つ。さらに言えば、「かかりつけ薬局」と言うが、近隣の薬局がそもそもそれに値する業務に堪え得る薬局かどうかは判断できないという現実がある。メニューは立派だが、出された料理はまずいというレストランならば誰しも二度と足を運ばないだろう。お客様が満足いくサービスを受けられなければ、その店は繁盛する筈がない。

　地域住民に支持される薬局になる為には、中身を充実させて地域に能動的に働きかけなければ伝えたくても伝わらない。門前薬局よりも地元の近隣の薬局を選ぶと、これだけメリットがあるということを言えるだけの態勢を個々の薬局が整えていなければ政府のビジョンは掛け声倒れに終わるであろう。患者も薬局もお互いにWIN-WINの関係を構築するためには、まだまだ前提としてやるべきことが山積している。

　図表1-13に戻って付言すると、大手企業でも1店舗当たりの生産性に企業間格差が生じていることをどう分析・判断するかということ。日本調剤の3億4千万円がトップで、東邦HDは1億2,800万円で最下位である。店舗数は東邦HDの方が約200軒多い。おそらく、門前の対象となっている医療機関の形態（病院、クリニック）の数および集患数、つまり繁盛している医療機関の割合の差が生産性の差として出ているとの推測が成り立つだろう。大病院の多くを門前に持てば、売上げはクリニックを同数持つよりも圧倒的に上がる筈である。但し、大病院の門前でも他社店舗が乱立状態であるとか、自社店舗が他社より立地的に不利である場合は生産性が落ちるのは自明の理である。これは流行っているクリニックの門前でも同様に言えるだろう。

　大手各社ともに今一度自社店舗の立地や対象医療機関の集患状況を精査してみる必要があろう。

　門前であることを議論する前に、何が患者様にとって有益なのかを改めて

見直してみることこそが「患者志向」の医療につながるのではないか。少なくとも今の診療報酬誘導型の政策には違和感だけが残る。

第 2 章

医療環境変化の業界への影響

世界が注目する日本の「2025年、2040年問題」

　先に図表1-1で示したように日本は世界一、高齢化が進んでいる。団塊の世代（約800万人）が2025年頃までに後期高齢者（75歳以上）に達することによって、介護・医療費等社会保障費の急増が見込まれ、国家財政の益々の悪化が予想される日本の「2025年問題」は、後追いで高齢化が進む各国にとっても社会保障政策上、最も注目されている。

　但し、高齢者人口の増加のパターンは日本全国でみると大きな地域差がある。逆に地域によっては高齢者人口が減少に転じているところもある。2015年の国勢調査を基に65歳以上人口の指数を100とした場合に、2045年の同指数はどうなるかをみた国立社会保障・人口問題研究所による推計データでは、130以上に増加する地域は東京、神奈川、沖縄である。120以上は宮城、千葉、埼玉、愛知、滋賀、福岡となっている。一方で100未満となるのは12県（青森、岩手、秋田、山形、和歌山、島根、山口、徳島、愛媛、高知、長崎、大分）である。また、2045年に65歳以上人口の割合が最も大きいのは秋田（50.1%）であり、最も小さいのは東京（30.7%）となっている。

　東京の65歳以上の高齢者人口は全国トップクラスで増えるが、総人口からみた高齢者人口割合が全国最小というのは、分母の総人口が増え続けているからである。2015年の各都道府県の総人口を100とした場合、2045年に100以上となっているのは東京だけである。因みに、秋田58.8、青森63.0、山形68.4、高知68.4、福島68.7となり、東北地方の人口減少は顕著である。このままでは「消滅市町村」が出てくるとの観測もあり、この深刻な状況に打開策はあるのかが問われるところだ。

　また、同推計データでは、65歳以上人口のピークは2040年に迎え、3,920万人になるとし、それ以降は減少に転じる。日本の総人口が減少していく中で、高齢者人口だけは2040年まで増え続け、医療・介護ニーズは増加の一

途を辿る。さらに死亡者数も2040年に最多の年168万人に達する「多死時代」を迎えるが、2040年には49万人の看取り場所不足が発生するとの観測がある。これらを称して「2040年問題」と言われている。

　製薬業界としては、これらの人口動態を踏まえ、市場のポテンシャルが地域によって大きく異なる点を考慮に入れたターゲティングに修正していくことや、市場ニーズに合致した営業リソース配分を図ることが肝要となろう。

2 　地域医療構想と地域包括ケアシステム

　前節で示したように日本の高齢化は急速に進んでいるが、これには地域によって差があり、同時に医療・介護需要のボリュームにも地域差が生じてくる。全国一律でこの問題を捉えることはできないということだ。

　全国に配置されている医療機関が、これらの医療・介護ニーズに対応できる態勢になっているかを見た場合に、地域の現場ニーズに沿った医療提供体制になっていないことが「病床機能報告制度」（医療法第30条の13）による結果で判明した。つまり、高度急性期、急性期、回復期、慢性期という機能区分で各医療機関が報告した病床数が、今もこれからも発生することが分かっている高齢者増加による医療・介護ニーズに対応できる内容とは言えないということだ。国が独自で各都道府県の将来の医療需要・必要病床数を推計したものと全国の医療機関からの病床機能報告数値を比較したところ、著しく異なっていたのは回復期病床の大幅な不足、急性期病床の過剰であった。多くの医療機関が最も診療報酬の高い急性期病床にシフトしてきたのは、経営戦略上は至極当然の選択であったと考えられる。

　これらの結果から国は各都道府県に対して「医療介護総合確保推進法」のもとに2015年４月より「地域医療構想」の策定作業に入らせた。「地域医療構想」は、2025年に向け、病床の機能分化・連携を進めるために、医療機

能ごとに2025年の医療需要と病床の必要量を推計し定めるものである。都道府県が「地域医療構想」の策定を開始するに当たり、厚労省では推計方法を含む「地域医療構想策定ガイドライン」を作成し、2015年3月に発出した。

　厚労省は都道府県に対してレセプトデータやDPCデータを提供し、各自治体はそれらのデータから判明する医療機能別の入院受療率をもとに、将来の地域の人口動態を踏まえて2025年における医療需要予測とそれに対応できる必要病床数を「構想区域」（二次医療圏が基本）単位で推計し、さらに「目指すべき医療提供体制を実現するための施策」をまとめて国に報告することになる。

　但し、「医療圏」に関して言えば、「二次医療圏」は全国に344（2013年4月現在）あるが、その設定の考え方として「一体の区域として病院等における入院に係る医療を提供することが相当である単位として設定。その際、地理的条件等の自然的条件、日常生活の需要の充足状況、交通事情等の社会的条件を考慮すること」とされている。

　ところが、これまで見てきたように、高齢化の進み具合、人口の変動状況が各地域で大きく異なるのを直視すると「二次医療圏」の設定自体を変えて然るべきと考えられるが、実際に2017年度までに各都道府県から提出された「地域医療構想」のベースにある「構想区域」は殆どが従来通りの二次医療圏のままになっている。このことには違和感を持たざるを得ない。

　この「地域医療構想」の策定は第6次医療計画（2013～2017年度）の中で反映され、2018年度から始まった第7次医療計画に引き継がれた。同時に第6期介護保険事業計画（2015～2017年度）の中で議論されてきたのが「地域包括ケアシステム」である。

「地域包括ケアシステム」について厚労省は、「団塊の世代が75歳以上となる2025年を目途に、重度な要介護状態となっても住み慣れた地域で自分ら

しい暮らしを人生の最後まで続けることができるよう、住まい・医療・介護・予防・生活支援が一体的に提供される地域の包括的な支援・サービス提供体制」と解説している。また、「今後、認知症高齢者の増加が見込まれることから、認知症高齢者の地域での生活を支えるためにも、地域包括ケアシステムの構築が重要である」とした。さらに、「地域住民が居住の種別にかかわらず、概ね30分以内に生活上の安全・安心・健康を確保するための多様なサービスを、24時間365日を通じて利用しながら、病院等に依存せずに住み慣れた地域で生活を継続することが可能となっている状態であり、人口１万人程度の中学校区を単位として想定」としている。

　この「地域包括ケアシステム」の一部地域の事例が厚労省ホームページに随時掲載されているので参考に供されたい。

　ここに掲げた「地域医療構想」、「地域包括ケアシステム」の動きに医薬品業界は敏感に察知し、いろいろな動きが見られる。製薬業界では、武田薬品が2018年４月からプライマリーケア製品を扱う「ジェネラルメディスンビジネスユニット（GMBU）」の営業所を88から154に増やし、地域包括ケアシステムに対応するとした。また営業所長全員に「医療経営士」の資格を取らせ、その知識をエリア毎の特性分析に役立たせ、エリア戦略を立案・実行することを求めている。

　この「医療経営士」の資格を取らせる製薬企業が昨今ブームさながらに増えてきているが、資格を持っているからといって、医療機関経営者がそのMRに経営相談するかといえば、それは期待しないとの著名な医療法人理事長の先生方からのご意見がある。医療機関側がそのような「資格」を敢えて重要視しないのであれば、社内教育研修で専門家を招聘して「知識」をしっかりと全MRに身につけさせることで事足りるのではないか。コスト的にもその方が有利な筈である。また、営業所を地域包括ケアシステムに対応させ

るために増設するという企業戦略だが、それ自体にどれほどのメリットを生み出すのかが見えてこない。

　先にも触れたが地域包括ケアシステムの単位は人口1万人程度の“中学校区”を想定している。例えば筆者の居住地の千葉県松戸市は人口49万人で中学校は20（私立を含めると22）ある。1中学校区当たりの人口は単純計算でも前述の1万人を遥かに超える。ここで注目すべきは「地域包括支援センター」の設置状況である。松戸市には同センターが15カ所に設置されている。中学校区の数に肉薄しているのが分かる。このセンターが中心となって「地域ケア会議」が定期的に開催され、関係する医療従事者が参加することで、その地域でのケアを必要としている患者に関する情報交換を密に行うことができる。急性期を脱した患者が回復期・慢性期において「在宅医療（介護）」を選択するケースでは、まさに包括ケアシステムの対象となり、その時点で患者の流れは「地域包括支援センター」で把握できることになる。

　製薬企業としては、同センターにおいてできることは何かを定義づけすることだが、間違っても1企業が「地域ケア会議」のメンバーになろうと画策するのは性急である。飽くまでも“黒子”に徹し、基本である医薬品適正使用情報の提供に努めることに尽きる。要は情報コンテンツの内容が在宅（居宅）患者に益するものになっているか否かが重要である。

　また、「地域ケア会議」についての厚労省の解説には、その主な構成員には「自治体職員、包括職員、ケアマネジャー、介護事業者、民生委員、OT、PT、ST、医師、歯科医師、薬剤師、看護師、管理栄養士、歯科衛生士、その他必要に応じて参加」さらに「直接サービス提供に当たらない専門職種も参加」とある。製薬業界が「地域ケア会議」に貢献したいのであれば、後者の「直接サービス提供に当たらない専門職種」として「地域包括支援センター」の承認を得ることが先決だが、このことに関して筆者は先にも触れたが、1企業として活動するのではなく、業界団体として承認を得ることを目

44

指すべきだと提案する。1企業が何らかの問題を起こしてからでは遅すぎるのである。過去における様々な薬事社会問題を反省点として考えるならば、今後の貢献策としての手順は次に掲げるようなストーリーを経ることが賢明であろう。

1）各都道府県単位の製薬協の下部組織としてのメディカル部会（領域別）を立ち上げる。

2）領域別代表者が「地域ケア会議」の製薬業界を代表するオブザーバーとして参加承認申請する。

3）承認受諾後、「地域ケア会議」に各領域別代表者が参加する。

4）「地域ケア会議」での話題、個別課題について業界全体会合にてフィードバックする。

5）フィードバック情報を各企業は参考にして課題解決策を部会に提案する。

6）部会代表者がその提案を「地域ケア会議」に上程する。

7）部会からの提案が受理され、実際の活動を求められた場合、それに対応できる該当企業が対処する。

「地域ケア会議」のような医療従事者すべてを含む公的組織に対する1企業による"勇み足"が製薬業界全体への評価として拡大解釈され、出入り禁止処分に至る可能性があることを充分留意すべきである。リスクマネジメントは1企業に限らず業界団体としての遂行課題である。

3　医療ICTの推進

　政府が推進する「未来投資戦略2018」は、その副題として「Society5.0、データ駆動型社会への変革」とある。ここで云う「Society5.0」とは「サイ

バー空間とフィジカル（現実）空間を高度に融合させたシステムにより、経済発展と社会的課題の解決を両立する人間中心の社会」をさす。因みにSociety1.0は狩猟社会、同2.0は農耕社会、同3.0は工業社会、同4.0は情報社会を意味する。図表2-1は「Society5.0で実現する社会」（内閣府作成）を解説しているが、AI（人工知能）、IoT（Internet of Things）、ロボットをキーワードにしているようにICT（Information & Communication Technology）による高度なイノベーションを軸にしていることが分かる。

　この「未来投資戦略」の中には「Society5.0の実現に向けて今後取り組む重点分野と、変革の牽引力となるフラグシップ・プロジェクト」とあり、その中でも医療・医薬品業界に関係する「次世代ヘルスケア・システムの構築プロジェクト」に本書では特に注目したい。
　同プロジェクトは次の３つの項目で構成されている。
①「個人に最適な健康・医療・介護サービス」：
　・個人の健診・診療・投薬情報が医療機関等の間で共有できる全国的な保健医療情報ネットワークを2020年度からの本格稼働をめざす。
　・個人の健康状態や服薬履歴等を本人や家族が随時確認でき、日常生活改善や健康増進につなげるための仕組みであるPHR（Personal Health Record）を2020年度からマイナポータル（個人向け行政ポータルサイト）を通じて本人等へのデータの本格的な提供をめざす。
　・認知症の超早期予防から発症後の生活支援・社会受容のための環境整備も含め、自治体、研究者、企業等が連携し、「認知症の人にやさしい」新たな製品やサービスを生み出す実証フィールドを整備すべく、官民連携プラットフォームを構築する。
②「医療・介護現場の生産性向上」：
　・ICT化を推進し、2020年度迄に介護分野での必要なデータ連携が可能と

図表2-1　「Society.5.0で実現する社会」

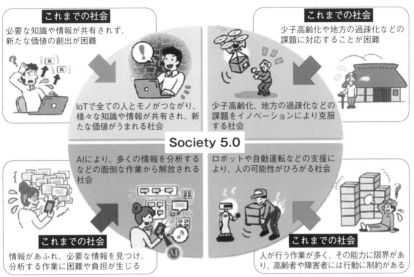

これまでの社会
必要な知識や情報が共有されず、新たな価値の創出が困難

IoTで全ての人とモノがつながり、様々な知識や情報が共有され、新たな価値がうまれる社会

これまでの社会
少子高齢化や地方の過疎化などの課題に対応することが困難

少子高齢化、地方の過疎化などの課題をイノベーションにより克服する社会

Society 5.0

AIにより、多くの情報を分析するなどの面倒な作業から解放される社会

ロボットや自動運転などの支援により、人の可能性がひろがる社会

これまでの社会
情報があふれ、必要な情報を見つけ、分析する作業に困難や負担が生じる

これまでの社会
人が行う作業が多く、その能力に限界があり、高齢者や障害者には行動に制約がある

（出典：内閣府『Society5.0』）

なることをめざす。現場ニーズを踏まえたロボット・センサー、AI等の開発・導入を推進し、事業者による効果検証から得られたエビデンスを活用して次期以降の介護報酬改定等で評価する。

・健康増進や予防に資する公的保険外のサービスの活用を促進するため、業界の自主的な品質評価の仕組み構築を通じたサービスの客観的な品質の「見える化」や、自治体やケアマネジャー等から利用者に対する良質なサービスに関する積極的な情報提供を促す。行政コストを抑えつつ、民間ノウハウを活用して社会課題解決と行政効率化を実現する成果連動型民間委託契約方式の活用と普及を促進する。

③「遠隔・リアルタイムの医療とケア」：

・医師や薬剤師など多職種の連携の下、住み慣れた地域・我が家において安心して在宅で医療やケアを受けられるよう、服薬指導を含めた「オン

ラインでの医療」全体の充実に向けて、「医薬品医療機器等法」の改正の検討など所要の制度的対応に取り組む。

これらのプロジェクトの遂行により図表2-2で示すような「Society5.0で実現する新たな医療・介護」の価値が創出されると謳っている。

医療ICTに関しては総務省による取組みに注目したい。同省の取組みは次のA）〜C）の３本柱で構成されている。

A）「ネットワーク化」による情報の共有・活用：

地域の病院や診療所などをネットワークでつないで患者情報等を共有活用する基盤（地域医療連携ネットワーク／EHR：Electronic Health Record）の高度化、標準化（低コスト化）、相互接続化等の推進。

B）医療等データの利活用：

個人の生涯にわたる医療等のデータを自らが時系列で管理し、多目的に活用する仕組み（PHR：Personal Health Record）の具体的なサービスモデルやサービス横断的な情報連携技術モデルの構築、AIを活用した保健指導施策立案モデルの構築等の推進。

C）8K等高精細映像技術の医療応用：

外科医からのニーズが高い「8K内視鏡」の開発、高精細映像データ及びAIを活用した診断支援システムの構築、8K画像を用いた遠隔医療の実現等を推進。

地域医療連携ネットワーク（EHR）は全国で約250存在しているとされているが、個々の医療機関にとって、一定のコスト（病院：平均35,000円／月、診療所：平均12,000円／月）を負担してまで参加するメリットを感じにくいことから施設参加率は病院全体の３割、診療所全体の１割に過ぎないよ

図表2-2　「Society.5.0で実現する新たな医療・介護」

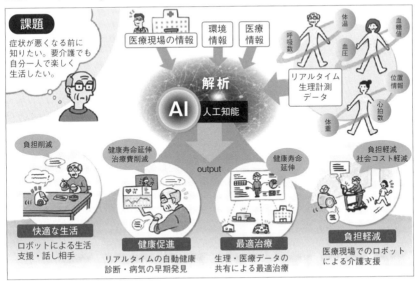

（出典：内閣府『Society5.0』）

うだ。この状況の根底には、「従来型EHR」は一方向の情報閲覧であること、閉じたネットワークゆえの重いコスト負担、EHRごとに異なるデータ形式であることが大きなマイナス要因であったことから、国は「クラウド活用型EHR」を推し進めることにした。これにより、双方向の情報連携や標準準拠による低コスト化を実現し、データの広域利用が可能になるとした。EHRの相互接続の全国事業展開を推し進めることによって、2020年には「全国保健医療情報ネットワーク」の構築を実現できるとしている。この全国ネットワーク基盤が完成すれば、医療に関わるすべてのステークホルダー（医療機関、患者、周辺事業者）が利益を享受できることになり、医薬品業界もビジネスモデルが一変することは間違いないのだが、肝心のEHRの全国基盤構築に欠かせない電子カルテの導入が日本では遅れていることが今後の展開スピードにブレーキを掛けるものとなっている。

厚労省による平成29年医療施設調査によれば、電子カルテの導入状況は、全国に8,412施設ある病院の中で3,248施設であり、導入率は38.6%であった。これを400床以上の病院でみると、800施設のうち603施設であり、導入率は75.4%であった。ところが、200床未満の病院5,798施設でみると導入は1,727施設で僅か29.8%に過ぎない。さらに一般診療所では31.3%となり、医療機関の規模が小さくなるほど導入率が低い傾向が日本の特徴と言えよう。

　これでは医療機関同士の患者カルテの情報共有は進むはずもなく、診療内容の重複（投薬、検査）を事前に察知して患者にとって効率的な医療を提供するという当初の目論見からは外れた形となり得る。政府による強いバックアップ体制が不可欠となろう。

　「医療等データの利活用」に関して企業の視点でまずは見てみよう。医薬品業界は利活用の当事者に想定されるわけであり、特に関心の深いテーマであろう。これは「医療分野の研究開発に資するための匿名加工医療情報に関する法律」（別称：「次世代医療基盤法」）が平成29年4月28日に成立し、同年5月11日に施行されたことにより、ようやく動き出すことになった。同法の全体像は次のイ）、ロ）の2つに要約される。

イ）高い情報セキュリティを確保し、十分な匿名加工技術を有するなどの一定の基準を満たし、医療情報の管理や利活用のための匿名化を適正かつ確実に行うことができる者を認定する仕組み（=認定匿名加工医療情報作成事業者）を設ける。

ロ）医療機関等は、本人が提供を拒否しない場合、認定事業者に対し、医療情報を提供できることとする。認定事業者は、収集情報を匿名加工し、医療分野の研究開発の用に供する。

　では、次世代医療基盤法が本格稼働することで実現することとは何だろう

か。まず、医薬品業界にとっては「医薬品市販後調査等の高度化、効率化」が挙げられる。薬剤間の副作用の発生頻度の把握や比較が可能となり、医薬品等の使用における更なる安全性の向上が可能となる。次に「治療効果や評価等に関する大規模な研究の実現」が挙げられる。1例として、「大量の実診療データによる治療選択肢の評価等に関する大規模な研究の実施」2つ目に「異なる医療機関や領域の情報を統合した治療成績の評価」3つ目には「人工知能（AI）活用により画像データを分析し、医師の診断から治療までを包括的に支援できる診療支援ソフトの開発」がある。最後のAI活用はIBM-Watsonで代表されるように、既に一部で具現化されており、早期診断・早期治療に貢献している。

　この「医療等データの利活用」を生活者・患者視点でみるとPHRを如何にうまく活用するかに係ってくる。昨今ではヘルスケア関連のウェアラブルデバイスが急速に普及し、健康管理に役立てる機運が盛り上がっている。また、スマホやタブレットにPHRアプリをダウンロードし自己管理できる便利な世の中になりつつある。政府としても「母子手帳、学校健診、健康管理、生活習慣病、かかりつけ連携手帳、お薬手帳、介護予防」などの多様なPHRアプリケーションを国民に提供し、個人の一生涯のデータを時系列で管理・活用することが可能な時代を想定している。そして、2020年から医療版マイナンバーを本格運用し、全国民に普及させ、PHRの活用基盤と医療機関のEHR相互接続基盤、さらには自治体・保険者、認定匿名加工医療情報作成事業者等ともつなげ、「医療・介護・健康分野のネットワーク社会」の実現をめざそうとしている。これは「未来投資戦略2017」に掲げた「個人・患者本位で、最適な健康管理・診療・ケアを提供するための基盤」としての「全国保健医療情報ネットワーク」を意味している。
「8K等高精細映像技術の医療応用」については次の4項目が推進されてい

る。

1）8K内視鏡（硬性鏡）の開発：

　内視鏡手術では鮮明な映像により癌細胞の取り残しを防ぎ、完全な治癒を
　実現可能とする。

2）8K等高精細映像データ共有基盤の構築：

　同データを共有、収集、活用するための基盤やネットワーク間の接続の仕
　組み等を整備し、大学、研究所等の学術研究機関や病院・診療所間で遠隔
　医療や医学教育等を実現する。

3）高精細映像データ・AI診断支援システムの開発：

　AIが病理レポートを解析し、再発予測することで、適時適切な手術の実
　施を可能とする。また、高精細映像データを機械学習したAIが異常を検
　出することで、見落としを防止する。

4）8K画像を用いた遠隔医療の実用化：

　まず、「遠隔病理診断」では固定通信ネットワークで結ばれた病院間での
　病理診断における判断ミスが画質の向上により回避できること。

　2つ目に「遠隔診療支援」では遠隔地の離島や僻地の医療機関と専門医が
　いる医療機関を衛星通信でつなげ、8Kモニターを通じて細かな病変や色
　を専門医が遠隔地の医師に伝達することが可能となる。これにより対面診
　断と同程度の診断精度を確保できる。3つ目に「遠隔在宅診療」では、テ
　レビやセンサー等を活用し対面診療と同等の診療を在宅で実現できる。

「医療ICTの推進」に関して多くの紙面を費やしたが、果たして医薬品企業
はどのようなビジネスを展開すれば良いのだろうか。従来通りに創薬・医薬
品販売に徹するのであれば、次世代医療基盤法に沿って匿名加工データを創
薬、PMS、臨床研究等に活用することは当然として、第8章で述べるAIを
最大限に駆使した川上（創薬）から川下（営業）に至るまでのサプライチェ

ーンの効率化が必須となろう。或いは、事業ドメインを医療全体に拡大し、「診断・治療」の面からAIと遺伝子データを絡めた高速簡易診断キットの開発、各疾患別治療アプリの開発、さらに「予防」の観点からリキッドバイオプシによるゲノム解析疾患リスク予測キットや高齢者専用サプリメントの開発、“富裕層向け”フィットネスジムもビジネスチャンスとして考えられよう。また医療関連ビジネスで成長が期待されている既存のヘルステック・スタートアップ企業のM&Aもあり得るが、トップマネジメントが事業ドメインを医薬品周辺領域まで拡大して進出する経営決断を下せる手腕を持ち合わせているかどうかということに尽きよう。

4 診療報酬制度

　日本では2年に一度の診療報酬改定が常態化しており、これが医療機関経営者にとっては経営能力を問われる最大のイベントになっている。逆に言えば、医薬品企業にとってはターゲティングの最適な見直しの機会にもなるのだ。つまり、日本の診療報酬改定は国全体の医療体制の抜本的改革目標のもとに成り立っており、国がめざすあるべき姿に移行するように診療報酬で政策誘導している。それはアメとムチの両面の性格を持っているわけであり、この両面を熟知理解したうえで自院にとってプラスに転じるように医業経営方針を見直し転換していく病医院こそ生き残り、何ら変革をしようとせず、従前どおり患者が来院するのを待つだけの方策無しの無能な経営者の医療機関は経営が傾いていくのは当然の結末である。医薬品企業は、例え2018年度のようにプラス1％に満たない診療報酬本体改定（薬価、材料価格がマイナスゆえ実質はマイナス改定だった）でも黒字を叩き出す医療機関を選別し、ターゲティングすることが自社を成長に導くことになるのだ。

　2020年度診療報酬改定は2018年度改定を踏襲し強化する内容となった半

面、派手さはないため、敢えて本書では、ちょっと古くなって恐縮だが、2018年度改定を題材として捉えた。基本的視点として図表2-3のようにⅠ～Ⅳの４項目を掲げ、各々に細目が構成されていた。

Ⅰ.「地域包括ケアシステムの構築と医療機能の分化・強化、連携の推進」
の意味することは、「患者の状態等に応じて質の高い医療が適切に受けられると共に、必要に応じて介護サービスと連携・協働する等、切れ目のない医療・介護提供体制が確保されること」であり、さらに「医療機能の分化・強化、連携を進め、効果的・効率的で質の高い医療提供体制を構築すると共に、地域包括ケアシステムを構築していくこと」である。この視点で政府は診療報酬点数という医療機関にとっては最大のメシの種で政策誘導を図った。医療機関が従来の自院の機能を見直し、分化を進め、地域医療連携に貢献するべく周辺関係機関とのコミュニケーションを積極的に図り、その努力を惜しまなければ、その医療機関は信頼され、患者が必然的に集まるようになり、経営黒字となる。そのように診療報酬点数の中身は"シナリオ化"されているのだ。本書では紙面に限りがある為、細かな診療報酬点数の解説は分厚い専門書に譲ることとしたい。

　医薬品企業は、そのような時代が求める医療機関をターゲティングしているかどうかが問われる。「ベッド数、診療科数、医師数、医薬品購入金額・・・」だけでターゲティングできる時代ではない。それらは過去数字であって、"これから数字"ではないことを肝に銘ずるべきであろう。

Ⅱ.「新しいニーズにも対応でき、安心・安全で納得できる質の高い医療の実現・充実」 については「国民の安心・安全を確保する視点から、今後の医療技術の進展や疾病構造の変化等を踏まえ、第三者による評価やアウトカム評価など客観的な評価を進めながら、適切な情報に基づき患者自身が

図表2-3　2018年度診療報酬改定の基本的視点

Ⅰ.地域包括ケアシステムの構築と医療機能の分化・強化、連携の推進	Ⅱ.新しいニーズにも対応でき、安心・安全で納得できる質の高い医療の実現・充実
<医科> ①医療機能や患者の状態に応じた入院医療の評価 ②外来医療の機能分化、かかりつけ医の機能の評価 ③入退院支援の推進 ④質の高い在宅診療・訪問看護の確保 ⑤医療と介護の連携の推進 <歯科> ①かかりつけ歯科医の機能の評価 ②周術期口腔機能管理の推進 ③質の高い在宅医療の確保 <調剤> ①地域医療に貢献する薬局の評価 ②かかりつけ薬剤師の推進	<医科> 1. 重点的な対応が求められる医療分野の充実 ①小児医療、周術期医療、救急医療の充実 ②緩和ケアを含む質の高いがん医療等の評価 ③認知症の者に対する適切な医療の評価 ④感染症対策の推進 ⑤適切な腎代替療法の推進 2. 先進的な医療技術の適切な評価と着実な導入 ①遠隔診療の評価 ②医療技術評価分科会における検討を踏まえた対応 <歯科> ①口腔疾患の重症化予防、口腔機能低下への対応、生活の質に配慮した歯科医療の推進 <調剤> ①薬局における対人業務の評価の充実 ②効率的で質の高い在宅薬剤管理指導業務の推進
Ⅲ.医療従事者の負担軽減、働き方改革の推進	Ⅳ.効率化・適正化を通じた制度の安定性・持続可能性の強化
①チーム医療等の推進（業務の共同化、移管等）等の勤務環境の改善 ②業務の効率化・合理化	①薬価制度の抜本改革の推進 ②後発医薬品の使用促進 ③費用対効果の評価 ④調剤報酬（いわゆる門前薬局等の評価）の見直し

（出典：厚生労働省「平成30年度診療報酬改定の概要」）

納得して主体的に医療を選択できるようにする」としており、また「新たなニーズにも対応できる医療を実現すると共に、我が国の医療の中で重点的な対応が求められる分野の適切な評価が重要」との視点も描かれている。この項目で目新しいのが「腎代替療法」、「オンライン診療」、「ロボット支援下内視鏡手術」、「粒子線（重粒子線、陽子線）治療」がある。

　日本は諸外国と比べて「腎代替療法」は血液透析が主流で90％超となっているが、英国、カナダ、フランスでは40〜50％である。他の先進国は腎移植や腹膜透析が格段に普及しているという実態があることを踏まえて、日本でも腎代替療法にメスを入れることになった。「オンライン診療」は対面診療

が原則という前提があるが、これも時間が経てば技術革新、特にAI技術の急速な発展と共に条件が緩和され、オンライン診療専門の医療機関が出現し、日本中どこにいてもオンラインで医療が受けられる時代が来るであろう。「ロボット支援下内視鏡手術」も将来は患者がいる遠隔地の医療機関の手術室と実際の術者がいる医療機関とをネット経由で結び、遠隔操作で手術をするのが普通の時代がやって来よう。「粒子線治療」はその設備機器に高額の投資を必要とすることから一部の医療機関だけが対象になると思いがちだが、その設備を連携医療機関が共有することで地域医療が活性化すると考えた方が賢明であろう。医薬品企業としては、担当地域のどの医療機関がこれら先端技術を経営戦略に反映しているかを見極めることがターゲティングの基本になってくる。そのためには医療機関の経営層（理事長、院長、事務長）へのコンタクトも当然必要だが、彼らのバックに控えて強力に経営をサポートするコンサルタントへの接触も有効なアプローチと言えよう。

Ⅲ.「医療従事者の負担軽減、働き方改革の推進」が意味する視点は「医療従事者の厳しい勤務環境が指摘される中、医療の安全の確保や地域医療の確保にも留意しつつ、医療従事者の負担軽減を図り、併せて、各々の専門性を発揮でき、柔軟な働き方ができるよう、環境の整備、働き方改革を推進することが必要」との認識である。この中で、画像診断についてICTを活用して医師が自宅等の当該保険医療機関以外で読影した場合にも画像診断料や同加算、病理診断料および同管理加算が算定できるようになったことは進歩であろう。

Ⅳ.「効率化・適正化を通じた制度の安定性・持続可能性の強化」については「国民皆保険を維持するためには、制度の安定性・持続可能性を高める不断の取組みが求められ、医療関係者が共同して、医療サービスの維持・向

上と同時に、医療の効率化・適正化を図ることが必要」との視点がある。この中には後発医薬品の一層の使用促進に沿った診療報酬点数の見直しやチェーン門前薬局への調剤基本料の引き下げがあるが、筆者の門前薬局に対する見方は政府の方針とは異なる。それは患者目線で見れば、分かることで、受診後に目の前にある門前薬局を通り過ぎてわざわざ自宅の近くにある雑貨商まがいの薬局に足を運ぶかどうかということだ。偶然にも自宅近くに大手チェーン調剤薬局が存在していれば話は別だが、大方は都合よく設備がしっかりしていて薬剤師もトレーニングされたチェーン調剤薬局というのは少ないのではあるまいか。やはり、大型門前薬局の方が利便性もあり、調剤基本料が一般薬局より26点安い（「調剤基本料3－ロ」：法人薬局グループ全体で40万回超、処方箋集中率85％超の場合、調剤基本料は15点／「調剤基本料1」：41点）となればこちらを選択するのが必然的ではないか。政府主導の門前薬局対策が、調剤報酬の上で却って患者を門前薬局に集中させるという皮肉な結果に導くことになるのではないか。医薬品企業としては、この点を鑑みて大手チェーン調剤薬局に対する貢献策を打ち出すことが肝要である。それも患者目線を考慮に入れた患者向けサービスが情報資材の面で考えられるし、また薬剤師へのフォローアップサービス事業としての本部・支部勉強会への支援や店舗単位での情報交換会も有効である。

　この第4節における結びとして、医薬品企業が医療機関をターゲティングする場合、医療機関経営者の考え方のうち、どのような点に注目すべきかをまとめてみたので参考に供されたい。
①自院が属する地域における自院のポジションをしっかりと見極めた上で、その地域に貢献できる医療ニーズを洗い直し、自院の機能を分化・強化するための病床規模の適正化を図っていくべきだ。
②人口減少地域では病床稼働率に捉われた経営は現行の診療報酬体系では成

り立たなくなっていくことを認識し、地域ネットワーク医療に大きく軸足を移すべきだ。

③急性期病院では「重症度、医療・看護必要度」を念頭に入れた経営が求められ、それに従って患者の受け入れ体制の整備（医師、看護師、リハビリ、医療機器等）が先決課題だと考え、取り組むべきだ。

④これからの病院は多機能型にシフトしていく必要があり、療養型の病院ならば、地域包括ケア病棟や回復期リハビリ病棟、介護医療院をも併設した病院が望ましい。急性期病院でも多機能型の受け皿施設を持ち、地域住民を全面的にフォローしていく体制が必要となる。

⑤200床未満の病院ならば「地域包括ケア病棟」を活用し、地域のどの医療機関・施設と連携を組むべきかを決めるに際しては、2018年度改定で新たに設けられた「**介護医療院**」との連携が有効である。相互の入退院により在宅復帰率、在宅患者支援病床初期加算が算定できるからだ。

5 薬価制度の抜本改革

　我が国の薬価制度の基本方針は「国民皆保険の持続性」と「イノベーションの推進」を両立し、「国民負担の軽減」と「医療の質の向上」を実現することとされている。一見すると製薬企業によるイノベーションの結果生まれた画期的な新薬は評価するものの、国の財政や国民の財布からの支出には限度があるため、薬価については継続的に抑えていかざるを得ず、それに堪え得る企業側の経営努力に期待したいとする政府の苦しい思いが見え隠れする。この基本方針を反映した2018年度からの抜本改革を取り上げてみたい。

①効能追加等に伴う市場拡大への対応：

　　従来は2年に1回の薬価改定の際に、通常の市場実勢価格に基づく改定

の他、市場規模が予想に比べて一定以上拡大した医薬品の薬価は、拡大率に応じて引き下げる「市場拡大再算定」等、必要な対応を取ってきた。ところが、2014年に免疫チェックポイント阻害剤「オプジーボ」が世界に先駆けて日本で初めて薬事承認を取得したことがきっかけで効能追加に伴う市場拡大の問題が浮上した。同剤は作用機序からして全く新しい画期的なものであり、稀少疾患「悪性黒色腫」を適応症として保険収載されたことから高額な薬価が設定された。しかし、翌2015年12月に非小細胞肺がんの適応が追加され、予想販売額が急拡大したことにより、医療保険財政や国民負担に大きな影響を与えるとして一躍世間の注目を浴びることとなった。その結果、2016年11月に薬価50％引き下げ（施行は2017年2月）という緊急処置がとられたのだった。

　この「オプジーボ」問題が起こってしまったのは企業の責任であるとする論調もあったが、これは薬価収載後の先行きの見通しに深い読みが無かった厚生行政にこそ落ち度があったとみた方が妥当ではないか。

　この経緯を糧にして、抜本的改革に着手した。つまり、効能追加のタイミングによっては市場規模が急拡大する一方、次期薬価改定まで2年以上の期間があるケースが出てくることを想定して、「2年に1回の改定を待たず、迅速かつ機動的に薬価を見直す仕組みの導入」を図ることにした。図表2-4は厚労省が示した本項における改革の方向性である。

②新薬創出等加算の見直し

　新薬創出等加算の対象となった品目は、後発品上市または収載15年後の最初の薬価改定までの間、薬価引き下げを猶予されてきた。その加算の対象となる要件は、企業が厚労省からの医薬品開発の要請等に応じていることと、品目としては乖離率（薬価差）が全医薬品の平均以下であることであった。

図表2-4　効能追加等に伴う市場拡大への対応

【改革の方向性】

★効能追加等がなされた医薬品について、一定規模以上の市場拡大があった場合、新薬収載の機会（年4回）を最大限活用して、薬価を見直すこととする。

＜データ抽出する医薬品の範囲＞

・一定規模以上の市場拡大があった品目を補足するため、次に掲げる品目についてNDB（ナショナルデータベース）により市場規模を確認することとする。

	データ抽出を行う医薬品	備　　考
①	効能追加等がなされた医薬品	効能追加等により市場が大幅に拡大するものの把握のため
②	収載時に、2度目の販売予想額が100億円※1または150億円※2以上とされたもの	発売当初から当初予測を超え大幅に市場拡大するものの把握のため

※1：原価計算方式、※2：類似薬効算定方式

＜再算定の対象となる医薬品＞

・上記の医薬品のうち、現行の市場拡大再算定（特例を含む）の要件に該当するものについて、現行の算定に従い再算定を行うこととする。但し、4半期毎の薬価の再算定は医療機関・薬局、卸、製薬企業に極めて大きな負担が掛かるため、一定程度、市場規模の大きなものとして、年間販売額350億円を超える医薬品を対象とする。

・あわせて、用法・用量変化再算定についても、新薬収載の機会（年4回）を活用する。

（出典：厚生労働省「平成30年度診療報酬改定の概要」）

　ところが、企業要件さえ満たせば、事実上、すべての新薬が対象となるため、革新性の低い医薬品も薬価が維持されることになる。また、乖離率が平均以下という品目要件があることで、対象外になることを回避したい企業が仕切価を高く設定し、価格が高止まりしているとの指摘もあったことから厚労省はこの制度の見直しをすることにしたというのが筋書きである。

　企業側は経営の立場から制度に対して合法的に防衛手段を講じるのは当然のことであり、政府も緊縮財政の面から制度による予算コントロールを図るのも必然的ではある。このような背景から厚労省は図表2-5から図表2-8にかけて本項に関する改革の方向性を示している。

　「品目要件」の見直しでは乖離率（薬価差）にメスを入れ、企業の仕切価対策にブレーキを掛けた格好だ。さらに、真に革新性・有用性のある製品

図表2-5　新薬創出等加算の見直し＜品目要件＞

【改革の方向性】
★特許期間中の新薬等を対象として、真に有効な医薬品を適切に見極めてイノベーションを評価し、研究開発投資の促進を図るため、対象品目は下表に掲げる真に革新性・有用性のある医薬品に限定する。
　あわせて、これまでの乖離率が平均以下という品目要件については、
　　①必ずしも、革新性・有用性を評価する指標ではないこと
　　②仕切価が高く設定されることによる価格の高止まりにつながっていることを踏まえ、当該基準は撤廃する。

対象範囲	対象品目	
後発品が上市されていない新薬※ ※後発品が上市されない場合、薬価収載後15年まで	希少疾病用医薬品	
	開発公募品	
	加算適用品	画期性加算、有用性加算Ⅰ・Ⅱ
		営業利益率の補正加算
		真の臨床的有用性の検証に係る加算
	新規作用機序医薬品（革新性・有用性のあるものに限る）等	

☆新規作用機序医薬品の収載から３年以内に収載された品目（３番手以内に限る）であって、当該新規作用機序医薬品が加算適用品であるもの又は別に定める基準（図表2-6）に該当するものについては、有用性と革新性の程度が１番手と同程度であると認められることから、新薬創出等加算の対象とする。

（出典：厚生労働省「平成30年度診療報酬改定の概要」）

図表2-6　新薬創出等加算の見直し＜品目要件＞

「新規作用機序医薬品の革新性・有用性」とは……？

【改革の方向性】
★新規作用機序医薬品については、革新性・有用性に係る基準を下表のように定め、本基準のいずれかを満たすものに限ることにする。

新規作用機序医薬品の「革新性・有用性」に係る基準	
新規作用機序により既存治療で効果不十分な疾患に有効性を示したものであること	当該疾患に対する標準療法で効果不十分又は不耐容の患者を含む臨床試験（当初の承認を目的として実施されたもので、効果不十分又は不耐容の患者の目標症例数が事前に設定された企業治験に限る）において有効性が示されることなどにより、添付文書の効能・効果、使用上の注意、臨床試験成績の項において、これらの患者に対して投与可能であることが明示的になっているものであること。
新規作用機序により既存治療に対して比較試験により優越性を示したものであること	対象疾患に対する既存治療（本邦における治療方法として妥当性があるものに限る）を対照群（プラセボ除く）に設定した臨床試験（当初の承認を目的として実施されたもので優越性を検証することを目的とした仮説に基づき実施された企業治験に限る）を実施し、主要評価項目において既存治療に対する本剤の優越性が示されていること。また、製造販売後において、当初の承認時の疾患を対象とした製造販売後臨床試験も同様に取り扱うものとする。
新規作用機序により認められた効能を有する他の医薬品が存在しないこと	薬事承認時点において、本剤と効能・効果が一致するものがなく、対象疾患に対して初めての治療選択肢を提供するもの、または類似の効能・効果を有する既存薬と比べて治療対象となる患者の範囲が拡大することが明らかであること。

（出典：厚生労働省「平成30年度診療報酬改定の概要」）

図表2-7　新薬創出等加算の見直し＜企業要件・企業指標＞

＜企業指標＞

	指標の内容		
A-1	国内試験（日本を含む国際共同試験を含む）（実施数）（PhaseⅡ以降）	上位25%　4pt 中位50%　2pt	
A-2	新薬収載実績（収載成分数）（過去5年）	上位25%　4pt 中位50%　2pt	
B-1	開発公募品（開発着手数）（過去5年）（B-2分を除く）	1品目について2pt	
B-2	開発公募品（承認取得数）（過去5年）	1品目について2pt	
C	世界に先駆けた新薬の開発（品目数）（過去5年）	1品目について2pt	

＜分類方法＞

区分	Ⅰ	Ⅱ	Ⅲ
範囲	上位25%※	Ⅰ、Ⅲ以外	最低点数
加算係数	1.0	0.9	0.8

※上位25パーセンタイルの企業指標点数の企業が複数存在する場合、当該点数までの企業数が全体の企業数の30%を超えないことを限度として、当該点数の企業は区分Ⅰとして取り扱う。

（出典：厚生労働省「平成30年度診療報酬改定の概要」）

とは何かを具体的に提示し、加算の対象品目をそれらに限定したことで、企業にとっては厳しい内容となったが、基準が明確になったことで開発戦略の方向性を決定するのには好機と捉えるべきだろう。

「企業指標」については、平成30年度に初めて導入したものであり、同年度改定においては、区分Ⅰ及びⅢの範囲や加算係数の差による企業間の格差は限定的なものとし、同年度以降も引き続き、製薬企業の革新的新薬開発やドラッグ・ラグ解消の取組・実績を評価するものとして適切かどうかについて、新薬開発等に係る実態も踏まえつつ検証を行っていくとしている。

図表2-8　新薬創出等加算の見直し＜加算額の上限＞

【改革の方向性】
★平均乖離率基準の撤廃により、乖離が大きければ大きいほど、新薬創出等加算が大きいことになるため、以下の通り、加算額に上限を設ける。

区分	上限
平均乖離率以下	市場実勢価改定後の価格×（平均乖離率－２％）×0.8
平均乖離率超え	市場実勢価改定後の価格×（平均乖離率－２％）×0.5

＜参考：企業指標による加算係数を踏まえた加算額の算式＞

$$加算額＝\left[\begin{array}{c}（改定前薬価－市場実勢価改定後の価格）\\又は\\上表「上限」のいずれか低い方\end{array}\right]×\begin{array}{c}加算係数\\(1.0～0.8)\end{array}$$

＜累積加算の控除時期＞
★平成30年度改定により、新薬創出等加算の対象から外れる品目が一定程度生じる。本件は、下記①②の事由により、これまでの累積加算の控除時期は、従来通り、後発品が上市された後（後発品が上市されない場合、薬価収載後15年経過した後）とする。
　　①従前の累積加算の控除時期を変更することは、企業の予見性を著しく損ねること。
　　②算定時の状況により、新薬創出等加算の対象とならなかった場合であっても、薬価 改定時の加算を受けること等により、再び新薬創出等加算の対象になることがあり得ること。

（出典：厚生労働省「平成30年度診療報酬改定の概要」）

　図表2-7において、A-1は平成29年９月末時点の数値、それ以外の指標については、平成29年９月末時点までの数値となっている。また、A-1については、成分数単位とし、効能追加も含む。A-1の実施数には、HIV治験薬など、例外的に海外試験の試験成績のみをもって承認申請が認められる品目を含む。Cについては、先駆け審査指定制度による指定数となっている。

　また「加算額」の上限については図表2-8で改革の方向性を示している。

　新薬創出等加算制度について、その対象となった品目、加算額をみると、平成28年度において823品目、90社であり、合計加算額は1,060億円、控除額は360億円であった。（控除額：後発品収載または収載後15年経過した先発品が、薬価改定時に、それまでの新薬創出加算の累計額を控除さ

れた額）平成30年度の見込みは、560品目、83社で加算額は810億円、控除額は650億円とされている。

国内はもとより海外の製薬団体からもこの加算制度の維持を強く政府は要請されてきただけに、今後の動向には特に注目される。

③新薬のイノベーションの評価の見直し

従来の「類似薬効比較方式」では、薬価全体に対して、革新性、有用性等の観点から必要に応じて補正加算を実施してきた。また「原価計算方式」では、営業利益部分に対して、革新性、有用性等の程度に応じて－50％～＋100％の範囲で補正を行ってきた。しかし、「原価計算方式」が採用される医薬品は、革新的な医薬品も含まれ得るにもかかわらず、そのイノベーションに関する評価は、「類似薬効比較方式」と比較して、薬価全体に対して限定的であった。

そこで、革新的医薬品のイノベーションの適正な評価を確保するため、「類似薬効比較方式」と同様に、「原価計算方式」においても価格全体（加算前の算定薬価）に加算を行うこととした。あわせて、薬価算定の透明性を向上させる観点から、「原価計算方式」において、製品総原価のうち、薬価算定組織での開示が可能な部分の割合（開示度＝開示が可能な薬価部分÷製品総原価）に応じて加算率に差を設けることとし、開示度が80％以上の場合は加算係数1.0、開示度50％以上80％未満の場合は加算係数0.6、開示度50％未満は加算係数0.2とした。よって、加算額＝価格全体（加算前価格）×加算率（0～120％）×加算係数（0.2～1）の計算式で求められることになる。

加算の要件については、「類似薬効比較方式」における加算要件を準用し、減算の取扱いについては従前の通りとされた。図表2-9は、原価計算

図表2-9　原価計算方式における加算要件のイメージ

画期性加算（70〜120%）

次の要件を全て満たす新規収載品
イ．臨床上有用な新規の作用機序を有すること。
ロ．既存治療に対して、高い有効性又は安全性を有することが、客観的に示されていること。
ハ．当該新規収載品により、当該新規収載品の対象となる疾病又は負傷の治療方法の改善が客観的に示されていること。

有用性加算（Ⅰ）（35〜60%）

画期性加算の3要件のうち2つの要件を満たす新規収載品

有用性加算（Ⅱ）（5〜30%）

次のいずれかを満たす新規収載品
イ．臨床上有用な新規の作用機序を有すること。
ロ．既存治療に対して、高い有効性又は安全性を有することが、客観的に示されていること。
ハ．当該新規収載品により、当該新規収載品の対象となる疾病又は負傷の治療方法の改善が客観的に示されていること。
ニ．製剤における工夫により、既存治療に対して高い医療上の有用性を有することが客観的に示されていること。

市場性加算（Ⅰ）（10〜20%）

次の要件を全て満たす新規収載品
薬事法の規定に基づく希少疾病用医薬品であって対象となる疾病又は負傷に係る効能及び効果が当該新規収載品の主たる効能及び効果であること。

市場性加算（Ⅱ）（5%）

次の要件を全て満たす新規収載品
当該新規収載品の主たる効能及び効果が、市場規模が小さいものとして別に定める薬効に該当すること。

小児加算（5〜20%）

次の要件を全て満たす新規収載品。但し、国内で小児効能に係る臨床試験を実施していない場合等は除く。
当該新規収載品の主たる効能及び効果又は当該効能及び効果に係る用法及び用量に小児（幼児、乳児、新生児及び低出生体重児を含む）に係るものが明示的に含まれていること。

先駆け審査指定制度加算（10〜20%）

「先駆け審査指定制度の試行的実施について」（平成27年4月1日薬食審査発0401第6号）に基づき先駆け審査指定制度の対象品目として指定されたもの。

（出典：厚生労働省「平成30年度診療報酬改定の概要」）

方式における加算要件のイメージを示している。

④費用対効果評価の価格調整（試行的導入）

　費用対効果評価は平成28年度診療報酬改定において試行的に導入されることになった。既に保険収載されている品目のうち、要件に該当するもの（医薬品は7品目）について費用対効果評価を実施し、その結果を平成30年度診療報酬改定にて価格調整に活用することになっていた。

　しかし、課題として残されたのは、「費用対効果評価による薬価の価格調整の範囲」と「医薬品に対する総合的評価（アプレイザル）による評価

結果の反映方法」についてのそれぞれの考え方であった。

　そこで、厚労省は「価格調整の対象」、「価格調整の対象の特定方法」、「価格調整の計算方法」についての改革の方向性を平成30年度診療報酬改定において次のように示した。

イ）価格調整の対象

　１）類似薬効比較方式：

　　　類似薬効比較方式で算定された品目の価格調整の対象範囲については以下の２点を踏まえ、比較薬の１日薬価を下回らないこととし、価格調整の対象は「補正加算」に相当する部分とする。

　　●加算を受けている品目を基本として選定されており、比較薬に対する臨床的有用性等があるものとして、薬価上の加算が行われていること。

　　●比較薬に対して臨床的有用性等があるとされたにもかかわらず、比較薬の薬価よりも割り込むことは、類似薬効比較方式の考え方を大きく逸脱すること。

　２）原価計算方式：

　　　原価計算方式で算定された医薬品は、製造に要した費用や営業利益等を積み上げて薬価を算定していることから、価格調整の対象範囲は薬価全体とするが、試行実施においては営業利益に補正が行われた品目のみを選定しているため、価格調整は営業利益本体と製品総原価の合計額を下回らないこととする。

ロ）価格調整の対象の特定方法

　　　再算定、外国平均価格調整、市場実勢価格改定等により、収載時の加算部分から変動した品目については、その変動額を按分して、価格調整の対象範囲を特定する（全体の価格が変わっても加算部分割合を維持する）。

　薬価改定時の加算については、それまでの加算相当額に加え、加算を受けた以後の変動額を按分する。収載時に加算のない品目は、比較薬の収載時の加算割合を適用し、配合剤は各成分の1日薬価相当額で加重平均する。

ハ）価格調整の計算方法

1）比較対照品目（技術）に対し費用・効果とも増加し、ICER（増分費用効果比：Incremental cost-effectiveness ratio）が算出可能な場合：

　費用対効果評価の結果を価格調整に充分に反映することとし、具体的には、価格調整対象部分に対して最大90%の引下げとなるよう、以下の算式に基づき価格調整を行う。

● 「類似薬効比較方式」の場合：

価格調整後の薬価＝薬価全体－価格調整対象×（1－β）

● 「原価計算方式」の場合：

価格調整後の薬価＝薬価全体－価格調整対象×収載時営業利益率×〔営業利益補正率÷（営業利益補正率＋1）〕×（1－β）

※「営業利益補正率」については、薬価改定時の加算を受けた場合は、別途、調整。

※β（係数）＝1－〔(0.9÷500万)×(ICER＊－500万)〕

　但し、ICER≧1000万円の時、β＝0.1

　　　　ICER≦500万円の時、β＝1.0

　＊：「倫理的・社会的考慮要素」に該当する品目の場合は価格調整係数

※ICERは、比較対照品目よりもさらに1QALY（質調整生存年：Quality-adjusted life year）多く得るために必要な追加費用

※企業分析と再分析の結果が概ね一致し、評価結果のICERが一定の幅により示される場合の価格調整は、再分析の値を用いて行う。

※費用対効果評価は、平成30年度改定における再算定、外国平均価格調整、市場実勢価格改定等による算定後の薬価に対して適用し、ICER等についても、これらの再算定等による算定後に改めて算出する。

ICERが算出可能な場合の価格調整のイメージを図表2-10に示した。
A領域に属する薬剤（β=1.0）は価格調整を行わず、B領域に属する薬剤はそれが示すICERの数値によってβ値が決まり、価格が調整される。C領域の薬剤はβ値が0.1とされ、一律に価格調整対象部分が90%引き下げられる。

2）比較対照品目（技術）に対し効果が増加し（又は同等であり）、費用が削減される場合（ICERが算出不可能な品目の場合）：

●これらの品目は、比較対照品目（技術）に対し費用が削減され、費用対効果の観点からは、その活用が望ましいものであるため、これらのうち以下の条件を満たすものについては、価格の引き上げを行う。

〔条件1〕：比較対照品目（技術）より効果が高いこと（又は同等であること）が臨床試験等により示されていること。

〔条件2〕：比較対照品目（技術）と比べて、全く異なる品目であること、又は基本構造や作用原理が異なるなど一般的な改良の範囲を超えた品目であること。

●価格調整の計算方法は比較対照品目（技術）に対し、費用・効果とも増加する場合と同じとし、引上げ率は最大50%（計算に用いる係数β=1.5）とし、かつ引上げ額は調整前の価格全体の10%を上回らない額とする。

●制度の趣旨を踏まえ、引上げ額は比較対照品目（技術）と比べた患者

図表2-10　ICERを活用した価格調整のイメージ

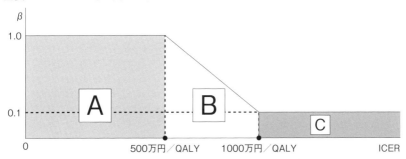

A：価格調整はしない領域　　　B：ICERの結果次第で価格調整する領域
C：価格調整対象部分（加算部分）が90％引き下げられる領域

　　１人当りの費用削減額の２分の１に相当する額以下とし、上記により
　計算される引上げ額が費用削減額の２分の１相当額を上回る場合に
　は、費用削減額の２分の１相当額を引上げ額とする。
●価格調整の対象の特定方法、価格調整の適用順序についても、比較対
　照品目（技術）に対し、費用・効果とも増加する場合と同じ取扱いと
　する。

　"薬価は製薬企業の生命線"であることは疑いのないところであるだけに、
本書では政府による薬価制度の抜本改革の内容について紙面を割いた。但
し、長期収載品や後発医薬品については、政策の方向性は、さらに厳しいと
ころに向かっていることが明白であり、敢えて本書で触れるまでもないと判
断した。「G1ルール」で示しているように、後発品への置き換え率が80％以
上に達している長期収載品の薬価は、６年間で後発品と同じ水準まで段階的
に引き下げるとしており、後発品企業に増産を依頼することなどを条件に市
場から撤退することを可能にした。もはや、これらの製造販売に先発医薬品
企業が経営資源を投入することは、経営効率を下げることにつながるビジネ

スと位置づけたい。

　新薬メーカーの持続的成長には長期収載品に依存した経営では、もはや立ち行かなくなっていることは、各社の決算報告書を見ても明らかである。革新性・画期性・有用性の高い新薬開発戦略に重きを置き、長期収載品への依存を排除する経営姿勢を企業に求めたいという筆者の思い入れがある。昨今は長期収載品の売却・販売移管に踏み切る企業が徐々に現れてきた。また、新薬メーカーが後発品の販売事業から撤退する事例（田辺三菱製薬、エーザイ、富士フィルムなど）までも出てきた。後発品を他社に委託製造しているケースでは、コスト増となり、いくら新薬メーカーのブランド力を前面に打ち出しても、購入サイドとしては安価で良品質な製品が他社にあれば、そちらを買うのは自明の理であろう。今後、注目したいのは、自社で後発品を製造販売している新薬メーカーの後発品ビジネスである。また、AG（オーソライズド・ジェネリック）に賭ける第一三共エスファのビジネスモデルも注目されるが、それが継続できる事業か否かは、今後の薬価制度の動向次第ということになる。

　厳しさが増す国内医薬品市場であるだけに、主戦場は国内市場ではなく、海外市場にシフトすべきだとする企業が増えてきていることは事実だが、海外展開を順調に進めてきている企業は、ごく僅かに過ぎない。2017年度決算をみても、海外売上高比率が60%超の国内企業は、武田薬品工業（67.2%）、アステラス製薬（67.6%）、大日本住友製薬（60.3%）の３社しかない。当然のことながら、海外戦略を進めるにはモノ（新薬）が無ければ、現地でのパートナーとなる海外企業が提携してくれる余地は皆無である。スタートから自社単独での海外進出は無謀であり、現地他社との提携やM&Aによる現地での開発・販売力の獲得が選択肢としては言うまでもないことである。

　未だに国内市場にしがみつき、長期収載品依存型経営に疑問を抱かないト

ップマネジメントは、以上のことを特に認識すべきであろう。

6　医療技術評価（HTA: Health Technology Assessment）

　本節で取り上げるHTAを第5節の薬価制度で触れた「費用対効果評価」と同意語で捉えているケースをよく見かけるが、HTAは「費用対効果評価」よりも広い概念である。その定義をINAHTA（International Network of Agencies for Health Technology Assessment）では次のように表現している。「医療技術評価（HTA）とは集学的な政策分析の領域である。医療技術の開発、普及、使用に伴う、医学的、社会的、倫理的、経済的な影響について研究する。医療技術とは、予防やリハビリテーション、ワクチン、医薬品や医療機器、内科的および外科的処置、さらに健康を維持するシステムを指す。」

　言い換えれば、「医療技術の導入や普及について臨床的・政策的な意思決定を行うための科学的な研究」と言えよう。よって、HTAは医療技術の経済評価だけではなく次に掲げる様な多くの面で活用が為されている。

　・医療技術の効果の検討（診療ガイドライン、HTAレポートへの反映）

　・医療技術の経済評価（費用効果分析に活用）

　・医療制度の検討（保険償還システムに反映）

　・医療資源の配分（医療計画の立案に寄与）

　・社会的・倫理的課題（患者への情報提供のあり方に反映）

　これらを踏まえると、「費用対効果評価」は、HTAの多様な科学的研究の中の一部に過ぎないことが分かる。では、諸外国ではHTAおよび「費用対効果評価」は、薬事行政の局面においてどのような位置づけになっているだろうか。その概略を図表2-11に示した。

　図表では世界の主要な新薬創出国であるアメリカ、イギリス、ドイツ、フ

ランス、日本を対象に挙げたが、「費用対効果評価」を実際に政策決定に活用してきたのはイギリスのみであったが、日本が2016年度から試行的導入に踏み切った。その後は、前節で解説したように本格導入には、まだ充分なる論議とデータの裏付けが必要な状況にあると言える。意外に映るのはアメリカだが、これは同国が、民間医療保険が主体の国であることに起因しているのかもしれない。公的医療保険のメディケア、メディケイドにはHTAそのものを政策の意思決定に用いてはならないとしている。しかし、ドイツ、フランス、日本においてはHTAを政策上の裏付けとなる研究として利用されている。

このような中でビッグニュースがフランスから入って来た。フランス保健省は、2018年8月からアルツハイマー型認知症（AD）で承認・販売されている4つの治療薬すべてを公的医療保険の対象外とすることを決定したというものだ。フランスでは、薬の治療効果などの有効性と副作用など安全性の双方を「有用性」としてまとめ、保険適用の判断基準としている。今回の4つの治療薬は、無治療と比べた絶対的有用性（SMR）の判断基準4段階のうち最下位と判定されたことで、保険で負担される割合が0％、すなわち保険適用外となった。同国では、有用性の評価は概ね5年毎に更新されるが、これまで2007年、11年、16年と経過するごとに評価が低下していき、最終的には「実臨床データの不足」、「有効性のエビデンスは対症療法的なレベルに留まる」、「安全性の懸念も含め11年に提起した問題点（施設入所の遅延やQOL改善・延命、消化器・循環器・精神神経系副作用）が解決されていない」という指摘があり、「認知症ケア内で薬物療法が果たしうる役割はもはや失われた」と結論づけされたのだった。

まさにHTAによる検証が政策の意思決定に使われた事例であろう。このことが、対象となった4剤の日本での保険適用にすぐに影響を及ぼすとは考

図表2-11　諸外国におけるHTAおよび費用対効果評価の位置づけ

	薬事承認の審査		新薬の償還決定		新薬の償還価格		既存薬の再評価		診療ガイドライン（医師の処方）	
	HTA		HTA		HTA		HTA		HTA	
	費用対効果評価		費用対効果評価		費用対効果評価		費用対効果評価		費用対効果評価	
イギリス	−	−	○	○	−	−	△	○	−	○
ドイツ	−	−	−	−	−※1	○	−	−	−	−
フランス	−	−	−	−	−	○	−	○	−	−
アメリカ	−	−	−	−	−	−	−	−	−	−
日本	−	−	−	−	−	○	△※2	△	−	−

※1：ドイツでは、価格交渉決裂時の際に費用対効果評価を実施することが求められるが、まだ実績なし
※2：市販後に真の臨床的有用性が検証された既収載品の薬価改定時の価格調整に試行的導入
（出典：東美恵『医療と社会』Vol.22 No.3 2013を一部改変）

え難いが、HTAの議論を進めている日本の厚生行政が、今後、黙って傍観視しているとは思えない。

　製薬企業としては、監督官庁から指摘された用件は確実にスピーディに履行しなければならない。エビデンスの集積は非常に困難を極めるが、それらに対応していかなければ、当該製品のLTV（Life Time Value）は地に落ち、会社に多大なる損害を与えることになる。

第 3 章

医療ビッグデータの
戦略的利活用

1 医療ビッグデータの種類と特徴

「ビッグデータ」という言葉は今では世界的にも汎用され、市民権を得ているが、正確な定義づけは為されていない。そこで、米国調査会社のガートナー社が提唱する定義を見ると、「データ量の圧倒的巨大さ（Volume）、データの種類の豊富さ（Variety）、データのリアルタイム性（Velocity）」の3Vが不可欠な要素だとしている。さらに3Vに加えて、データの「可変性（Variability）、真実性（Veracity）、価値（Value）」を精査する必要があり、最終的には、データ全体を可視化（Visualization）できてこそ真のビッグデータだとする識者も存在する。これら7Vの要素を念頭に入れつつ、統計解析をしていくことになる。

　医療分野のデータも上記の7Vに照らし合わせると、ビッグデータと言える複数のデータベースが今では医療機関、アカデミア、企業等に提供されている。日本薬剤疫学会の「薬剤疫学とデータベースタスクフォース（TF）」では、日本で臨床疫学や薬剤疫学に応用可能なデータベースの特徴を調査し、公開することを目的として、各データベース保有者・管理者の協力を得て一覧表にまとめ、毎年8月を目処に同学会ホームページ上で更新・公開している。一覧表のタイトルは「日本における臨床疫学・薬剤疫学に応用可能なデータベース調査」となっているので、下記アドレスからダウンロードし、参考にされたい。

http://www.jspe.jp/mt-static/FileUpload/files/JSPE_DB_TF_J.pdf

　一覧表を見ると、医療系データベースの殆どはリアルワールドデータ（RWD）系で占められており、それ以外には、疾患レジストリ系があるだけだ。RWD系と疾患レジストリ系には次のようなデータが属している。

　①RWD系

　　・診療報酬請求（レセプト）データ：（JMDC、JammNet、NDBなど）

- 調剤報酬請求（レセプト）データ：（IQVIA、JMIRI、日本医薬総合研究所、メディトレンドなど）
- DPCデータ：（MDV、CCTなど）
- 電子カルテ（EMR: Electronic Medical Record）データ：（HCEI、大阪大学、国立病院機構など）

　※HCEI：（Health, Clinic, and Education Information Evaluation Institute；一般社団法人健康・医療・教育情報評価推進機構）

　※MID-NETは診療レセプト、電子カルテ、DPCの各データを含む。

②疾患レジストリ系（各臨床系学会や医療機関による疾患登録データ）

- NCD（National Clinical Database；日本外科学会が中心となり複数の臨床系医学会が合同で運営）
- IORRA（Institute of Rheumatology, Rheumatoid. Arthritis；東京女子医大膠原病リウマチ痛風センターによる関節リウマチの前向き大規模コホート研究）
- NRN（Neonatal Research Network：全国の新生児科での未熟児の登録）
- J-ROAD（The Japanese Registry Of All cardiac and vascular Diseases：日本循環器学会が主体となった循環器疾患診療実態調査、2017年版では循環器科・心臓血管外科標榜の1,565施設が回答）

　図表3-1はリアルワールド系データベースの特徴と、製薬企業がそれらを活用する際の可能性について、前述の日本薬剤疫学会作成の表と京大大学院川上浩司教授（薬剤疫学分野）による関連論文・記事から抜粋し、一部改変してまとめたものである。

　図表で示したように各データベースには一長一短あり、１つのデータベー

図表3-1　リアルワールド系データベースの特徴と製薬企業での活用可能性

データベースの種類		診療報酬請求情報（企業健保レセプト）	調剤薬局レセプトデータ	DPC病院データ	電子カルテデータ	NDB（ナショナルデータベース）
データベースの主な提供者		JMDC	IQVIA、医薬総合研究所、JMIRI	メディカルデータビジョン（MDV）	一般社団法人健康・医療・教育情報評価推進機構(HCEI)およびリアルワールドデータ（RWD）	厚生労働省
総登録者数		約420万人	約1,290万人（医薬総合研究所）	約1,979万人	約1,900万人（契約ベース）	医療保険加入者/特定健診保健指導受診者
特徴	患者網羅性	△ 高齢者データが乏しい	○ 幅広い年齢層を網羅しサイズも大きい	△ 入院・急性期患者が中心	○ 年齢層・疾患領域・疾患活動性が幅広い	◎ 全国民が対象
	患者追跡性	○ 転院しても可能	△ 薬局を変えると追跡不能	△ 転院すると追跡不能	△ 転院すると追跡不能	○ 突合の不備あれど概ね追跡可能
	検査結果取得	× 取得無し	× 診療行為のデータ無し	○ 一部取得可能	◎	× 取得無し
	標準化	◎	○ 診断名は無い	○	○	◎
企業での活用可能性	アウトカム研究【MA部門】	△ 診療行為をアウトカムとした研究	×	○ 一部の検査結果をアウトカムとした研究	○ 検査結果をアウトカムとした研究	×
	安全性研究【PMS部門】	○ 長期追跡可能	△ 併用禁忌など一部テーマのみ	△ 検査値によらない適正使用実態	◎ イベントの捕捉可	×
	製品戦略【MKG部門】	◎ 長期処方実態把握	○ 処方実態把握	○ 有効性評価が一部可能	○ 有効性評価も可能	△ 都道府県別の処方状況の把握
	薬価算定【HEOR部門】	△	×	△ 有効性評価が可能	○ 有効性評価が可能	

（注1：「特徴」および「活用可能性」のレベルをそれぞれ　◎：優、○：良、△：可、×：不可　で表した）
（注2：MA;Medicai Affairs、PMS;Post Marketing Surveillance、MKG;Marketing、HEOR;Health Economic & Outcomes Research）
（出典1：川上浩司『国際医薬品情報』通巻第1073号、同『医薬品医療機器レギュラトリーサイエンス』2016,Vol.47,No.9を一部改変）
（出典2：日本薬剤疫学会『日本における臨床疫学・薬剤疫学に応用可能なデータベース』2017年8月更新版）

スで製薬企業が求めるもの全てを達成することは現時点では無理がある。その中でもJMDCのデータベースは高齢者データに乏しいという難点があるが、特にマーケティング部門においてはPatient Journeyが描ける点は魅力ではある。最も理にかなったデータベースは電子カルテによるものだが、第２章でも触れたように我が国における電子カルテの病院での普及率は200床未満病院が足を引っ張り、病院全体では僅か38.6%という状況である。この状況下では普及が進んでいる大病院との連携を広げて電子カルテデータを収集していくしかないであろう。図表に示したHCEIでは、2017年10月時点で全国194施設（調整中含む）と契約し、1,900万人規模の患者データの集積が可能な体制となっている。電子カルテデータが優れているところは、各種検査結果が可視化され、製薬企業にとっては、薬物治療効果を測定するアウトカム研究をはじめ、図表にもあるように、安全性、マーケティング、HTAにおける充分な参考データとなり、緻密な仮説・検証作業が可能となることであろう。

　一方で、厚労省が進めるNDBは130億件以上のレセプトと２億件以上の「特定健診・特定保健指導」のデータを有しており、悉皆性の面では優れているが、レセプトデータは飽くまでも診療報酬請求のためのデータであって患者アウトカム情報を含まないため、製薬企業が利活用する場面は限定的であろう。特定健診等データにしても、患者背景の情報がごく限られているため、利用に窮することになるものと推察される。

　NDBについては、2016年10月に１回目の「NDBオープンデータ」が公表され、2017年９月には２回目が出された。その後も、現場からの要望等を聴取しながら毎年公表していく計画となっている。中身については「医科・歯科の診療報酬点数表項目」「歯科傷病」「薬剤データ」「特定健診集計項目」「特定健診質問票項目」である。製薬企業にとっては最も関心のある「薬剤データ」については、性・年齢階級別の算定回数と都道府県別の算定回数が

分かるものの、大きな括りでしか見られないため、これを製薬企業が活用するとなるとエリアマーケティングにおける市場分析くらいには使えそうだが、その他の部門での活用には難がある。「オープンデータ」ではなく、NDBデータそのものを企業が利活用する時代は当面は期待できそうにないのが現状である。

　NDBデータの今後の利活用の推進に向けて、2015年から京都大学と東京大学に「オンサイトリサーチセンター」が設置された。大学、研究機関、行政など公的な施設での利活用への提供体制を整える準備が着々と進められているが、企業への本格的門戸開放には至っていない。
　もっとも、NDBというのはレセプト情報であることから、患者の「病態」や「死亡」「治癒」等の転帰についてのデータは無い。さらに就職、転職、退職等によって健康保険の種類が変われば、データの追跡が困難になる。よって、企業がNDBを利活用することができたにしても、疾病の長期追跡データとしての期待は持てないであろう。

　また、厚労省とPMDA（医薬品医療機器総合機構）が中心となって進める「医療情報データベース基盤整備事業（MID-NET）」は、薬剤疫学的手法による医薬品等の安全対策の推進を目的に2018年4月に運用を開始した。
　全国10拠点23病院から電子カルテ、レセプト、検査、オーダリングの各データを収集し、検索・調査を行い、副作用等の安全性情報の収集・分析を行う。目標登録者数は1,000万人に定めた。このデータによる期待される成果を次のように示している。
　①ある副作用の発生割合の比較
　②副作用であるのか、病気自体の症状なのかの判別
　③安全対策の措置が副作用低減に本当に効果があったのかの検証

ところが、MID-NETの限界として

①来院前・転院後の情報が得られない

②特定の医療機関を対象としている為、全国民を必ずしも代表しない

としている。このことを踏また上での利活用を期待したいとのことだ。

当初MID-NETは「製薬企業の製造販売後調査（市販後調査）の代替手段の１つ」として厚労省は期待しており、製薬企業の利用料を１品目につき4,212万3,000円と定めた。従来の製薬企業がPMSに掛ける費用を考慮すればこの料金は、却って企業にコストダウンをもたらすチャンスとの声も聞かれた。鳴り物入りでスタートしたが、肝心の企業側は、このMID-NETのデータの利活用についての社内コンセンサスが得られないのか、出足は低調であった。

実際に製薬企業の立場で考えれば、MID-NETのデータソースが大病院中心であることは、処方薬データが中小の医療機関ではあまり使われない薬剤に傾倒する可能性もあるため、自社の品目ではMID-NETの利用機会が少ないとする当該企業の思いも理解できよう。今後は、MID-NETの参加病院の規模や製造販売後調査への利用料金の見直しが必要であることは間違いないであろう。そうでなければ、もっと使いやすい市販のデータベースに企業は価値を見出すからだ。

このように、企業が現行においてデータベースを利活用するには、複数のデータベースの長所・短所をしっかりと見極めた上で、自部門の目的に合致したデータ解析モデルを創造することが先決となる。

医療ビッグデータの海外動向

ⅰ）EMR、EHRの普及状況

　海外での医療ビッグデータの実情については様々な報告があり、行政機関、アカデミア、研究機関、医療機関による二次利用に関しては概ね許可している国が多い。それらの国は、政府がEHR（Electronic Health Record；電子的保健医療記録）の普及を強く推し進めている。EHR網の構築には、前提としてカルテの電子化が必要であり、EMR（Electronic Medical Record；電子カルテ）の普及がその成否を分けることになる。昨今、EMRとEHRを混同して用いられている事例が文献・書物で散見されるので、本書では2008年に米国HIT（Health Information Technology）同盟が定義したものに従うものとする。つまり、EMRとは"一つの医療機関内で共有される医療・健康記録"であり、EHRとは"複数の医療機関の地域連携で共有される医療・健康記録"を指す。

　欧州のEMR普及率は、デンマークやスウェーデンは100%、英国もプライマリケア領域では概ね100%、セカンダリケア領域が約70%と云われている。ドイツやフランスはプライマリケアでは70~80%だが、セカンダリケアでは約30~40%である。オランダはプライマリケアでほぼ100%、セカンダリケアでも高い導入率を誇り、退院時サマリーはほぼ100%が電子化されている。

　米国は欧州よりも遅れていたEMRの普及のため、2009年にHITECH法（The Health Information Technology for Economic and Clinical Health Act；経済的および臨床的健全性のための医療情報技術に関する法律）を制定し、EMRを導入すると共にそれらを活用して有意義な医療を提供（Meaningful Use）した病院や医師にインセンティブ（奨励金）を与えることとした。同

法ではHIPAA（Health Insurance Portability and Accountability Act；医療保険の相互運用性と説明責任に関する法律）を強化するプライバシー保護も盛り込まれており、EMRの導入によりEHRを推進することで医療データの有効活用を図ることと個人情報保護の2つのバランスを政府が推進してきた。その結果、2013年のEMR導入率は病院で59％、開業医で48％となっている。

　カナダでは連邦政府により設立されたCanada Health Infoway（通称：Infoway）という非営利の会社が独立した予算を政府から与えられ、EHRの全体計画を練り、各州政府に計画の実行を促す。各州ではデータセンターを設立し、各医療機関のEMRから抽出した医療データをセンターに集積し、これを医療機関同士が共有するという仕組みだ。カナダは全国が10州に分かれているが、東部地区（ケベック州など）は自由主義的な風土のためか、米国同様にEHRの普及は遅れている。西部地区（アルバータ州など）は、英国文化の強い影響もあってか、EHRの普及には熱心である。EHRの導入の最終判断は、飽くまでも州政府に委ねられており、州の財政状況も異なることから、EHRの導入の進捗状況は様々である。カナダで一番人口が多いオンタリオ州のEHRの導入進捗率は僅か25％、2番目に多いケベック州は20％に過ぎない。しかし、3番目のブリティッシュコロンビア州は95％、4番目のアルバータ州は100％となっている。こうした数値の背景には風土や財政以外にも要因があり、例えば、オンタリオ州ではLHINS（Local Health Information Network System）という医療情報ネットワーク組織を独自の規格で構築していたという事情があるため、Infowayが進める全国統一基準のEHRに作り替えるのは非常に困難なのである。一方でアルバータ州ではInfoway設立以前からEMRの導入を進め、EHRの構築をしてきたため、逆にInfowayはこのアルバータ州のEHRモデルを参考にしたというわけだ。このように、カナダのEHRは州ごとに進捗が異なる為、全国標準で統一される

のは、まだ時間が掛かりそうである。

　一方で、我が国の総務省は「医療ICT政策」の３本柱に「ネットワーク化による情報の共有・活用（EHR）」を掲げている。しかし、全国に約250の地域医療連携ネットワーク（EHR）が存在するが、多くは一方向の情報閲覧であることと、運用コスト（病院：平均35,000円／月、診療所：平均12,000円／月の参加費用）を負担してまで参加するメリットを感じにくいとの理由から、施設参加率は低く（病院全体の３割、診療所全体の１割）、参加患者数も低調（全国で約115万人）であり、活用は充分進んでいないのが現状だ。そこで、日本政府は「クラウド型EHR高度化事業」と称して、全国の主な医療ネットワークに予算交付をし、ネットワーク間の「相互接続」をクラウド上で実現を目指すこととした。

　但し、第２章第３節「医療ICTの推進」でも触れたが、日本は「病院全体で電子化（EMR）している」のは全国の病院で38.6％、一般診療所では31.3％である。EMRの導入が進まない中小病院や一般診療所のEMR導入費用の援助を国が行い、データセンターを公的資金で設立していく位の政治的決断をしない限りは、日本においてEHRを全国的に網羅するのは、まだ遠い将来の話になるのではないか。

ii）企業の二次利用の状況

　政府主導でEHRを進める国が多くなる中、企業の二次利用となると、個人情報保護、データの匿名化等の観点からそれらをクリアする技術や透明性・客観性・継続性等の社内体制整備が求められるのは当然であり、ましてや医療情報の販売やマーケティングへの活用に至っては厳しいルールが課せられる。さらに企業の二次利用は一切禁止している国もある。

　図表3-2は海外での幾多あるデータベース（DB）の中で著名なDB数種類

図表3-2　海外における主要データベース（DB）の概要

DB名／DB運用母体	国名	規模	データの種類	補足
Humedica NorthStar、Clinformatics／Optum	米国	7,400万人	EHR統合DB。医療業務請求データ（診療・処方レセプト、患者情報、検査結果等）	Optumは米国最大手の医療保険会社であるUnitedHealth Groupのグループ企業。
MarketScan Research Database／IBM Watson Health	米国	2億人超（民間保険、Medicare、Medicaid）	EHR統合DB。医療業務請求データ（臨床検査値、医療記録、健康リスク評価、病院データ等）	MarketScan Databaseを持っていたTruven Health Analyticsを2016年にIBMがWatson Health事業として買収した。
Medicare、Medicaid／CMS	米国	Medicare：5,850万人、Medicaid：7,230万人	診療・処方レセプト、患者情報等	CMS(Center for Medicare and Medicaid Services)は米国保健福祉省の下部組織。
CPRD(Clinical Practice Research Datalink)／MHRA、NIHR	英国	2,000万人	一般診療所のデータ（患者情報、診断・評価、検査結果、薬剤・機器コード、処方量、処方日数等）	MHRA（医薬品・医療製品規制庁）とNIHR（国立衛生研究所）の共同管理運営。一般診療所684施設からのデータ蓄積。
THIN(The Health Improvement Network)／In Practice Systems、IQVIA	英国	1,240万人	CPRDと同様のDB	EHR(Electronic Health Record)システムの主要ベンダー企業であるIn Practice SystemsとIMS Health(現、IQVIA)の共同事業。一般診療所587施設からデータ蓄積。
PHARMO Record Linkage System／ユトレヒト大学、ロッテルダム大学	オランダ	400万人以上	病院、診療所における診療情報、処方内容、臨床検査記録、病理検査データ等	オランダの政策は「公的被保険者（人口の約2/3）は特定の地域薬局を1カ所指定」としてきたため、伝統的に外来患者の薬歴データベースは完璧に近いものとなっている。
Saskatchewan Health Research Services／サスカチュワン州地方保健当局	カナダ	100万人	院外処方内容、診断名、処置方法、患者情報、医師情報、癌患者情報等	サスカチュワン州はカナダ10州の1つで人口約100万人。医療機関の診療記録にもアクセス可能。薬の情報は処方薬局管理制度のリストにある薬剤に限定。検査情報データは無い。

（注：MHRA=Medicines and Healthcare products Regulatory Agency、NIHR=National Institute for Health Research）
（出典：厚労省「第2回医薬品医療機器制度部会」資料、小出大介「薬剤疫学」19(2)Dec2014：133-141　をもとに筆者作成）

に絞って掲げた。

①米国での医療ビッグデータの利活用

　米国は古くから民間保険が主体となってきた国である。公的医療保険はMedicare（高齢者向け）やMedicaid（低所得者、障害者向け）があるくらいである。このMedicare、Medicaidの医療データを米国保健福祉省の下部組織であるCMS（Center for Medicare and Medicaid Services）が運用し、研究者らにデータ利活用の支援を行っている。但し、実務についてはミネソタ大学が1997年に設立した非営利独立組織ResDAC（Research Data Assistance Center）が委託を受け、データ利用申請やデータ解析に関わる業務支援を行っている。データサイエンティストや医療経済、臨床

疫学などの専門スタッフが研究機関や大学に対して実務トレーニングも行う。

　しかし、このCMSのデータのうち企業が活用できるのはPublic Use filesだけで、Research identifiable fileとLimited Data Setsは個人が特定できる性質をもつデータであるため研究者、行政関係等にのみ提供となっている。

　Optumは米医療保険最大手のUnitedHealth Group Inc.のグループ企業で、ITを活用した医療データ分析などの医療サービスを提供している。同社の薬剤給付管理（PBM）部門のOptumRxは同業のPBM会社Catamaran Corpを2015年に約128億ドルで買収している。PBMは企業や医療保険会社と契約し、処方薬の給付を管理する業務を担っているので、医療費の節減をもたらすことが契約者への貢献となる。PBMが推奨する医薬品リストから外されることは製薬企業にとっては死活問題であり、ましてやPBMの企業規模が大きくなることでその圧力が増し、製薬企業は値引き要求に対処せざるを得なくなるという力関係が生まれている。ジェネリック医薬品の普及にはPBMのビジネスモデルが深く関与している。Optumはグループがもつ最大規模の保険請求データをもとに、製薬企業に対してはEHRを複数統合したDBを「Humedica NorthStar」として提供し、PLCM（プロダクトライフサイクルマネジメント）に役立たせている。また、匿名化した患者データを解析し、「Clinformatics」として提供し、エリアマーケティングや臨床試験時の患者リクルートのための地域ターゲティングにも活用されている。

　図表2段目の「MarketScan Research Database」は民間保険、メディケア補助保険、メディケイドのEHR統合DBであるため、その規模は2億人以上にもなる巨大DBである。IBM（Watson Health事業）はTruvenの買収により得た大規模なクラウド・ベースのデータ・リポジトリにアクセスが

可能となっている。DBには保険請求、治療内容、治療効果、医療費明細、その他数百種類の情報が入っているので、製薬企業には競合他社品との比較を絡めた製品の価値評価の検証に役立たせることができる。

②英国での医療ビッグデータの利活用

　英国では医薬品・医療製品規制庁（MHRA）と国立衛生研究所（NIHR）が共同で管理運営するCPRD（Clinical Practice Research Datalink）がある。一般診療所684施設から約2,000万人の医療データが蓄積されている。

　データは国内外のアカデミアや企業等の研究者が利用できるが、研究目的は学術的なものに限定されている。データには5つのファイル（患者、診療所、臨床、検査、治療）がある。患者ファイルには患者IDはもとより、CPRDへの登録状況（登録日／離脱日）、死亡日がある。治療ファイルには薬剤や医療機器のコード、処方量や処方日数がある。データベース研究には、期間の特定ができる当ファイルは非常に価値あるものとされている。

　In Practice System社（EHRシステムベンダー企業）とIQVIA社が共同で運営するDB事業であるTHIN（The Health Improvement Network）は、基本的には前述のCPRDと同様なDBであり、一般診療所587施設から集めた1,240万人のデータが蓄積されている。CPRDが学術研究目的に限定されているのに対して、THINは企業が運営しているだけに、その活用には非営利といった制限がない。診療録を収載したDBであり、主に4つのファイル（患者、薬剤、治療、その他の健康情報）で構成している。

　THINを利活用した研究には例えば「スタチン、ACE阻害剤、PPI、H2ブロッカーの服用が、肺炎患者の死亡率に短期または長期的な影響を及ぼすか否かを明らかにする」としたコホート研究にも使われた。

（*Pharmacoepidemiology and Drug Safety.*2009 May 19）

③オランダでの医療ビッグデータの利活用

　1990年代前半にユトレヒト大学とロッテルダム大学に構築されたDBとして「PHARMO Record Linkage System」がある。オランダでは公的被保険者（人口の2/3）は特定の地域薬局を１カ所指定するという政策が取られてきたため、伝統的に外来患者の薬歴データは地域薬局のDBに蓄積されている。PHARMOは、この薬局DBと種々の医療データが自動的にリンクされた薬剤疫学DBである。データは、主に次に掲げる６つの項目で構成されている。

　　a）薬局DB：医薬品分類、処方日、処方医、用法・用量、コスト情報
　　b）入院DB：主・副次的退院病名、診断、手術、治療、退院日
　　c）病院薬局DB：入院患者の薬剤、用量、入院期間、退院時病名など
　　d）臨床検査DB：800項目以上
　　e）診療所DB：処方、診断、合併症等
　　f）病理学検査DB：組織学検査、細胞学検査、剖検

　PHARMOは臨床疫学や薬剤疫学研究において不可欠なDBとしてアカデミア、行政機関、製薬企業に広く利活用されている。

④カナダでの医療ビッグデータの利活用

　先にも触れたようにカナダではEHRの普及は各州政府に委ねられているため、医療情報データが実際に利活用できる水準にあるか否かは州ごとのEHRの進捗状況による。そのような国情の中でSaskatchewan州が国民皆保険の副産物として蓄積してきたDBが「Saskatchewan Health Research Services」である。因みに同州のEHRの進捗率は約70%と健闘している。州政府が発行する医療サービス番号（Health Services Number：HSN）が

住民に割り当てられ、この番号で各種DB間のリンクが可能となり、企業も州に解析計画書を提出することでDBの利用が可能となる。もっとも、DB内の医師、患者を特定できる情報についてはマスキングされての提供となる。また、医療機関のカルテにも事前許可のもとでのアクセスが可能となっている。DBの種類として次に掲げる４つを例示する。

　　a）Prescription Drug DB：処方薬管理制度のリストにある薬剤
　　b）Hospital Services DB：州立病院５軒、地方病院６軒、地域病院100軒以上からの性別、誕生日、診断名、処置方法などの情報
　　c）Physician Services DB：医師情報（専門、勤務先、年齢、性別等）
　　d）Cancer Services DB：癌患者の登録情報

Saskatchewan州のDBの短所としてはデータサンプル数が少ないことや院内処方とOTCは対象外となっていること、処方薬剤管理制度のリスト外の薬剤の情報が対象外であること、検査データが無いこと、喫煙・アルコール・家族歴などのデータが無いこと等が挙げられる。

3　次世代医療基盤法

「次世代医療基盤法」については第２章第３節「医療ICTの推進」でも触れたが、さらに補足しておきたい。繰り返しになるが、「医療分野の研究開発に資するための匿名加工医療情報に関する法律」、いわゆる「次世代医療基盤法」が2018年５月11日に施行された。同法では医療機関や薬局などに蓄積された患者の医療情報が匿名加工され、大学などの研究機関や企業が、治療効果や評価などに関する研究や創薬、医療機器の開発に活用できるようになるというものだ。

　同法では医療ビッグデータとしての利活用に関して、患者の意志は初診時に確認し、患者本人が拒否しなければ同意したとみなされ、患者情報が第三

者に提供できる。但し、情報提供するかどうかは医療機関の任意となる。

　施行後は、初診時に医師や看護師が書面で説明する手続きが必要になる。情報の提供までに30日間程度の期間を設けて患者が拒否できる機会を担保し、いつでも情報提供の停止を求める処置も講じられる。

　同法では、医療機関から提供された医療情報を匿名加工し、第三者に提供する役割を担う「認定匿名加工医療情報作成事業者」（認定事業者）を認定することになっているが、種々の問題点も指摘されている。

　例えば、

・医療機関が認定事業者からコストを超えた対価を得ることができない点。

・書面作成や主務大臣への届け出など大幅な負担増に見合うインセンティブがないこと。

・大学病院のように研究教育目的があり先行投資も可能な医療機関以外は体制整備を行いにくいこと。

・医療機関は、電子カルテの標準化や、機関内でデータの取り扱いに長けた人材採用・育成に係る負担が増加すること。

・認定事業者は利活用者から利用料を得るまで収入を確保できないため、初期投資の回収もハードルになる。

・データ提供を受ける際の手続きの煩雑さは製薬企業にとっても負担になる。

・認定事業者の認定がない段階では、どのようなデータが入手可能か分からず、企業にとって利用価値が判断できない。

　これらの問題点が解決できなければ、「次世代医療基盤法」も絵空事に終わってしまう。まだまだ体制整備に時間が掛かることになる。

4　医療ビッグデータの解析が生み出す新たな価値

　医療ビッグデータが整備され、利活用できるようになると、社会や産業界にどのような恩恵をもたらすのだろうか。

①患者の視点

　従来の医療が、疾患毎に決められた画一的な治療を行う「One-size-fits-all」型医療であったのが、ビッグデータの活用により同じ疾患でも患者個々により特性が異なることを判別し、治療の選択肢を増やせる「個別化医療」へと進めることができる。また、同様の疾患の患者に関しての「診断・治療・治癒」の経緯をビッグデータで解析することで、より患者に適した医療へと質の向上を図ることができる。

　また、投薬についても、個々の患者データとビッグデータを照合することによって、その患者に適した薬物治療か否かを鑑別することができれば、副作用や投薬ミスが回避できることになる。これは、有害事象発生による副次的な新たな治療コストを削減することにもつながる。

　現在では遺伝子解析技術が驚異的な進化を遂げており、患者個々の遺伝子情報が、たとえ難治性疾患でも治療の裾野を広げることができるようになってきた。よく例に挙げられるのがハリウッド女優のアンジェリーナ・ジョリーが遺伝子データをもとに乳癌発症の危険性から、事前に両乳房を切除したニュースは衝撃的だった。この事例は、ゲノム情報をはじめ、ビッグデータがまさに**「予防医療」**の域に達したことを意味する。

　患者にとっては、従来に比し、医療の選択肢が広がることや、医療の質の向上が図れる。さらに治療成績によってQOLの改善が図れることで早期の職場復帰が可能となることは、生産活動の再開であり、企業社会に恩恵をもたらすことになろう。

②医療機関の視点

　治療満足度や死亡率などをアウトカム指標として各疾病における有効な治療法を、ビッグデータを解析することによって見出すことが医療の標準化につながり、医療の質も向上する。治療に使う処方薬、医療材料、手術の場合には手技など、当該患者に消費する医療行為の無駄をあぶり出すことができ、医療費の適正化につながる。

　EHRが本格稼働の段階となれば、患者本人の治療履歴や患者背景が複数の医療機関のEMRにアクセスすることによって判明し、これから進めるべき診療方針をビッグデータとの照合によって決定することができる。適切な手術術式、適切な薬物治療、禁忌となる薬物などを事前チェックでき、安全性の高い有効な医療を施すことができる。

　これらは、ひいては医療訴訟のリスク回避にもつながることになろう。

③製薬企業・医療機器企業の視点

　ビッグデータの質の担保を大前提として、開発段階においては新規製品のターゲット領域の選定や疾患バイオマーカーの探索研究にも有効なデータとして位置づけられる。難治性疾患では病態解明や治療法の新たな発見にもつながる可能性は否定できない。また、ビッグデータを臨床開発試験のコントロール群に位置付けることで開発コストと開発期間を減少させることも可能となろう。

　昨今では、IoT（Internet of Things）の技術が急速に発展し、ウェアラブルデバイスによって、リアルタイムでの患者のバイタルサインなどの健康情報が医療機関や研究者に届けられる時代となった。治療アプリや治療支援アプリの開発が活発となり、これによって、患者が院外に居ても、即時データとして研究開発に活用可能となったことは格段の進歩と言えよう。

　また、患者の「アドヒアランス（Adherence）」、「治療継続率（Persistence）」、

「治療効果」を解析することによって、処方薬剤毎の長所や短所を発見することができれば、自社における開発での目標も定まる。マーケティングの立場からは、自社薬剤のUSP（Unique Selling Point）の再検討や弱点補強のための方策を練るのにビッグデータは利用価値が高い。

　また、学会で定めている「診療ガイドライン」が実際の現場でどの程度徹底されているのかもビッグデータを解析していけば鮮明となる。ガイドラインに推奨されている製品が使われていない地域が判明すれば、その地域での情報活動が不充分であるとみなすことができるため、エリアマーケティングの軌道修正が必要となる。

　薬事においては、ビッグデータの活用で市販後調査の作業が従来よりも格段に捗りやすくなる。有効性、安全性、品質などの情報入手がPMDAの情報分析システムの稼働により、企業単独で行っていた時代と様変わりしていく。さらに国が進める「費用対効果評価」に企業が備えるには、ビッグデータをどうデータマイニングしていくかに懸かっており、データサイエンティストの力量が問われることになろう。

　このように、企業にとっては研究・開発、薬事、マーケティング＆セールスに至るまで、ビッグデータの活用範囲はすこぶる広い。

④行政の視点

　DPCデータやNDBは行政官庁にとっては医療政策立案の要となるデータである。例えば、診療ガイドラインの中で、或る疾患に対して有用性加算がつく医療付加行為がある場合、その付加行為による加算が政策有効性を支持するものかどうかは医療ビッグデータで検証することで判断できるのだ。実際に脳卒中ガイドラインでは脳血管障害に対する早期リハビリテーションの有用性が明記され、診療報酬上も加算がついているが、リハビリテーションの開始時期が早いほど、実施日数が長いほど症状の改善度合いに有意な差が

出たことは、政策的に加算を付けたことが妥当であったと言える。このこと
は、有用性の高い加算は、医療費の適正化と医療の質の改善を両立させるこ
とを意味する。

　また、現在進行中の全国の「地域医療構想」における地域別病床数の推計
はDPCデータとNDBを応用して算出されたものだ。各地域の傷病構造、人
口構成、地域間の患者の流出入を勘案して計算された。この詳細は省くが、
医療ビッグデータは医療に関する政策研究や医療経済学的研究において重要
なポジションを占めている。

　但し、超高齢社会を迎えている日本においては、医療保健行政を包括的に
運営していく必要があり、医療保険と介護保険が分離していることによって
患者の情報が途切れてしまう今の状況を変える必要がある。医療マイナンバ
ーが全国民に付与されることは、将来的に国民の健康福祉に寄与することに
なるのは間違いないだろう。

5 　DOHaD（Developmental Origins of Health & Disease）説

　英国Southampton大学の疫学者Barkerらは1980年代にEnglandとWalesの記
述疫学研究から、循環器疾患による死亡率の高い地域は、同世代が幼小児期
当時の幼児死亡率が高いことを見出した。さらに、ロンドンの北にある
Hertfordshireには1911年から約30年間の成人した人々の出生時の詳細なデー
タが残されていたことから、出生コホート研究を行った。その研究から、妊
娠中に栄養が不十分だった母親から生まれた子供は低体重児として生を受
け、成人してからは心臓病などの生活習慣病を起こしやすく、循環器疾患死
亡率が高いことを突き止めた。

　これらの結果を受け、Barkerらは、胎児期の低栄養の環境が成人期の慢性
疾患のリスク要因となるという「成人病胎児期発症起源説（Barker説）」を

1986年に提唱した。

　その後、GluckmanらはBarker説を発展させ、発達期の個体では置かれた環境の変化に対応した不可逆的な変化（発達期可塑性；Developmental plasticity）が生じ、このような変化が発達の完了した時期の環境とマッチすれば健康を維持できるが、栄養過多や運動不足などのミスマッチがある場合には成人期には生活習慣病などの非感染性疾患（Non-Communicable Diseases：NCDs）のリスクが上昇するという「Developmental Origins of Health and Disease（DOHaD）仮説」を唱えたのだった。

　その後、疫学や動物実験での研究が進み、ヒト臓器での知見も蓄積され、DOHaDは現代では仮説の域を超え、生活習慣病の発症機序を解明する学説としても広く研究されるようになってきた。出生コホート研究を中心とする疫学研究では、胎児期〜幼小児期の低栄養、発育遅延、ストレス、化学物質曝露などの望ましくない環境が、虚血性心疾患、脳卒中、高血圧、２型糖尿病、慢性腎臓病、骨粗鬆症、悪性腫瘍、精神疾患などのNCDsのリスク要因となることが報告されるまでになって来た。

　欧州では古くから登録システムが制度化されていることから疫学調査がしやすい環境にある。そのため、出生コホート研究が盛んに行われてきた。中でも英国の「1946 National Birth Cohort」は1946年から65年間の追跡調査を行ってきたことでLifetime研究として注目されている。現在、出生コホート研究はネットワークを形成し、研究領域ごとのコンソーシアム等を立ち上げ、データ統合やメタアナリシス等の統合評価が活発に行われている。例えば、ネットワークでは「Birthcohorts.net」、データ統合では「CHICOS：Developing a Child Cohort Research Strategy for Europe」、環境リスク評価では「ENRIECO：Environmental Health Risks in　European Birth Cohorts」が代表的で、ゲノムワイド関連研究では「EGG：Early Growth Genetics

Consortium」、「EAGLE：EArly Genetics and Lifecourse Epidemiology Consortium」がライフコース疫学の視点に立って様々なアウトカムのリスク評価が行われている。

　翻って日本のコホート研究はというと、成人対象では多く行われているが、出生コホート研究は遅れていると言わざるを得ない。最近ではようやく、発症前診断或いは早期の予防的介入によって発症を防御する新しい概念として「先制医療」が提唱されている。この概念は出生時からを対象とすることからも、我が国においても国家的規模のプロジェクトが望まれるところだ。

　DOHaDに関しては、国際DOHaD学会も組織化され、その下部組織として2016年11月からは日本DOHaD研究会が学会に昇格し活動している。

　その日本DOHaD学会が2018年12月18日に「我が国における低出生体重児の割合増加に対する喫緊の対策の必要性」と題して声明を以下の如く発表した。

「2017年10月に、我が国の成人の平均身長が1980年以降低くなってきており、これには我が国の低出生体重児の割合の増加が関連していることが国立成育医療研究センターの研究グループから発表されました。これにより、低出生体重児の健康における有害事象として、生活習慣病リスクとともに最終身長の低下リスクが加えられることになりました。

（中略）

　2018年８月の『Science』誌の指摘の通り、我が国における低出生体重児の割合の増加は世界的に最も深刻であり、早急に対策を講じる必要のある喫緊の課題です。この社会現象には多方面に渡る多様な要因が関与していると考えられることから、有効な対策を立案するためには学際的なアプローチが

必要です。以上をふまえ、日本DOHaD 学会では、次世代の国民の健康度の
低下への関連が危惧される低出生体重児の割合の増加に対し多面的かつ科学
的に分析し、現代女性のスリム志向による栄養摂取不足への対応や、成長期
および妊娠中の過不足のない栄養摂取の必要性の周知や妊娠中の適度の体重
増加の指導を含め具体的かつ実効的な対策の策定ができるよう、さまざまな
学問分野の研究者の叡智を結集して取り組んでいきたいと考えています。」

　まさにDOHaDの視点から昨今のダイエットブームへの警鐘を鳴らし、妊
娠前からの女性の健康管理について正しい知識を持つことが如何に重要であ
るかを学会が先導して啓蒙していくことに誇らしさを感じると共に、行政や
医薬品企業を含めたライフサイエンス産業界は、その責任の一端を担うべき
ではないかと感じるのである。そこから新たなビジネス展開も充分生まれて
くるものと思われる。特に「**予防医療**」については世界的にも確実に社会的
ニーズは高まる一方と予想され、各企業の経営戦略の軌道修正を望みたいと
ころだ。

第 4 章

AIはライフサイエンス・ビジネスをどのように変えるか？

1 AI（Artificial Intelligence：人工知能）ブームの再燃

今やAIという言葉は毎日あらゆるところで見聞きする時代となった。私達の日常生活でも既に多くの接点でAI技術による商品やサービスに触れている。カーナビ、ウェブ検索、スマートフォンの音声認識検索、掃除ロボット、お客様案内ロボット、E-コマースでの顧客購入・閲覧履歴からのリコメンドシステム、高機能画像識別監視カメラなどの他、各社がしのぎを削っている自動運転に関しては自動車メーカーよりもGoogleなどのIT企業が技術的に先行している状況だ。

そのAIだが、急にスポットが当たるようになったと感じるのはAIにも「冬の時代」があったからだ。図表4-1はAIの歴史を表している。

①第1次AIブーム：（1950年代後半〜1960年代）

1956年7月に当時ダートマス大学に在籍していたJohn McCarthyがMarvin Minsky ら10 名の研究者を集めて、ダートマス会議を開催した。その時、McCarthy がコンピューターのプログラムによって人間の知能と同程度の知能を実現する研究を「Artificial Intelligence」と定義したことから今日のAIという言葉が知られるようになった。

この時期のブームの要因は、コンピューターによる「推論」、「探索」が特定の問題への解答を提示できるようになったことによる。「推論」とは人間の思考過程を記号で表現し実行するもの。「探索」とは、解くべき問題をコンピューターに適した形で記述し、考えられる可能性を総当たりで検討したり、階層別に検索することで正しい解を提示することを意味する。

しかし、単純な仮説への解は出せても、複雑な要因が絡み合って存在しているような課題に対しては解くことができず、「冬の時代」に入っていくことになった。

図表4-1　AI（人工知能）の歴史

年代	AIブームの変遷	AI技術の進化	AI関連の出来事
2010年代	第3次AIブーム（機械学習）	★ディープラーニング	★Google「アルファ碁」が世界トップ棋士に勝利（2016年） ★ディープラーニング技術を画像認識コンテストに適用（2012年）
2000年代			★IBM-Watsonが米国クイズ番組でクイズ王に勝利（2011年） ★ディープラーニングの提唱（2006年）
	冬の時代	★統計自然言語処理	
1990年代	第2次AIブーム（知識表現）	★オントロジー ★データマイニング ★音声認識 ★知識ベース	★誤差逆伝播法の発表（1986年） ★知識記述のサイクプロジェクト開始（1984年） ★第五世代コンピュータープロジェクト（1982～92年） ★MYCINの知識表現と推論を一般化したEMYCIN開発（1979年） ★初のエキスパートシステムMYCIN開発（1972年）
1980年代			
1970年代	冬の時代	★エキスパートシステム	
1960年代	第1次AIブーム（探索と推論）	★遺伝的アルゴリズム ★ニューラルネットワーク ★自然言語処理 ★探索、推論	★人工対話システムELIZA開発（1964年） ★ニューラルネットワークのパーセプトロン開発（1958年） ★ダートマス会議で「人工知能」という言葉が登場（1956年）
1950年代			★チューリングテストの提唱（1950年）

（出典：総務省「ICTの進化が雇用と働き方に及ぼす影響に関する調査研究（平成28年）」を一部改変）

②第2次AIブーム：（1980年代）

　人間の専門家の「知識」をコンピューター上で表現することが重要ではないかと考えられるようになり、「エキスパートシステム」が開発されるようになった。つまり、「知識」（コンピューターが推論するために必要な種々の情報を、コンピューターが認識できる形で記述したもの）を与えれば、AIは実用可能なレベルに達すると考えた。それからは多数のエキスパートシステム（専門分野の知識を取り込み、推論することで、専門家のように振る舞うプログラム）が誕生した。

　海外では、E.H.Shortliffe が感染症の診断を行うMYCINを1972 年に開発

した。診断精度が65%と良好で、さらに改良を重ねるために、精力的な医療エキスパートシステムの研究開発がなされた。

このブームの中で日本政府は、一階述語論理を用いてAIを実現しようとする「第五世代コンピュータープロジェクト」を1982年に立ち上げた。

しかし、当時のコンピューターは自ら必要な情報を収集して蓄積することはできないため、必要な全ての情報をコンピューターが理解可能なように人間がそれらの内容を記述する必要があった。ところが、膨大な情報の全てを人間の手で処理することは困難を極め、特定の領域の情報に限定してしまった。すると、ユーザーはそのエキスパートシステムを使ううちにその知識のパターンを学習してしまい、エキスパートシステムの利用価値が次第に下がっていってしまった。そこに第二の「冬の時代」を迎えることになった。

③第3次AIブーム：（2000年代以降～現在）

「冬の時代」にもAI研究は着実に進められてきた。知識の精度をさらに高める「オントロジー工学」やコンピューター自身に学習させる「機械学習」はAI研究を加速させた。特に「機械学習」やその応用としての「データマイニング」は新たな手法の提案や実用化へと導いた。2010年代には産業界に対して「深層学習（ディープラーニング）」がAI実用化への最大の牽引役となっている。

ディープラーニング等の技術は現在も新たな商品やサービスの開発に利活用すべく、各企業やアカデミア等での研究が盛んに行われているが、実用化にあたっては、社会環境の整備が大前提になるケースも今後増えてくると思われる。環境整備の取組みは産業界だけで進めるには自ずと限界があり、行政の役割が大きく関わってくる。中でも我が国の喫緊の課題の1つにAI人材の不足がある。AIの研究・開発や実用化に携われる人材を国を挙げて育成していく政策が求められる。

2 シンギュラリティの到来

　米国の未来学者であり発明家でもあるRay Kurzweil（Google社ディレクター）は、人間の知能をAIが凌駕する技術的特異点（シンギュラリティ；Singularity）が2045年に到来するとしていたが、2017年にはその予測を前倒しにして2029年に現実化するとした。その根拠として同氏が挙げたのが情報テクノロジーの“指数関数的”な発達があるとした。これは、コンピューターの集積回路の細密度化が指数関数的に増加する「ムーアの法則」をさらに拡張させた「収穫加速の法則」に基づいている。従来、人間は将来予測に“線形思考”を用いていたが、AIの進化の予測は線形思考ではなく、“指数関数的”思考でないと追いつかなくなっている。

　AIの進化は前節でも触れたように、その実用化された機能は、もはや人間の処理能力を超えているとさえ思えてくる。このままAIの研究開発が進めば、人間の脳で処理していた全ての事項がAIで代替できると考えてもおかしくはないだろう。140億個の神経細胞で形成された人間の脳を人工的に作るには同数かそれ以上のニューロンを持たせたコンピューターを作れば良いことになる。即ち、“ニューロコンピューター（NC）”の実現は、人間がそれまで行ってきた高次の機能・業務をこなせるばかりか、NCがニューロンの数をいくらでも増やすことが可能になれば、もはや超人的なポジションを築くことが可能になる。事の善悪の判断ができない人間、ビジネス上の先見性が無い人間、業務効率が悪い人間等々、彼らの代替として新たにNC人類が地球の安定的平和と繁栄をもたらすかもしれない。それらを肯定するか否かは、今の人間の「知性」がどのように働くかが鍵になるだろう。

3　AI技術と医療ビッグデータの融合

　医療の質の向上・均てん化、医療イノベーション創出に向けて、AIの活用は世界的にも期待されている。今後のさらなるAIの利活用促進に向けて、我が国でも様々な体制整備や研究開発促進等を進める必要がある。

　保健医療分野にAIを最大限活かすには医療ビッグデータの整備は不可欠である。行政や医療機関、アカデミアに限らず民間企業、保険者等が利活用できるようになって初めて医療ビッグデータの価値が出てくる。

①政府が進める保健医療分野のAI開発・利活用促進策

　厚労省の「データヘルス改革推進本部」では健康・医療・介護のデータの有機的な連結に向けた「ICTインフラの改革」、「ゲノム解析やAI等の最先端技術の医療への導入」の具体化を進めている。これにより、高い生産性のもと、国民が世界最高水準の質の保健医療サービスを受けられる環境を整備していくとしている。その中でAIについては図表4-2にある工程表に基づいて現在政策が進められている。

　AI開発基盤に必要なデータを収集し、研究者や民間企業等が利活用できるサービスとして、特に「重点6領域」が定められている。それは、「ゲノム医療、画像診断支援、診断・治療支援、医薬品開発、介護・認知症、手術支援」の6領域である。2020年度に実現できることとしては、「画像診断支援」における、医学会を中心とした画像データベースの構築や、「医薬品開発」において製薬企業とIT企業のマッチングを行う等、重点6領域を中心にAI開発基盤を整備すると共に、医療機器メーカーへの教師付き画像データの提供や、医薬品開発に応用可能なAIを開発する等、AIの社会実装に向けた取組みが進められている。

図表4-2　保健医療分野のAI開発・利活用促進に向けたロードマップ

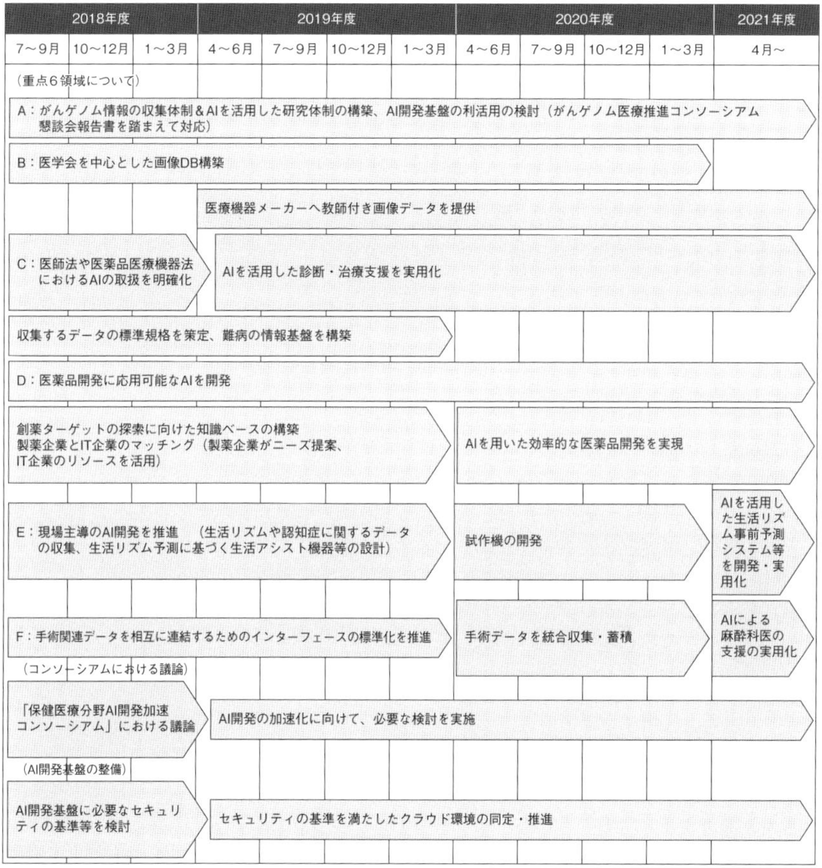

（出典：厚労省『データヘルス改革推進計画』）
（注）　A：ゲノム医療、B：画像診断支援、C：診療・治療支援、D：医薬品開発、E：介護・認知症、F：手術支援

②民間企業が進める保健医療分野のAI開発・利活用促進策

1）NEC

　NECのAIに対する取組みの歴史は1960年代に遡る。じつに半世紀前からの実績があり、その技術は我々の日常生活にすっかり溶け込んでいる為、意

外にも同社の技術であると認識している人は少ないのではないか。

　例えば郵便番号の高速読取り機OCR（Optical Character Recognition/ Reader）は大量の郵便物の仕分け作業の能率を格段にアップさせた。また、指紋認証や顔認証システムは世界各国の警察や出入国管理に導入され、いずれも世界一の評価を獲得している。同社のAIは「NEC the WISE」と呼ばれ、図表4-3に示すように「見える化」「分析」「対処」の３分類のAI技術群を擁している。中でも「分析」の「異種混合学習技術」を活用した事例が医療機関とのタイアップとして次々と発表されている。「異種混合学習技術」とは、「人手では困難であった複雑な予測についても、多種多様なデータの中から精度の高い規則性を自動で発見し、高精度な結果を得ることができる解析技術」を指す。

a) 予防医療

　「異種混合学習技術」の活用例として倉敷中央病院との「予防医療」に向けた取組みがある。これは、同技術を使った「NEC健診結果予測シミュレーション」を用いて、倉敷中央病院総合保健管理センターに蓄積されている過去５年間約６万人分の健康診断データを分析し、健診結果の予測の精度向上に取り組むものである。さらに、同院に蓄積されている診療データも組み合わせて分析し、生活習慣と診療データの関連性を検証することで、発症予測まで視野に入れた技術検証を進め、同院の「予防医療プラザ」で利活用することを目指している。

　「NEC健診結果予測シミュレーション」は、「異種混合学習技術」を活用し、そこから導き出された健診結果予測モデルを用いて開発した。具体的には、健康診断データ（体重、腹囲、血圧、糖代謝、脂質代謝など）や生活習慣データ（運動や食事、飲酒など）を基に分析することで、生活習慣病の判定に関係の深い９種類の検査値（体重、腹囲、収縮

図表4-3　NEC the WISE

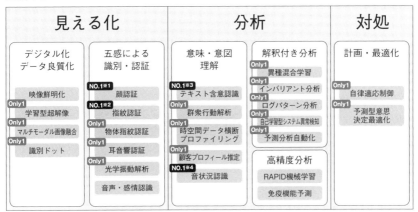

（出典：NEC『NEC AI Guide Book』）
（注）※1：米国国立標準技術研究所（NIST）主催の評価タスクで4回連続第1位、
　　　※2：NIST主催の評価タスクで5回第1位、
　　　※3：NIST主催の評価タスクで第1位（2012年）、
　　　※4：音響検知の国際コンテストDCASE2016で第1位（2016年）

期血圧、拡張期血圧、HbA1c、空腹時血糖、HDLコレステロール、TG、LDLコレステロール）を数年後まで予測する。また、対象者が生活習慣を見直した際の将来的な検査値のシミュレーションを行うことで、対象者の行動変容を促すことが可能である。

b）術後感染予測モデル

「異種混合学習技術」の活用の二例目としてNECソリューションイノベータ㈱が新潟大学とタイアップした**「消化器外科手術患者の手術後感染の予測モデル」**がある。同技術を活用して、同大学病院での消化器外科手術で入退院した患者約2,000人の電子カルテのデータを匿名化して用いた。

　その結果、精度指標を示すAUC（Area Under the Curve：統計・データ解析で用いられる判断・分類の精度の良さを0～1で表す指標。最良の精度は1であり、その場合100％の確率で正しい判断・分類が可能。

判別能がランダムである時はAUC=0.5。）85％を達成する術後感染予測モデルを構築した。また、術後感染に関係する年齢、BMI、使用薬剤、手術時間などの因子が可視化された。

手術においては、術後感染症のリスクを低下する目的で、抗菌薬の予防的投与が有効だが、抗菌薬の多量投与は耐性菌の発生・増殖リスクが高くなることが問題視されている。耐性菌による感染症での死亡者数は、現在、世界で年間70万人にのぼり、2050年に推定される死亡者数は1,000万人と予想されている。適切な患者に適切な薬を適切な量、適切な期間に投与することが重要とされている背景から術後感染予測モデルは意義深い成果と言えるだろう。

また、図表4-3に挙げた「高精度分析」の中の「免疫機能予測技術」を活用してNECは創薬事業に参入した。それが、がん治療用ワクチンの開発である。

c) がん治療用ワクチン開発

NECは、自社が発見したがん治療用ペプチドワクチンの開発・実用化を推進するため、新会社「サイトリミック株式会社」を2016年12月に設立した。NECは、最先端AI技術群「NEC the WISE」の１つとして、機械学習と実験を組み合わせることにより、短期間かつ低コストで、ワクチン候補となるペプチドを高効率に発見できるNEC独自の「免疫機能予測技術」を有している。NECは同技術を活用し、2014年からの山口大学・高知大学との共同研究および山口大学における臨床研究を通じて、肝細胞がんや食道がん等の治療に効果が期待でき、かつ日本人の約85％に適合するペプチドを発見した。それが「CYT001」である。

「CYT001」を用いた進行・再発固形癌に対する臨床研究（YNP01試験）の結果については、2018年の米国がん免疫学会「SITC（Society for Immunotherapy of Cancer）2018 Annual Meeting」においても発表された。同学会では、高い頻度でペプチド反応性CTL（Cytotoxic T Lymphocyte：細胞傷害性T細胞、キラーT細胞）が誘導されていることや、治療による血中バイオマーカーの変動に関する解析結果が報告された。

　今後サイトリミックは、NECが発見したペプチドを主な有効成分とするワクチンについて、治験用製剤の開発、非臨床・臨床試験、製薬会社との事業化検討などを行い、新たながん治療薬としての実用化を進めるとしている。

2）ＩＢＭ

ヘルスケア・ライフサイエンス分野でAIによるソリューションを既にグローバル展開で実用段階に進めているのがIBMである。IBMのAIはWatsonと称し、「Augmented Intelligence、拡張知能」という位置づけで、機械学習だけではなく、自然言語・音声・視覚テクノロジーなども包括し、特定の目的意識をもち人間の意思決定を支援する『Cognitive Computing System』と定義している。以下、Watsonの概略を示す。

a）Watson for Genomics（WfG）

　ゲノム医療・臨床シークエンスの基盤としてのシステムであり、New York Genome Centerとの共同開発で生まれた。癌に関連する研究成果の情報を保有し、癌細胞のゲノム変異情報を解釈し、適切な薬剤に繋げていくもの。日本では東京大学医科学研究所の臨床シークエンス研究での活用で脚光を浴びている。患者から採取した細胞株のゲノム・シークエンスデータを用いて、スーパーコンピューターを使って変異解析をし、その結果をWatsonで解釈する。全ゲノムシークエンスによって得られるがん細胞の変異情報は千〜10万の規模に達することがあるため、

それらの変異情報を個々に調べて、driver mutationや対応可能な治療薬は何かを解析するには従来手法では膨大な時間と労力を要し困難を極めていた。そこにAIのWatsonを使えば超高速処理が可能となり、網羅性の高い結果を求めることができるのだ。

b) Watson for Oncology（WfO）

米国Memorial Sloan Kettering癌センターの監修指導によって生まれた最先端のAIによる癌診断システム。患者の電子カルテの情報を元に、推奨される治療を蓄積されてきたエビデンスに基づき導き出す。癌研究の医学論文や、遺伝子データベースの医療情報、ワールドクラスの診療ガイドラインなどを基に分析し、治療方針作成を支援している。肺癌や乳癌、大腸癌など13（2018年1月時点）の臓器別癌種を網羅している。今後も癌腫の幅を広げていく予定である。

c) Watson for Clinical Trial Matching（WCTM）

米国Mayo Clinicを舞台に癌患者の臨床試験へのリクルーティング支援をするAIとして開発されている。自然言語処理でwww.clinicaltrials.gov（臨床試験の国際的レジストリサービス）の臨床試験情報を取り込み、臨床試験のデータとInclusion/Exclusion Criteriaを把握することで癌患者の電子カルテ情報と照合し、臨床試験にその患者を対象とするかどうかを高速処理して決定する。Mayo Clinicの全ての癌患者に適用され、業務効率を大幅に高めている。癌以外の患者リクルートメントにおいても、プロトコルに合致した治験候補者選定のスピードと質を向上し、治験の成功率を高めることが可能だ。

d) Watson for Drug Discovery（WDD）

膨大な医学文献、研究報告、特許情報、FDAの添付文書などをWDDに読み込ませ俯瞰し分析することで、疾患、薬剤、遺伝子、タンパク質などに関して、従来、人が導き出せなかった新しい関係性の仮説を提示

するもの。WDDによって、創薬ターゲットの探索や疾病関連遺伝子ネットワークの分析、ドラッグリポジショニングへの示唆を与えることができる。例えば、Barrow Neurological Instituteでは神経性疾患ALS（Amyotrophic lateral sclerosis）に関わりのある1500の標的候補となるRNA Binding ProteinからWDDの仮説によってTop10を抽出でき、そのうち7個は従来の研究では注目されていなかったものだった。検証実験でも正しいことが確認された。WDDは新薬創出の実現に大きな役割を担うクラウド・ベースのAI対応ソリューションとして医薬品業界やアカデミアで活用が進んでいる。新たな薬剤標的の特定や既存薬の再利用に役立っているようだ。

e) Watson for Patient Safety（WPS）

　従来から医薬品の安全性に関する企業活動は、人やコストを掛けざるを得ない重要な職務である。しかし、これをより効率的に行うことができれば企業としても多くのメリットが生まれる。そこで、患者の安全を監視する作業を、事後対応的で手作業によるプロセスから、安全に関する予測的な洞察へと変革し、医薬品の安全対策プロセスを一新しようとするのがWPSである。WPSは、自発安全性報告から必要な情報を読み解き、抽出を行うことで副作用のなかの中毒度を判断し、報告までのリスクを革新的に短くする。WPSは、安全対策の責任者がより迅速かつより正確に、潜在的な有害事象から患者を守り、規制コンプライアンスを満たし、安全性シグナルから洞察を収集できるように支援する。これによって安全対策担当者にとっては、事後的なPV（安全性情報管理）業務から、先回りした革新的な業務に生れ変わることができる。

f) Watson Personalized Advisor（WPA）

　ここまではWatsonのR&Dや市販後調査に係るソリューションの事例が続いたが、セールス＆マーケティング領域でのソリューションとして

はWPAが開発されつつある。WPAの機能としては、MR日報や医薬品販売市場データ、学会や研究会・講演会などのイベントデータ等から解析し、ドクターの属性・特性等を導き出すことによってMRの最適活動計画、最適アプローチ施策のリコメンドに結びつけるというもの。中でも興味深いのは"ロールモデル"の推論であろう。企業によっては「売上上位MRの活動＝ロールモデル」とするところもあろうが、WPAの場合は異なる。個々のMRとターゲットドクターの両者の個性に沿ったパーソナライズされたアプローチ案をリコメンドするとしている。MRとドクターの属性や性格、嗜好性、ポリシー等個々の背景・文脈についてはWatsonのコグニティブ技術とビッグデータ解析技術で導く。MR個々の状況に最適化したロールモデル活動のリコメンドは協調フィルタリング技術で導き出すとしている。

Watsonに関しては、今後もさらなる開発が進むことになろう。

③医療現場で進むAI開発の最前線の課題（特に認知症について）

日本は世界有数の高齢社会となり、それに伴って65歳以上の認知症患者数は2012年時点で約462万人、2025年には700万人を超えると推定されている。発症前の「軽度認知障害（MCI：Mild Cognitive Impairment）の人は2012年時点で約400万人との推計もある。まさに深刻な社会問題と化している。

認知症には「アルツハイマー型」が約6割を占めるが、他にも脳血管障害を原因とする「脳血管性」や「レビー小体型」「前頭側頭型」がある。早期発見しても根本的な治療薬や予防薬は現時点ではないが、一部の製薬企業では根本治療につながる医薬品の開発が現在も続けられている。

島根大学では、MCIの脳のMRI（磁気共鳴画像装置）画像から、いつ認知症に進行するかを予測するAIを研究している。AIを使った診断が確立され

れば、いち早く食事や生活習慣の見直しに取り組めると期待している。認知症は糖尿病や肥満などがリスク要因となるため、食事や運動、睡眠といった生活習慣を見直せば発症時期や進行を遅らせる可能性があるとされているからだ。

しかし、課題はAIが脳の異常を見分けるために、事前に大量の画像を学ばせることなのだが、どの部位が認知症の原因なのか正解を示す素材画像が必要で、それを用意するのも医師である。但し、熟練医師でも判断に迷う画像は多いと云う。AIの導入には大量で正確な画像データがあってはじめて機能するが、その良質のビッグデータの集積が現状の大きな課題である。

認知症の種類を見分けるにはMRIの他にも脳の血流量を調べる「SPECT」画像もある。放射性医薬品を注射して、放射線の分布を体外の種々の方向から測定し、コンピューターで脳血流画像を再構成し断層画像にすることで診断する。しかし、ここでも問題があり、画像診断するには専門知識や経験がないと難しいのだ。都道府県によっては数人しか専門医がいない。このため、診断に時間を要し、医師がSPECT診断を避けるケースも多いと云う。

複十字病院（東京都清瀬市）の飯塚友道センター長らは、このSPECT診断を助けるAIを開発した。2021年には全国各地で使えるようにしたいとしている。

AIは人間では覚えきれない膨大なデータをもとに脳の異変を察知してくれる。特に読影の専門医が少ない地域や遠隔地、離島などでの「遠隔医療」の切り札になることは間違いない。

4　AIで代替可能な製薬業界の業務

2013年発表の英オックスフォード大学のオズボーン准教授とフレイ氏に

よる共著論文『THE FUTURE OF EMPLOYMENT：HOW SUSCEPTIBLE ARE JOBS TO COMPUTERISATION？』（邦題：『雇用の未来：コンピューター化によって仕事は失われるのか？』）は世界に衝撃を走らせたことで有名になった。同論文では米国の702の職種について、今後どれだけコンピューター技術によって仕事が自動化されるかを分析した結果を報告している。その結果、今後10～20年程度で、米国の総雇用者の約47％の仕事が自動化される可能性が70％以上であるとした。運送や物流に関する仕事は大半が自動化され、サービス業でもかなりの職種が無くなるという。今後、労働市場で生き残っていくには、高いcreativityとsocial skillが必要であると警鐘を鳴らしている。

　この論文がきっかけとなって、AIが雇用に与える影響に関する分析が多くの研究者によって行われるようになったが、オズボーン氏らの論文を否定する結果も発表されている。つまり、自動化によって大きな変化が起こることは確かにしても、それによって人間が行う仕事の約半分が機械に取って代わり、失業するという劇的な変化になるというほどのことでもないとしている。確かに無くなる仕事も出てくるが、それらは仕事に求められる難易度やコミュニケーションの必要度等によって振り分けられるということ。高いスキルを必要とする仕事は一般的にAIに代替できないものが多いとされているが、一方でAIは高スキルの業務内容の方が着手しやすいという性質もある。先述のように画像診断技術や創薬技術が最たるものであろう。会計士は高いスキルが必要な職種だが、オズボーン氏らの論文では自動化される職種のランキングでトップクラスに位置していた。会計監査における決算数値の解析は充分なディープラーニングで装備されたAIならば代替できるということなのだろう。

　それでは、製薬業界においてはAIで代替できる職種には何が該当するだろうか。

　結論から言えば、川上（研究・開発）から川下（営業）に至るまで多くの職種においてAIが取って代わる場面が非常に多いと言える。先述のNECとIBMの事例からも充分読み取れるが、各段階に沿って簡潔にまとめておきたい。

①創薬研究段階

　世界中の膨大な文献や公開データ、社内において蓄積してきたデータをAIに取り込み、ターゲット疾患と関係性のあるモダリティは何かを解析する作業は、従来の研究員が行ってきた作業を遥かに超えた効率的な成果をAIによって導き出すことができる。新薬候補やドラッグリポジショニングにつながる。

（AI創薬については第5章第3節でも詳細に触れることとしたい）

②開発段階

　ターゲット疾患と候補薬剤が決まると、次は治験患者のリクルーティングになるが、ここで多くの場合が多大な時間を要する。治験プロトコルに合致した候補患者を、マッチングシステムを構築したAIによってスピーディに見つけ出すことができる。さらに治験中の医療情報は、医療機関と製薬企業を結んだAIクラウド情報システムの導入により、リアルタイムに本社で確認できるようになるため、緊急対応にも機敏な行動が可能となる。

③生産・物流段階

　治験段階及び承認後の薬剤の生産・物流段階では、厳格に定められた国際的ガイドライン（GMP：Good Manufacturing Practice；医薬品の製造管理および品質管理に関する基準）等による規制下で業務が行われているが、ここでもAIによる自動化が従来以上に活躍できる。特にモダリティが格段に進化してきている現状においては、今後は、抗体医薬は勿論のこと、核酸医薬、細胞医薬、遺伝子治療薬、再生医療等に生産・物流現場は

従来以上の緻密な技術力を要することになる。そこにAI技術は不可欠となってくる。

④マーケティング＆セールス段階

　新薬承認後は、如何にして医療現場に新薬を早期に普及させるかが鍵となる。マーケティング戦略ではMA（Marketing Automation）とCRM（Customer Relationship Management）システムを有機的に結合させたソリューションの展開を前提とする。ターゲットとなるドクターや薬局長のプロファイルデータが充実していることは必要条件である。現状において各ターゲットの自社製品に関する関心度、態度変容をjourney mapで表出するフェーズまでできていれば、AIがターゲットに対して、最適なアプローチ方法をリコメンドすることになる。これによってマーケティング部門からの側面支援と現場MRによるリアル活動が効率的に時機を得た顧客満足度の高い企業活動として支持を得ることになる。詳細は第8章「デジタル・マーケティングの潮流」にて紹介したい。

第 5 章

新薬研究開発の現状と展望

1 世界の製薬企業における研究開発費の動向

　世界の製薬企業がどれだけの研究開発費（R&D費）を投資しているのか
をその医療用医薬品の売上高と比較してみたのが図表5-1である。各社の
2019年3月期決算資料をもとに表した。図表ではR&D費の世界ランキング
20位までの企業に絞ってみた。R&D費が売上高に占める割合は、この20社
平均では19.5%であった。そして、R&D費のランキングトップは売上でも世
界No.1になったスイスのロシュで、売上高比率は20.8%であった。シャイア
ーを買収した武田薬品は売上高で世界9位に食い込み、R&D費は13位で売
上高比率は20社平均より下回り15%だった。

　この図表の中でひと際目立つのがギリアド・サイエンシズで、R&D費が
対売上高で40.6%に達している。同社は抗HIV薬の世界トップ企業だが、
2014年発売のC型肝炎治療薬「ハーボニー」が2015年に1兆円商品になった
ものの、複数の競合品の参入により今ではピーク時の10分の1以下に売上
ダウンした。また、2017年8月に総額119億ドルで米Kite Pharmaを買収し
たことに絡む事業拡大投資もあった。自社内のエイズ治療薬の新旧交代が起
こり、それまでのトップ製品だった「Genvoya」（エルビテグラビル・コビ
シスタット・エムトリシタビン・フマル酸テノホビルアラフェナミド）を
「Biktarvy」（インテグラーゼ阻害薬ビクテグラビル＋核酸系逆転写酵素阻害
薬エムトリシタビン＋テノホビルアラフェナミドの配合剤）が追い抜き、同
社のトップ製品となった。他のエイズ治療薬「Descovy」（エムトリシタビ
ン・テノホビルアラフェナミド）、「Odefsey」（エムトリシタビン・リルピ
ビリン・テノホビルアラフェナミド）は順調に推移している。同社はM&A
によってパイプラインを充実してきた歴史があり、それにより売上構成が抗
HIV/AIDS薬とC型肝炎治療薬が主体になってきた。しかし、前述の米Kite
Pharmaによるキメラ抗原受容体T細胞（CAR-T）療法や2020年4月に総額

図表5-1　世界の製薬企業20社のR&D費と売上高

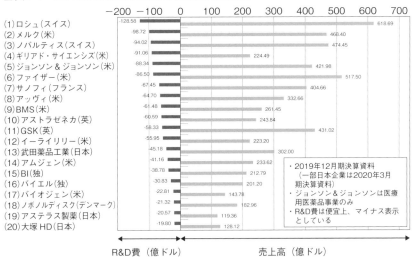

R&D費（億ドル）　　　　　　売上高（億ドル）

49億ドルで買収を完了した米Forty Sevenから癌免疫治療薬magrolimabを獲得し、今後の製品戦略の軸に買収2社の癌免疫療法を加えたことは今後の同社の成長には賢明な策であったと見るべきだろう。買収にはそれに関連するコストが発生し、結果的にR&D費が膨らむことは止むを得まい。成長の期待が持てるパイプラインの拡充が進みつつあることは、今後に期待が持てる。これらの総合的要因が、この期にR&D費が対売上高40.6%という数字の背景になったものと考えられる。

　20社中最もR&D費の比率が低かったのはデンマークのノボノルディスクの11.7%であった。同社は糖尿病治療薬のトップメーカーであり、同領域のシェアは世界22.0%、北米31.1%（2019年度）である。最近のパイプライン（合計18件）をみると、肥満症領域への新たな進出が際立ち、7件が挙がっており、糖尿病領域は5件である。パイプラインの全体件数が少なく、狭い領域に特化した研究開発を行うことでR&D費を効率的に運用できている点

や、トップシェアの糖尿病領域での売上が順調に推移している点が相まって11.7%という驚異的な数字を叩き出していると言えよう。これが売上高世界ランキング17位の会社である。経営戦略の面でも大いに学ぶことの多い企業ではあるまいか。

【ここでの教訓】

- R&D費の対売上高が業界平均値19.5%の意味するところとは何かを考える時、各社の"企業背景""事業戦略"を先ずは分析することが肝要。数値の大小でのうがった見方はその企業の本質を見誤ることにつながる。
- パイプライン数が多ければ多いほどR&D費は嵩むので、特に導入品の意思決定にはビジネス・デューデリジェンス（事業価値算定）を念入りに行わなければならない。
- M&Aを積み重ねて企業規模を大きくしていく"ファイザーモデル"はパイプラインの拡充とR&Dの資金獲得手段としては手っ取り早いが、一般管理費削減、組織再編、人員適正化、開発パイプラインの見直し、情報基幹システム統一等のリストラクチャリングに想定外の時間とコストが掛かってしまうことを念頭においた用意周到なM&Aプランが必須だ。

2 海外と日本の新薬開発の現状

　世界における"新薬"の創出国と言えるのは米国、欧州（スイス、英国、ドイツ、フランスなど）、日本しかない。では、新薬開発のパイプラインの内容はどのようになっているだろうか。図表5-2は日本企業と外資系企業の2019年時点のパイプラインの状況を適応領域別にその割合を比較検討したものである。外資系、内資系共に明らかに抗癌剤の開発件数が3割〜4割と目立つ。

　内資系企業が外資系よりも明らかに多く目立つ領域は、神経精神系用薬、

図表5-2　開発パイプラインの領域別割合（外資系vs.内資系）

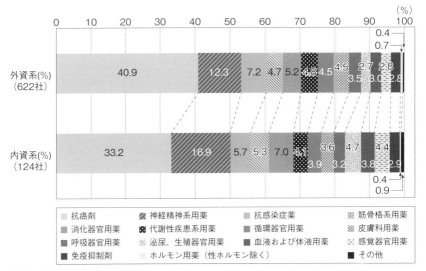

（出典：日経BP『日経バイオ年鑑2020』）
※調査期間：2019年3月〜同7月、対象プロジェクト：外資系3,747件、内資系1,354件

消化器官用薬である。逆に、抗感染症薬は外資系の取組み割合が多い。これ
らが意味するところは、世界市場を狙う場合は世界のUMN（Unmet
Medical Needs）に適合した領域に開発戦略を絞り、自国市場だけで良しと
する場合は自国のUMNに合わせた開発パイプラインになる傾向がある。特
に内資系企業では海外売上高比率が50%を超える企業が武田薬品、アステラ
ス、エーザイ、大日本住友、大塚、タカラバイオの6社に過ぎず、他の多く
は自国でのビジネスを主としているため、世界市場でのUMNを自社の開発
戦略に入れる必要性が薄れているのかもしれない。但し、それは現時点での
推測であり、もはや世界市場を狙わないで生きていけるほど国内情勢は豊か
ではない。薬価毎年改定が現実としてあり、時間的インセンティブは無いビ
ジネス環境になっていることや、人口減少による受診数の低下は将来的に医
薬品売上にも影響してくるからだ。当面は増加傾向の高齢者相手の生活習慣

病で稼ごうとする安易な考えは通用しない。

　次に、開発パイプラインがどのようなモダリティになっているのかを押さえておきたい。図表5-3は各モダリティ別の外資と内資を比較した表である。内資系の方が低分子化合物による開発割合が外資系よりも高いことが分かる。一方で抗体、遺伝子治療、核酸医薬は外資系の方が特に高い。では、これらの４つのモダリティがどの適応領域の開発に使われているのかを、各々上位３領域に絞ってみると図表5-4に示すようになる。

　低分子化合物、抗体、遺伝子治療の開発で一番使われている適応領域が内資、外資問わず抗癌剤であり、飛び抜けて高いことが分かる。核酸医薬については内資と外資では特徴的な違いが出ている。外資では循環器用薬と抗癌剤でいずれも20％台に達しているが、内資系は一桁台である。一方、神経精神系用薬では内資は20％台だが外資は一桁台である。しかし、総じて内資系は新薬開発に携わる企業数は多いものの、その開発プロジェクト件数からして遺伝子治療と核酸医薬に関しては、ほんの一部の企業が取り組みをしているだけであることが明白である。

ⅰ）遺伝子治療薬と核酸医薬品の主な違い

　従来の多くの医薬品（低分子医薬品、抗体医薬品）は蛋白質を標的にしたものだったが、蛋白質を合成する上流の段階であるDNAやRNAに作用して生体を制御するのが遺伝子治療薬と核酸医薬品である。

①**遺伝子治療薬**：天然型核酸が数千塩基以上連結した遺伝子で構成され、遺伝子発現を介して体内で蛋白質に変換されてから機能するものであり、生物学的に製造される。

②**核酸医薬品**：修飾された核酸が10～50塩基程度連結したオリゴ核酸で

図表5-3　開発パイプラインのモダリティ別割合（外資vs.内資）

モダリティ	内資系	外資系	モダリティ	内資系	外資系
低分子化合物	62.0%	49.7%	その他	2.0%	1.3%
抗体	14.0%	21.1%	ホルモン	1.8%	1.9%
蛋白質（除く抗体、含む融合）	5.8%	6.6%	ウイルス製剤	0.8%	0.5%
ワクチン	3.8%	3.8%	再生医療	1.0%	0.1%
遺伝子治療	1.6%	4.4%	高分子化合物（除く生物学的製剤）	0.6%	0.1%
抗体（その他）薬物複合体	2.0%	2.5%	糖鎖	0.1%	0.2%
核酸医薬	1.6%	3.0%	細菌製剤	0.1%	0.3%
細胞医薬	1.4%	2.4%	不明	0.1%	0.0%
ペプチド	1.5%	2.2%	プロジェクト数	1354	3747

（出典：日経BP『日経バイオ年鑑2020』）

図表5-4　モダリティ別の開発上位3領域（外資vs.内資）

モダリティ	開発適応領域	全対象	内資系	外資系
低分子化合物	抗癌剤	36.5%	30.3%	39.2%
	神経精神系用薬	20.2%	23.4%	18.7%
	抗感染症薬	7.2%	5.7%	7.8%
	プロジェクト件数合計	2702	839	1863
抗体	抗癌剤	51.9%	53.4%	51.6%
	神経精神系用薬	8.8%	6.3%	9.4%
	筋骨格系用薬	7.1%	7.9%	6.8%
	プロジェクト件数合計	978	189	789
遺伝子治療	抗癌剤	54.3%	61.9%	53.4%
	血液および体液用薬	9.2%	4.8%	9.8%
	感覚器官用薬	8.2%	-	9.2%
	プロジェクト件数合計	184	21	163
核酸医薬	循環器官用薬	20.7%	9.5%	22.8%
	抗癌剤	19.3%	4.8%	21.9%
	神経精神系用薬	11.1%	23.8%	6.1%
	プロジェクト件数合計	135	21	114

（出典：日経BP『日経バイオ年鑑2020』から引用改変）

構成され、遺伝子発現を介さずに直接生体に作用するもので、低分子医薬品のように化学合成が可能で、抗体医薬品のように特異性が高い。さらに蛋白質のみならず、従来医薬品が標的にできなかったRNAを狙えることで、有効な治療法が無かった難治性疾患に応用可能になった。

ⅱ）遺伝子治療薬

　遺伝子治療薬の国内での先駆けは大阪大学発の創薬ベンチャーであるアンジェスのHGF遺伝子治療薬「コラテジェン筋注用」であり、世界初のプラスミド製品として実用化した。慢性動脈閉塞症の潰瘍の改善を効能、効果又は性能として2019年3月に条件及び期限付き製造販売承認が為された。販売は田辺三菱製薬が行い、同年9月から発売している。その後も原発性リンパ浮腫、虚血性心疾患等の適応拡大を狙い開発中である。

　内資系の遺伝子治療薬のオリジンはバイオベンチャーが主体で、それに内資大手企業がライセンス契約という形が通例である。ノイルイミューン・バイオテック（東京・中央）の固形癌に対するCAR-T療法のNIB-102、NIB-103は武田薬品が独占的ライセンス契約をしている。

　また岡山大学発のバイオベンチャー桃太郎源（岡山市）は岡山大学で2000年に発見された不死化関連遺伝子REIC/Dkk-3（Reduced Expression in Immortalized Cells/Dickkopf-3）の癌抑制遺伝子としての作用メカニズムのほぼ全容を2009年までに解明し、アデノウイルス5型ベクターにREIC遺伝子を搭載させた遺伝子治療用製剤（Ad-SGE-REIC）を開発している。その中で、杏林製薬は悪性胸膜中皮腫についてライセンス契約し、国内でPhaseⅡを進めていたが、2020年11月に開発中止を発表した。桃太郎源は米国ベイラー医科大学にて同じく悪性胸膜中皮腫に対してAd-SGE-REICと抗PD-1抗体薬オプジーボを併用したPhaseⅡ試験を開始したことを2019年9月に報告している。他の癌腫では、前立腺癌、肝臓癌、悪性脳腫瘍についても開発

が進められている。

　欧米での遺伝子治療薬のオリジンはやはりバイオベンチャーが主体であ
り、それらを巡ってメガファーマが買収するという構図が一般的になってい
る。米Pfizerによる米Bamboo Therapeuticsの買収、米Gilead Sciencesによる
米Kite Pharma、スイスNovartisによる米Avexis、スイスRocheによる米
Spark Therapeutics、米Biogenによる英Nightstar Therapeuticsなどの買収が
あったが、最も世界を驚かせたのは米Bristol-Myers Squibb（BMS）が総額
約740億ドル（約8兆円）でメガファーマの米Celgeneを買収したことだろ
う。両社ともにオンコロジー領域を重点においた開発メーカーだが、BMS
にとってはCelgeneがCD19標的CAR-T、BCMA標的CAR-T治療剤を持って
いたことでパイプラインの充実を図ることができたことが大きいのではない
か。

　但し、遺伝子治療薬の最大の課題は、その薬剤価格の途方もない高さであ
ろう。2019年5月に米国で承認された脊髄性筋萎縮症（SMA）治療薬
「Zolgensma」はスイスNovartis傘下の米Avexisの開発品だが、価格が約212
万ドル（約2億3000万円）であった。単回投与で高い治療効果が得られる
ことで、患者（2歳未満）のQOLと生涯価値を考えれば、この価格は妥当
なのか高過ぎるのかについて物議を醸し出したことは記憶に新しい。それに
比べれば前述の日本のアンジェスの「コラテジェン」は、適応症は異なるも
のの約60万円は安過ぎるという印象がある。これは開発・承認を日本先行
でやり、米国での開発を後回しにした開発戦略に起因するものと考えられ
る。患者にとっては医療費が安く済むことは歓迎されることだが、企業とし
て今後の世界市場での開発を進めていく時、採算が合うのかどうかが問われ
る。

iii）核酸医薬品

　核酸医薬品で唯一ブロックバスターに成長したのはSMA治療薬の「Spinraza」で2019年度に20億9700万ドルを売り上げた。米国、欧州、日本で販売されている。これは米Ionis がオリジンで米Biogenが共同開発している。但し、前述の「Zolgensma」の上市（2019年）によって「Spinraza」の市場に影響が出ることは想像に難くない。

　図表5-5は、2019年１月時点の世界で上市された核酸医薬品を示している。図表でも明らかなようにモダリティとしてはアンチセンス（Antisense）医薬品が圧倒的に多い。蛋白を合成（指示）するmRNAの塩基配列を「センス」或いは「センス配列」と呼ぶが、この配列に対して相補的な塩基配列をアンチセンスと呼んでいる。通常の細胞内での遺伝子情報の流れはDNA⇒mRNA⇒蛋白質であるが、この流れを標的遺伝子のmRNAに対して、その全長もしくは一部に対する相補鎖の一本鎖RNA（アンチセンスRNA）を細胞内に導入することで、遺伝子発現を抑制する方法を「アンチセンス法」と呼んでいる。

　核酸医薬品にはアンチセンス医薬品以外に図表5-6に示すsiRNA（small interfering RNA）、miRNA（microRNA）、デコイ、アプタマー、CpGオリゴ（CpG oligodeoxynucleotides）があるが、実用化されているのはアンチセンス、siRNA、アプタマー、CpGオリゴの４種類に止まる。核酸医薬品を構成するオリゴ核酸には図表5-6の「標的」に示すようにRNAとの相補的な結合ならびに蛋白質との結合という機能が、このような多様なモダリティの開発を可能にしている。

　核酸医薬品は低分子化合物より遥かに大きな化合物であるが、医薬品として機能するためには、細胞内で作用するアンチセンス、siRNA、miRNA、

図表5-5　世界で上市されている核酸医薬品（2019年1月時点）

商品名	一般名	分類	塩基長 (DDS等)	化学修飾	承認国/年	標的	適応	投与
Vitravene	fomivirsen	アンチセンス	21	S化	US/1998 EU/1999	CMV IE2 mRNA	CMV性網膜炎 (AIDS患者)	硝子体内
Macugen	pegaptanib	アプタマー	28 (PEG)	2'-F 2'-OMe	US/2004 EU/2006 JP/2008	VEGF165 (タンパク質)	滲出型 加齢黄斑変性症	硝子体内
Kynamro	mipomersen	アンチセンス (Gapmer)	20	S化 2'-MOE	US/2013	ApoB-100 mRNA	ホモ接合型家族性 高コレステロール血症	皮下
Exondys 51	eteplirsen	アンチセンス (SSO)	30	モルフォリノ 核酸	US/2016	Dystrophin pre-mRNA	デュシェンヌ型 筋ジストロフィー	静脈内
Spinraza	nusinersen	アンチセンス (SSO)	18	S化 2'-MOE	US/2016 EU/2017 JP/2017	SMN2 pre-mRNA	脊髄性筋萎縮症	髄腔内
HEPLISAV-B	CpG1018	CpGオリゴ	22	S化	US/2017	TLR9 (タンパク質)	B型肝炎 (予防)	筋肉内
Tegsedi	inotersen	アンチセンス (Gapmer)	20	S化 2'-MOE	US/2018 EU/2018	TTR mRNA	遺伝性ATTR アミロイドーシス	皮下
Onpattro	patisiran	siRNA	21 (LNP)	2'-OMe	US/2018 EU/2018	TTR mRNA	遺伝性ATTR アミロイドーシス	静脈内

（出典：井上貴雄、佐々木澄美、吉田徳幸『Drug Delivery System』34-2,2019）

図表5-6　核酸医薬品の種類

	アンチセンス	siRNA	miRNA	デコイ	アプタマー	CpGオリゴ
構造	一本鎖DNA 一本鎖RNA	二本鎖RNA	一本鎖RNA 二本鎖RNA	二本鎖DNA	一本鎖DNA 一本鎖RNA	一本鎖DNA
標的	mRNA pre-mRNA miRNA	mRNA	mRNA	タンパク質 (転写因子)	タンパク質 (細胞外or 細胞表層)	タンパク質 (TLR9:Toll 様受容体9)
塩基長	13〜30	20程度	20程度	20程度	26〜45	20程度
機構	RNA分解 スプライシング制御 miRNA阻害	RNA干渉による mRNA分解	RNA干渉による mRNA分解 翻訳阻害	転写因子阻害	タンパク質の 機能阻害	自然免疫活性化
作用部位	細胞内 (核内or細胞質)	細胞内 (細胞質)	細胞内 (細胞質)	細胞内	細胞外	細胞外 (エンドソーム内)

デコイに関しては"細胞膜"を通過する必要がある。また、アンチセンスの中でRNA分解とスプライシング制御型のものは細胞の核内で機能するため、"核膜"を通過する必要がある。これらの壁（細胞膜、核膜の通過）を解決するために図表5-5でも示している"化学修飾"を加えている。例えば、「Ｓ化」とはホスホロチオエート修飾のことで、オリゴ核酸のリン酸部の酸素原子O

を硫黄原子Sに置換することを指す。これによって蛋白質との親和性が向上し、脂溶性も増すことで細胞膜透過性が亢進するのである。因みに、「2'-F」「2'-OMe」「2'-MOE」はオリゴ核酸の「糖部2'位」の化学修飾を指す。

　核酸医薬の開発後期段階にある品目を持つ企業をみると、米Alnylam、米Ionis、米Biogen、米Idera、米Akcea、米Archemix、米Ophthotech（現Iveric）、米Sareptaなどの社名が挙がる。殆どが米国のバイオベンチャー企業である。中でも群を抜いているのが米Alnylam（Phase III 5件）と米Ionis（Phase III 4件）である。特に米Alnylamは既に世界初のsiRNA医薬「Onpattro®（一般名patisiran）」をトランスサイレチン型アミロイドポリニューロパチーを適応症として米国・欧州（2018年）、日本（2019年）にて発売しているが、同じくsiRNA医薬として「Givlaari®（一般名givosiran）」を肝性ポルフィリン症で発売している（米国2019年）。

　翻って日本企業による核酸医薬の開発状況を図表5-7に示す。図表には12品目あるが、武田薬品がパートナーとなって開発中の2品目以外が純然たる日本企業がオリジンと言える製品である。適応を見ても明らかなように、まさに難治性疾患に対応するものばかりである。中でもいち早く日米で承認申請に漕ぎつけた日本新薬のviltolarsenは、デュシェンヌ型筋ジストロフィー（Duchenne muscular dystrophy；DMD）の患者にとって待望の新薬と言えよう。ジストロフィンは筋肉の細胞膜の内側に存在し、細胞膜を支えるのに不可欠な蛋白質だが、DMDはこのジストロフィンが完全に合成されなくなることによって起こる重症疾患である。ジストロフィンの合成に関わるジストロフィン遺伝子（DMD遺伝子）は大きな遺伝子でエクソン（後述）が79個もある。DMD遺伝子がエクソン単位で欠失すると、ジストロフィンが合成されなくなる。ジストロフィンができなくなると骨格筋が機能しなくなる

図表5-7　国内企業による核酸医薬品の開発状況（臨床試験段階）

開発企業&パートナー	開発番号 （一般名）	分類 （DDS等）	標的	適応	ステージ
日本新薬 国立精神・ 神経医療研究センター	NS-065/NCNP-01 （viltolarsen）	アンチセンス	Dystrophin pre-mRNA （エクソン53）	デュシェンヌ型 筋ジストロフィー	承認 （米、日）
第一三共 Orphan Disease Treatment Institute	DS-5141b	アンチセンス	Dystrophin pre-mRNA （エクソン45）	デュシェンヌ型 筋ジストロフィー	Phase1/2 （日）
日東電工・ ブリストル・ マイヤーズスクイブ	ND-L02-s0201	siRNA （リポソーム）	HSP47 mRNA	肝硬変・NASH	Phase2 （米、欧）
田辺三菱製薬 （ステリック再生 医科学研究所）	STMN-01	siRNA	CHST15 mRNA （糖硫酸転移酵素 15）	潰瘍性大腸炎	Phase1/2（日） Phase2/3（独）
リボミック	RBM-007	アプタマー	FGF2	加齢黄斑変性症	Phase1/2a（米）
アンジェス	AMG0101	デコイ	NF-kB	椎間板性腰痛症	Phase1b（米）
スリー・ディー・ マトリックス 国立がん研究センター、 聖路加国際病院	TDM-812	siRNA （A6K）	RibophorinlI （RPN2）mRNA	乳がん	Phase1 （日）
大阪大学 微生物病研究所 ノーベルファーマ	NPC-SE36 （BK-SE36）	CpGオリゴ	TLR9 （Toll-like recepter 9）	マラリア （ワクチン）	Phase1b （日、 ブルキナファソ）
東レ ボナック	TRK-250 /BNC-1021	siRNA	TGF-β1 mRNA	特発性肺線維症	Phase1 （米）
NapaJen Pharma	NJA-730	siRNA （SPG）	CD-40 mRNA	造血幹細胞移植 治療後の 急性GVHD	Phase1 （豪）
Wave Life Sciences 武田薬品工業	WVE-120101	アンチセンス	mHTT mRNA SNP1	ハンチントン病	Phase1b/2a （欧）
Wave Life Sciences 武田薬品工業	WVE-120102	アンチセンス	mHTT mRNA SNP2	ハンチントン病	Phase1b/2a （欧）

（出典：井上貴雄、佐々木澄美、吉田徳幸『Drug Delivery System』34-2,2019　を引用改変）

ばかりか、心臓の筋肉が弱ると心筋症を起こしたり、消化管の平滑筋の障害によって腸の運動機能の悪化を引き起こすこともある。

　ここで「エクソン」と「イントロン」について補足しておかなければならない。染色体の中ではアミノ酸（蛋白質の素）配列の情報を持つ遺伝子は飛び飛びに存在しており、これを「エクソン」という。情報が含まれていない部分を「イントロン」という。遺伝情報を翻訳する際には「エクソン」をつなぎ合わせる作業（プロセッシング）が行われる。遺伝子が転写されるとき

は、そのままコピーされpre-mRNAとなり、pre-mRNAから「スプライシング」と呼ばれる工程によって「イントロン」は取り除かれ、「エクソン」が再結合されて成熟mRNAが出来上がる。mRNAは合成されると核を出て、細胞質でタンパクを合成する場所であるリボソームに移動する。リボソームでは、mRNAの遺伝コードの読み取りと翻訳が行われ、数千ものアミノ酸がつながってタンパクが作られる。これが正常な流れだが、DMDではいずれかの「エクソン」の欠失が起こっているのだ。

　話題をviltolarsenに戻す。viltolarsenは、DMD遺伝子の「エクソン53」をスキップするアンチセンス医薬である。viltolarsenの「エクソン53スキップ療法」を図式化したのが図表5-8である。「エクソン52」を欠失したDMD遺伝子（pre-mRNA）では「エクソン51」と「エクソン53」が接続したmRNAが生成され、フレームシフトによりジストロフィンは発現しない。「エクソン53」を標的とするアンチセンス・オリゴヌクレオチド（AON）viltolarsenの存在下では、「エクソン53」が前後の「イントロン」と共にスキップ（切除）され、「エクソン51」と「エクソン54」の接続によりインフレームに修正される。その結果、構造の一部を欠くものの、機能するジストロフィンが骨格筋に発現する。

　このように、スプライシングをアンチセンスで制御することからviltolarsenは「スプライシング制御型アンチセンス」と呼ばれる。同じジャンルに属するものとして第一三共の「DS-5141b」があるが、これは「エクソン45スキップ療法」を選択したアンチセンス医薬である。

　以上、核酸医薬に関して特に紙面を割いて取り上げたのは、核酸医薬が製薬企業の今後の新薬開発の成長ドライバーになっていくことは、もはや疑い

図表5-8　DMDに対するエクソン53スキップ治療戦略

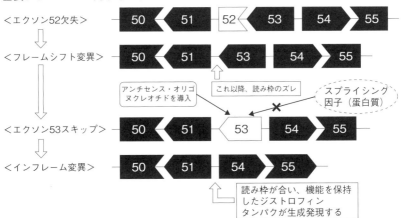

(注１)：「フレームシフト変異」とは１塩基の欠失（又は挿入、重複）によって、DNAやRNAにコドン
　　　　（mRNAの連続した3塩基が1組になっているもの）の読み枠が変更される変異のこと。
(注２)：「インフレーム変異」とは塩基の欠失（又は挿入）が3の倍数でもコドンの読み枠に変更がない変異の
　　　　こと。
(出典：武田伸一『臨床神経学』54巻12号2014、井上貴雄ら『Drug Delivery System』34-2,2019 を引用改変)

ようのない事実だからである。もちろん、抗体医薬もADC（抗体薬物複合体）のように改良が為されていき、まだ成長の余地があることは確かだ。再生医療、細胞医薬のような画期的なモダリティも有望なことは事実だがまだ開発途上にある。その中で、核酸医薬の特長や優位性を確認すれば、この分野に足を踏み入れないことは企業の成長要素を自ら捨てることと同じであると言えよう。

　ここでの締め括りとして核酸医薬の優位性についてまとめておきたい。

【核酸医薬の優位性】

　　１）化学合成が容易である。（抗体医薬品は不可）

　　２）特異性が抗体医薬品と同様に容易である。

　　３）分子量は低分子医薬品と抗体医薬品の中間に位置するが、化学修飾や

DDS（Drug Delivery System）の技術開発が進み、標的に到達しやすくなった。

4）低分子化合物や抗体医薬が標的としていた蛋白質のみならず、従来手が付けられなかったRNAを標的にできることで、各種のUMN（Unmet Medical Needs）に対応できる最有力のモダリティである。癌だけでなく各種の遺伝性疾患に応用できる。

5）従来の医薬品が標的とする蛋白質は20種類ものアミノ酸で構成されているので構造が複雑なため、個々の蛋白質に対して個々の化合物が必要だった。しかし、核酸医薬品は、核酸モノマーが連結したオリゴ核酸のみから構成され、構造が単純なことから、有効性の高いリード化合物（核酸配列）を取得できたら、そのリード化合物がベースとなって、核酸配列を変更することで、他の疾病治療の開発にも応用可能となる。

　特に5）については米国の代表的な創薬ベンチャーAlnylamとIonisの開発パイプラインを見れば一目瞭然である。両社ともに特定のリード化合物の核酸配列を変えるだけで、多くの疾患・適応症に対して短期間で開発候補品を生み出している。この理屈は、viltolarsenを開発した日本新薬が「エクソン53スキップ」だけでなく、エクソン44、45、50、51のスキップに開発チャレンジしていることにもつながっている。

3　人工知能（AI）の新薬研究開発への活用

　製薬業界の以前からの課題は新薬創出の成功率の低下によるR&D部門の生産性悪化であり、これが即、会社全体の収益率の低下に連動していくことだ。この課題を解決するには、新薬開発の入り口である創薬ターゲットの選

定方法にメスを入れることが必至だ。大手の製薬企業でも酷いところでは
PhaseⅢで開発中止を宣言しているケースも見受ける。この段階での中止は
巨額損失となり、当然、決算報告に響いてくる。経営手腕が問われるところ
だ。

　早期Phaseでの失敗例の60%は創薬ターゲットの選択ミスや治験患者の選
択ミスと言われている。大変残念な限りだ。創薬ターゲットの選択には、旧
来手法を踏襲した人間による検索や解析、ならびに動物実験による検証とい
う方法では自ずと限界が出てきていると言える。

　今や、特に低分子化合物の領域での比較的シンプルな構造の薬物は世界中
の企業がこぞって開発してきたため、もはや画期的新薬が生まれにくい状況
に直面している。また、コスト面で言えば、ヒトに対する有効性や安全性を
確認するための治験には莫大なコストが掛かる。日本は開発治験でのコスト
は世界一高いとも言われている。新薬の開発成功確率は約25,000分の１、開
発期間約13年、総開発費用約1,200億円という数字は新薬開発の困難さを物
語っているが、ハイリスクなビジネスであることは世間一般にはあまり知ら
れていない。社会貢献の最たる産業であるにも関わらず、時には矢面に立た
される場面も少なくないのは残念な限りだ。

　また、日本の製薬企業は、欧米企業に比べて企業規模が小さいため、
R&Dに回せる予算も限られてくるため、経営陣の創薬戦略に掛ける手腕が
益々問われているのが現状だ。

ｉ）創薬ターゲット探索へのAIの活用

　このような厳しい状況下で製薬企業の課題を解決するのに一役買うのが
AI（人工知能）による創薬である。図表5-9は創薬ターゲットの探索に対し
てAIを活用した場合のイメージ図である。各種のデータベース（DB）をAI
に機械学習（深層学習）させることで、開発したい疾患に関連する生体分子

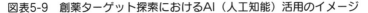

図表5-9 創薬ターゲット探索におけるAI（人工知能）活用のイメージ

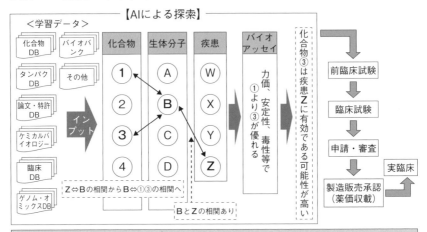

★学習データをAIに読み込ませることで、疾患Zに関連する生体分子がBである可能性をAIが予測し提示する。
さらに生体分子Bに作用する化合物①③が疾患Zにとって薬の候補として浮上するが、バイオアッセイで③を選択。

を割り出す。そこからさらに、生体分子に作用する化合物候補を導き出す。これらの作業をすべて研究者自身がやっていたら膨大な時間とコストが掛かるのは当然のことと言える。これをAI活用によって研究開発スピードが極力アップし、開発経費削減も可能となる。

　図表では創薬ターゲットの探索に限ったAIの活用を示しているが、さらに前臨床試験以降に関してもAIは応用可能である。化合物③の動物実験データをAI解析すれば毒性の有無について予測がつく。予め、ヒトに対する毒性の予測が可能となれば、開発中止のリスク軽減が図れる。また、臨床試験に関しても、確実に成果を上げられる方法が予測可能となれば回り道することなく進められることになる。

ⅱ）AI活用に向けた政府の取組み

　厚生労働省には「保健医療分野におけるAI活用推進懇談会」が設置され、

AIの特性を踏まえ、その活用が患者・国民にもたらす効果を明らかにすると共に、保健医療等においてAIの導入が見込まれる領域を見据えながら、開発推進のために必要な対応およびAIを用いたサービス等の質・安全性確保のために必要な対応等を検討した。その結果、2017年6月27日に報告書がまとめられた。

　報告書では、a）「我が国における医療技術の強みの発揮」、b）「我が国の保健医療分野の課題（医療情報の増大、医師の偏在等）の解決」の両面から、AI開発を進めるべき重点6領域を選定した。その6領域を次に示す。

　ⅰ）ゲノム医療、ⅱ）画像診断支援、ⅲ）診断・治療支援（問診や一般的検査等）、ⅳ）医薬品開発、ⅴ）介護・認知症、ⅵ）手術支援

　ⅰ）からⅳ）は「AIの実用化が比較的早いと考えられる領域」、ⅴ）ⅵ）は「AIの実用化に向けて段階的に取り組むべきと考えられる領域」とされた。

「医薬品開発」が重点領域に加えられた背景には、我が国の強みとして「医薬品創出能力を持つ数少ない国の1つである」「技術貿易収支でも大幅な黒字（3,000億円）である」ことが挙げられる。また、AIの開発に向けた厚生労働省の主な施策として次の2点を挙げている。

●国立研究開発法人「医薬基盤・健康・栄養研究所（以下、医薬健栄研）」が、創薬ターゲットの探索に向けた知識データベースを構築
●「医薬健栄研」、「理化学研究所」及び「京都大学」が中心となり、製薬企業とIT企業のマッチングを支援

　同報告書を受け、厚生労働省ではAI開発及び利活用促進に向けて幅広い視点から議論を行う「保健医療分野AI開発加速コンソーシアム」を設置し、2020年6月18日にはAI開発促進のための工程表（図表5-10）をまとめた。

図表5-10　AI開発促進のための工程表

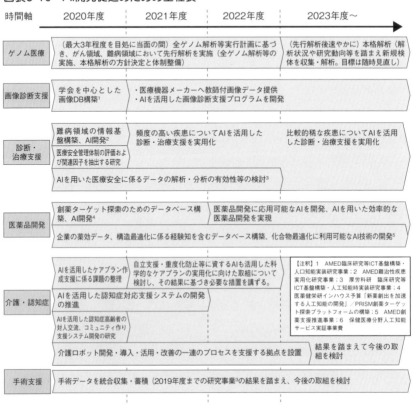

（出典：「保健医療分野AI開発加速コンソーシアム」2020年6月18日公表資料）

　この工程表の中で「医薬品開発」については、2021年度末までに「創薬ターゲット探索のためのDB（データベース）を構築し、DBを解析できるAIを開発する」、2022年度以降は「医薬品開発に応用可能なAIを開発し、AIを用いた効率的な医薬品開発を実現する」、さらに2020年度以降は「企業の薬効データ、構造最適化に係る経験知を含むDBを構築し、化合物最適化に利用可能なAI技術を開発する」としている。

　「医薬健栄研」は2017年4月から「特発性肺線維症（IPF）」を対象疾患と

して「新薬創出を加速するAIの開発」プロジェクトを開始していた。そこへ2018年７月より内閣府の「官民研究開発投資拡大プログラム（PRISM：Public/Private R&D Investment Strategic Expansion PrograM）」の対象施策に採択されたのを受けて、「肺がん」を対象疾患に追加し、成果の社会実装に向けて文部科学省管轄の国立研究開発法人「理化学研究所」と「科学技術振興機構（JST）」、経済産業省管轄の「産業技術総合研究所」等と連携し、省庁連携研究プロジェクトを開始した。

　因みに、PRISMは2018年度に創設されたプログラムで、高い民間研究開発投資誘発効果が見込まれる領域に各府省庁の研究開発施策を誘導し、官民の研究開発投資の拡大、財政支出の効率化等を目指すものである。

　また、「医薬健栄研」らの研究プロジェクトは京都大学大学院医学研究科の奥野恭史教授が代表を務めるLINC（ライフインテリジェンスコンソーシアム）とも連携している。LINCは、京都大学、理化学研究所、医薬健栄研、ライフサイエンス企業、IT企業等約120の企業・団体が構成し、約500人が参加した。LINCの活動は2020年９月末で終了するが、同年10月から「ポストLINC」を仮始動し、2021年４月から本格的に始動するとしている。

　そもそものLINCの設立目的は次の２点であった。

▶製薬・化学・食品・医療・ヘルスケア関連のライフサイエンス分野のためのAIならびにビッグデータ技術を開発することで、当該分野の発展と人材育成、経済振興を目指す。

▶具体的にはIT業界とライフサイエンス業界のAI開発でのマッチングを促進し、IT業界が世界のAI産業競争に勝てる土壌作りを目指すこと、さらにはAI戦略によるライフサイエンス業界の産業競争力を加速することを目指す。

　図表5-11にはLINCの活動成果である約30種のAI開発の概要を示してい

図表5-11　LINCで開発された約30種（=PJ）のAIプロトタイプ

WGおよびPJの一覧

WG1　未病・先制医療

1. 健康診断データによる発症予測
2. マイクロバイオーム・オミクスデータ解析
3. デジタルヘルス

WG2　臨床・診断

4. がんゲノム医療におけるAI活用
5. シミュレーションによる細胞分離
6. AIによる病理画像処理
7. AIによる電子カルテ処理
28-1. 遺伝子名認識ツール

WG3　創薬テーマ創出

8. 有望提供先や研究テーマの自動探索
9. 標的分子探索
10. ドラッグリポジショニング
28-2. 電子カルテや患者コミュニティサイトからの
　　　アンメット・メディカル・ニーズの抽出

WG4　分子シミュレーション

11. タンパク質立体構造・機能予測
12. AIによるドッキング計算高度化
13. 分子動力学計算におけるAI活用
14. AIを用いた高精度分子力場

WG5　メデケム・分子設計・ADMET

15. 合成経路予測
16. 分子設計AI
17. 化合物記述子表現
18. QSAR/QSPR/in vitro ADMET予測

WG6　トランスレーショナルリサーチ

19. 非臨床データからのヒトADMET予測
20. 疾患メカニズム解明・ブリッジング予測

WG7　バイオロジクス・製剤・ロボティクス

21. バイオロジクス関連AI
22. 結晶形・製剤関連AI
23. 調剤ロボティクス

WG8　治療・市販後・メディカルアフェアーズ

24. AIによる治療の効率化
25. 有害事象の情報基盤
26. 製品Q&Aシステム
27. アウトカムリサーチ・医療技術評価

WG9　知識ベース・自然言語処理

30. 知識ベースの構築

WG10　AI基盤

29. ライフサイエンスのためのAI基盤

（出典：「Life Intelligence Consortium」パンフレット）

る。

　LINCでは、創薬のターゲット探索から臨床試験に至る多くの過程を包含する形で10のWG（ワーキンググループ）に分かれ、それぞれのWG毎にPJ（プロジェクト）を組み、合計30のPJが同時進行でAIの開発を進めてきた。

　その結果、医薬品の研究開発プロセスの川上（創薬ターゲット探索）から川下（市販後）に至るまでの全域にわたってプロトタイプのAIを開発できた。

　今後は、これらのAIを製薬企業が導入し、使いこなす段階になるわけだが、最大の課題は、個々の製薬企業がAIに読み込ませるに値する学習データの質と量が充分に備わっているのかという点である。その解決策としては、各社が必要なデータを臨機応変に共有できる"データシェアリング"へと

駒を進めることだ。各社が単独でやっていてはLINCの本来の設立目的とかけ離れた方向に進んでしまう。その点を考慮に入れると、「ポストLINC」では経営層や管理職へのAIの啓発を含めた人材育成にも注力していくとの奥野教授の考えだ。

iii）国内外の製薬企業のAI創薬関連企業との提携状況

　国内の一部の製薬企業はLINCに参画すると共に、個々でAI技術に優れた企業と提携する動きも活発になっている。それはLINCの活動とは別にAI創薬関連企業との提携も同時進行していくことで、AI創薬のビジネスチャンスを逃さないとの思いが推察できる。AI創薬関連企業とのタイアップは海外のメジャーな企業は当然のことながら積極的に進めている。図表5-12には国内外の製薬企業とAI創薬関連企業とのタイアップの概要を示した。

　AI創薬関連企業の殆どが米国に拠点を置くもので、Numerate、Atomwise、Recursionの躍進が目立つ。図表にはIBMの記載が少ないが、これは同社の「Watson」シリーズが全世界で非常に多くの企業が導入しているので、敢えて省いている点はご容赦頂きたい。「Watson」が製薬業界にAIの普及を促進したことの貢献は非常に大きいと言える。英国でのAI創薬関連企業としての代表はExscientia、BenevolentAIであろう。

　ここでは特に米国のスタートアップ企業Recursionについて触れておきたい。同社は2013年11月にソルトレイクシティにて創業されたAIをフェノタイプ（表現型）ベースの創薬に活用している企業である。表現型スクリーニングでは、疾患にできる限り近い状態の細胞モデルを準備（培養）して、その疾患モデル細胞の特長を正常細胞の特長に近づけるターゲット分子や候補薬を見出す。次に、ヒットしたそれら化合物がなぜ効果が出ているのかについて検証する。このように創薬の標的にする疾患に対して先ず効く化合物を

図表5-12　国内外製薬企業とAI創薬関連企業との提携

製薬企業名	提携年	AI創薬関連企業	提携概要	対象疾患
Boehringer Ingelheim	2011	Numerate	低分子薬に特化したインシリコ創薬プラットフォームを提供。従来型の結晶構造分析からの創薬ではなく、SAR、patents、phenotypic data等のデータから候補物質を探索	感染症
Merck	2012	Numerate		循環器疾患
	2012	Atomwise	数百万種類の既存薬の分子構造と作用を解析し、新薬候補物質の探索を行う。	非公開
	2018	Palanti	合弁会社Syntropyを設立し癌のデータ分析に取り組む	非公開
Janssen (J&J)	2014	IBM	IBMのWatson Discovery Advisorチームと提携	非公開
	2015	IBM	治療結果予想アプリの開発	
	2017	BenevolentAI （英）	臨床段階の新薬候補化合物を対象にAIで評価。論文と過去の臨床試験データをもとに臨床試験で失敗した新薬候補の他疾患への適応を探索	
アステラス製薬	2015	Biovista	アステラスの化合物をBiovistaのClinical Outcome Search Space(COSS)で分析しドラッグリポジショニングに活用	非公開
	2016	NuMedii	BigData Intelligence technologyで化合物の新規適応症を探索	非公開
	2020	Elix （日本）	化合物の薬理活性やADME、物性、毒性などの予測、化合物構造の生成、化合物の逆合成解析のためのアルゴリズム開発などを行う。創薬研究期間の短縮や新たな化合物構造の提案をめざす	非公開
大日本住友製薬 （米国子会社 Sunovion）	2014	Exscientia （英）	ExscientiaのAIによる自動設計を用いたbispecific-small-molecule design技術により、新薬候補化合物群を設計。着手後12カ月で2つのGPCR（Gタンパク質共役型受容体）に対して選択的に作動性を有する化合物を発見	精神疾患
	2017	PsychoGenics	PsychoGenicsの開発プラットフォームSmartCubeとそのデータ解析にAIアルゴリズムの一部を用いて、ドパミンD2受容体に作用しない新世代の統合失調症治療剤を開発	
Pfizer	2016	IBM	Watson for Drug Discoveryを使い創薬ターゲットを探索	Immuno-oncology
	2018	XtalPi （中国）	分子モデリングのためのAIプラットフォームの開発	非公開
Abbvie	2016	AiCure	PhaseⅡ試験にAIベースの患者モニタリングプラットフォームを活用し投薬アドヒアランス向上（50%→90%に改善）	統合失調症
	2016	Atomwise	非公開	非公開
Genentech (Roche)	2017	GNS Healthcare	GNSの因果予測手法とEMRデータを使い新薬とマーカーの探索を行い、次世代癌治療につなげる	Oncology
Sanofi	2016	Recursion	遺伝病を標的としたSanofi所有化合物の再スクリーニング	遺伝性疾患
	2017	Exscientia （英）	費用と期間を1/4に短縮することをめざし、AIによる自動設計を用いたbispecific-small-molecule design技術により新薬候補物質を設計	代謝性疾患
	2017	BERG	インフルエンザワクチンのバイオマーカーの予測	インフルエンザ
GSK	2017	Exscientia （英）	GSKの指定する最大10の創薬標的に対する設計医薬品の研究開発	非公開
	2017	Insilico Medicine	新規標的同定技術により加齢性疾患の新薬開発を推進	パーキンソン、アルツハイマーなど
Astra Zeneka	2017	Berg Health	患者と健常人のゲノム・蛋白質等を比較解析し、解析データと患者の臨床情報をAIで分析し、医薬品候補を抽出	非公開
	2019	BenevolentAI （英）	創薬における探索からPhaseⅡb迄の臨床試験の一連のプロセスに、非構造化データと構造化データを統合する計算・実業用のデータプラットフォームを活用	慢性腎疾患、特発性肺線維症
武田薬品工業	2017	Numerate	低分子薬に特化したインシリコ創薬プラットフォームを提供	Oncology、
	2017	Recursion	BigData Intelligence technologyで化合物の新規適応症を探索	消化器系、中枢神経
田辺三菱製薬	2018	日立製作所	創薬と臨床・治験の両分野にAIシステムを導し、開発期間の短縮や開発コスト削減、試験の成功確率向上をめざし2018年に本格運用開始	非公開
塩野義製薬	2018			
旭化成ファーマ	2018	DeNA、DeNAライフサイエンス、住商ファーマインターナショナル	DeNA、DeNAライフサイエンス、住商ファーマインターナショナルが進めている「AI創薬プロジェクト」は製薬各社が所有する化合物情報を用いて、創薬に必要なコスト及び時間低減に繋がる技術を開発し検証する	非公開
ラクオリア創薬	2018			
日本ケミファ	2019			
Bayer	2020	Recursion	疾患モデル培養細胞/正常細胞画像の世界最大規模のデータベースを構築し、機械学習で高速処理し、創薬ターゲットやリード化合物を探索。	線維性疾患
中外製薬	2018	Preferred Networks （日本）	創薬を含む幅広い事業でPreferred Networksの独自の深層学習技術を活用	（リード抗体の選抜、抗体の最適化）
	2020	FRONTEO （日本）	FRONTEOの論文検索システム「Amanogawa」と、疾患メカニズムをパスウェイ状に可視化するシステム「Cascade Eye」に関するライセンス契約を締結。「CascadeEye」は疾患の分子や遺伝子情報を客観的に解析し新たなターゲット探索や創薬につなげる	非公開

（出典：小野寺玲子、仙石慎太郎『研究　技術　計画』Vol.33,No.3,2018　を加筆改変作成）

140

探索していくアプローチをとるのがフェノタイプ（表現型）ベース創薬である。同社の疾患モデル培養細胞の高解像度画像の取得は自動化されていて、１週間に1,000万以上の細胞画像を取得し、１ペタバイト以上のデータベースを構築している。これらの高解像度の画像や遺伝子解析、プロテオミクス解析などを教師データとして機械学習で高速処理し、創薬候補化合物の創製につなげている。創薬候補品は、ウェットラボ（実験生物学）とドライラボ（計算処理）を組み合わせた反復的な検証ループを通した精査により選定される。この検証ループで繰り返されるデータの蓄積プロセスは完全自動化されており、他社のAI創薬技術との差別化になり得るものである。

　日本でも日立製作所、DeNA、Elixや、図表には出ていないが第４章でも触れたNECもAI技術には定評がある。「NEC the WISE」は同社の最先端AI技術群の名称だが、これらの技術を活用して癌などの先進的免疫療法に特化した創薬事業に2019年から本格参入している。第一弾として患者の癌細胞をAIで調べ、専用のワクチンを作るオーダーメード型の治療法をフランスのバイオ企業Transgeneと共同開発している。頭頚部癌と卵巣癌向けの個別化ネオアンチゲンワクチンの開発だが、AIによる癌抗原の予測をNECが担い、AIが予想した蛋白質（癌抗原）を患者の体内で増やす為のワクチンをTransgeneが開発している。

「ネオアンチゲン」とは正常の細胞には存在しないが、がん化することによって作られる新たな抗原のこと。ネオアンチゲンワクチンはその抗原の発現を遺伝子情報から予測して、その結果をもとに設計するワクチンだ。

　NECグループでは、この技術を応用して新型コロナウイルスに対するワクチンの設計に向けてAIを活用した遺伝子解析の結果も公開しており、現在はワクチンの開発加速を目的としたパートナー組織とウェットラボ検証について協議を進めている。（2020年４月23日時点）

AI創薬関連企業の多くはスタートアップ企業であり、大手の製薬企業は、そのAI創薬技術を取り込むために業務提携、資本提携、或いは買収にまで発展するケースもある。その買収劇の先頭を走るのが次に示すスイスRocheによるAI、IT企業のM&A遍歴である。

- ・2014年：Bina Technologies（遺伝子情報の収集分析）
- ・2017年：Viewics（医療データの収集とビッグデータ解析）
   ：mySugr（糖尿病患者向けバイタルデータ管理プラットフォーム）
- ・2018年：Flatiron Health（がん臨床情報解析）・・・買収額19億ドル
   ：Foundation Medicine（がん遺伝子解析システム）

　Rocheは、かつてOncologyのバイオ企業Genentechの買収によって抗体医薬のトップランナーに躍り出た。そして今度は、AI創薬関連企業の立て続けの買収である。同社は、遺伝子レベルのAI創薬関連技術を自社に着実に取り込むことによって、Oncology創薬においては他社の追随を許さないところに向かって突っ走っているように見える。

　M&Aに派生する問題点として「特許」がある。買収した企業側は、単に主たるビジネスに止まらず、被買収企業が所有する様々な特許から生まれるライセンスビジネスに繋がることを意味する。経営戦略としては技術だけではなく特許も取得できることで一挙両得と言える。しかし、こと製薬業界のように人命に直結するものを扱う業界の場合、特許を囲い込むことによる製薬業界全体の創薬発展の萎縮になってしまっては意味がない。"オープンイノベーション"が叫ばれて久しいが、欲しい技術を募集しても特許が障壁となってしまっては前に進まない。特許を否定することは論外としても、人命にかかわるものであれば、その行使にも或る一定の基準を設けることも考え

て良いのではないか。

iv）AI創薬の発展に向けて

①AI人材の確保

「AIを構成する技術的要素としては、統計、アルゴリズム、数学、Application Programming Interface（API）、プログラミングの５つがあり、いずれかが１つでも欠けてしまうとAIの開発は成功しない。保健医療分野におけるAIの開発に当たっても、これら５つの技術的要素それぞれについて精通した人材を揃える必要がある。また、これらの前提として、仮想化技術にも精通しておく必要もある。しかしながら、厚生労働省がこれらに精通した人材を揃えることは実質的に困難であることから、AIの開発に向けた取組を厚生労働省が単独で行うのではなく、外部組織の連携・協力を得ることは必須である。政府全体を見渡せば、総務省・文部科学省・経済産業省所管の国立研究開発法人がAI技術の研究開発を行う次のセンターをそれぞれ有している。保健医療分野においてAIの開発を進めるためには、民間活力を取り込むことに加え、これらの機関との協力も望まれる。」

・情報通信研究機構脳情報通信融合研究センター（CiNeT）
・理化学研究所革新知能統合研究センター（AIP）
・産業技術総合研究所人工知能研究センター（AIRC）

「ベンチャー企業を含めた民間のIT系企業にはAIの開発等に精通した人材が一定程度存在する。また、国主導の取組だけでは画一的なAIの開発になりがちで、保健医療分野に飛躍的なメリットをもたらす画期的なAIを開発することは難しいと考えられる。そのため、保健医療分野におけるAIの開発に民間活力を取り込むことは重要であり、保健医療データへのアクセス改善を通じて民間のIT系企業が保健医療分野へ参入しやすい環境を整備することが求められる。」

以上のことが「保健医療分野におけるAI活用推進懇談会（報告書）平成29年6月27日」に述べられているが、未だに官民一体とまでいかない。例えば、国内製薬企業で産総研とタイアップしている例は武田薬品とアステラス製薬は把握しているが、他社の提携は如何か。前述の3つのセンターが製薬企業と活発な連携が図られていないのであれば、国の業界へのアナウンスが足りないことと、3つ共に管轄省庁が異なる縦割り行政の弊害と言わざるを得ない。逆に製薬企業側にも情報を取りに行く姿勢が問われるのではないか。弊社が主宰するマーケティング月例講座ではAIRCから首席研究員のご指導を仰ぐ機会があるが、製薬企業とのコラボは歓迎するとのお言葉も頂戴している。同センターに出向し、鍛えて頂くことも視野に入れた人材育成も必要ではあるまいか。

　一方、教育機関である大学の動きにも注目したい。2018年度にAI技術やITの社会人教育講座が相次いで開講した。文部科学省の人材育成拠点形成事業「enPiT-Pro」は早稲田大学や名古屋大学など5大学、経済産業省系の新エネルギー・産業技術総合開発機構（NEDO）はNEDO特別講座として、大阪大学と東京大学で即戦力AI人材育成講座を開講した。但し、文科省事業の各大学は平日夜と土日に120時間の教育カリキュラムとなっており、果たして社会人が大学で講義を受けるために120時間を捻出することができるのか。この点は、社費で通学する社員に対する寛容な待遇を企業側で用意できることが前提となろう。

　こうして見てくると、やはりAI技術に長けた民間企業とのタイアップが現実味を帯びてくる。例えば、先述のNECの癌ワクチン開発に限らず、他の疾患領域における自社の化合物ライブラリーや多様なデータに関して、

NECの卓越したAI技術が活用できる点は大きい。製薬企業のAI人材を育てるパートナーにもなり得る。国内の一部製薬企業が進めている海外のAI創薬関連企業とのタイアップも積極的にアプローチすることが、AI人材がいない国内企業にとってはHR課題解決の一番の近道となろう。

②AI創薬実用化への課題（「製薬協　政策提言2019」より）

　日本が世界に誇れるのは「医療の質の高さ」、「高い創薬力」、「医療機器・診断機器の技術水準の高さ」である。これらによって裏付けされた個人の良質な医療情報が連結され、それに健康診断情報、行動情報、ゲノム・オミックス情報等が連結されれば、世界的にも貴重な健康医療ビッグデータとなる。しかし、我が国の課題としての「質」、「量」、「二次利用」に関しては、次に示すように、産学官連携で解決する必要がある。

- ・「質」：患者の医療情報、介護情報及び健常人の健康情報に加え、ゲノム・オミックス情報、AI処理が可能な画像データ、行動情報など多様な項目の経時変化情報が連結されている必要があるが、そのような統合的なデータはほとんど整備されていない。
- ・「量」：次世代医療基盤法では二次利用可能な医療情報の収集が可能とされているが、国民・患者・医療機関等の情報提供者へのインセンティブが十分でないため規模が小さくなる懸念がある。
- ・「二次利用」：現在、国やアカデミアが構築している多くのデータベースは民間利用が制限され、改正個人情報保護法の下で第三者提供が可能な同意を取得されていないケースが多い。次世代医療基盤法により医療分野の研究開発に利用可能となるが、個人識別符号に該当するゲノムデータは利活用者に提供されないため、創薬研究への活用の観点では不十分である。また、厚労省の「データヘルス改革」にデータの二次利用による産業振興の観点は十分に盛り込まれておらず、連結された健康医療ビ

ッグデータを医薬品の研究開発に活用できない懸念がある。

　これら３つの課題からしてAI創薬の実現には程遠い感は否めない。
　また、AIを開発するためには、製薬企業にとっては非常に重要な臨床試験及び非臨床試験データの業界内での共有と共同活用が必要なのだが、これまで積極的には検討されてこなかった。そこで"データシェアリング"が新たな課題として浮上してくる。

- 「データシェアリング」：今後は先ず、企業間でこれまで難しかった非臨床の"データシェアリング"を推し進め、共有化されたデータを効果的に創薬研究に活用する環境を整備すること。各社が、化合物構造データ、薬効、ADMET に関するin vitroあるいはin vivoデータなどの幅広いデータを提供することにより、AI開発にも資する多様性に富む、大型で高品質なデータベースを構築する。構築されたデータベースは各社の創薬研究の効率化に向けた取り組みに活用されると共に、AI開発に強みを有する国内アカデミア等に提供して、創薬研究の効率化を実現するAI開発に活用する。

　AIを活用するにはその前提となる質量ともに膨大な「学習データ」が必要となる。１社単独ではAIに深層学習させるに足る学習データが用意できない場合、その収集には各医療機関や各製薬企業が連携し、それぞれのデータを相互に利用できる体制構築が重要なポイントになる。自社では価値が無いと判断していたデータが他の機関のデータと組み合わせることで価値を見出すこともある。企業の壁を乗り越えたデータ共有連携がAI創薬実現への鍵となるのだ。このような課題を克服できなければAI創薬は画餅に終わるであろう。
　各社の英断に期待しつつ、AI創薬が難治性疾患に苦しむ患者さん達を救

う未来が早く訪れることを願うばかりである。

　本章での最後に触れておきたいこととして「モダリティ」の進化がある。新薬開発の初期は低分子化合物がメインであった。その後、抗体医薬が出始めた頃からバイオ医薬品が開発戦略の主軸になり、さらにゲノム技術の発達と共に再生医療、細胞医療、遺伝子治療、核酸医薬の登場となっていく。

　そして、直近では2020年9月25日に先駆け審査指定制度の対象品目に挙がっていた「癌光免疫療法」に用いる「アキャルックス」（一般名：セツキシマブサロタロカンナトリウム＜遺伝子組換え＞）が世界で初めて製造承認された。これにより、同療法は手術、放射線、抗癌剤、癌免疫療法に続く「第5の癌治療法」として位置づけられることになった。

　同剤は、EGFR（上皮成長因子受容体）を標的とする抗体医薬品「セツキシマブ」に非熱性赤色光で活性化する光感受性物質「フタロシアニン誘導体（IR700）」という色素を結合させた抗体色素複合体（ADC）である。同剤を点滴静注終了20〜28時間後にレーザー照射システム「BioBladeレーザシステム」でレーザー光を照射する。適応は「切除不能な局所進行または局所再発の頭頸部癌」となっており、この照射によって腫瘍細胞の細胞膜上に発現するEGFRに結合した同剤が励起され、腫瘍細胞の細胞膜を破壊するという仕組みだ。この照射システムも既に承認取得済みである。

　「癌光免疫療法」は、癌細胞を物理的に破壊するだけでなく、破壊された癌細胞から抗原が放出されることで、患者自身の免疫も活性化するとされている。癌細胞を直接破壊すると共に、免疫細胞による癌への攻撃が増強することで高い治療効果が期待されている。

　この新しい「癌光免疫療法」は、米国立衛生研究所（NIH）の小林久隆主任研究員らのグループが開発し、2011年11月に医学誌に発表した。NIHは米国のベンチャー企業・アスピリアンセラピューティクスに光免疫療法をラ

イセンスしたわけだ。当初、楽天の三木谷社長がその療法の将来性を見抜き、個人的に融資をしていたが、その後、正式に楽天が出資企業となり、社名も楽天メディカルとなったのである。楽天は現在、楽天メディカルの発行済み株式の22.6％を保有し、同社を持分法適用会社としている。

　新たなモダリティの発見は今まで不可能だった難治性疾患の治療に対して救世主となる。しかし、その発見を世の中に実際に役立つ形に持って行くにはバックで支える資本が要る。今回の「癌光免疫療法」にいち早く着目したのは製薬企業ではないEC企業の雄を一代で築き上げた企業家だった点に注目したい。三木谷氏は、癌で亡くした父への思いから、個人資産をアスピリアンに捧げ、のちに「第5の癌治療法」と呼ばれる療法が、多くのがん患者を救うことを使命として感じていたからこそ、ここまで来れたのだと思う。筆者も楽天メディカルの社名変更の式典に招待され参加したが、同氏の同療法に掛ける熱意をひしひしと感じ取った次第である。

　企業のトップマネジメント、かくありきと感じる。

第 **6** 章

戦略理論は企業の成長に
貢献しているか？

紀元前500年頃の呉の将軍であった孫武によるとされる「孫子の兵法」は13篇から成る兵法書で前半に戦争概論、後半にその各論が書かれている。現代では、それを経営戦略にも通じる教科書として広く世界中で読まれている。戦争理論は突き詰めていくと、経営理論につながり、ビジネスがまさに戦争であると再認識するに至る。以来、ビジネス関連において数々の学者や実務家が多くの経営戦略論を世に出し続けてきた。昨今ではIoT、AIといったデジタルテクノロジーがビジネスそのものを驚異的なスピードで変革していく社会になり、経営戦略理論はそれらを加味し反映させたものでなければ受け入れられないところまで来ている。

　本章では、これまで世に出されてきた数々の戦略理論の中から著名な３つの理論に絞って、それらがこれからの企業の成長に実際に貢献するものなのかについて考察を加えることとしたい。

　なお、ヨーゼフ・シュンペーターのイノベーション論については最後の第11章にて取り上げているので本書では合計４つの戦略理論を展開する。

1　フレデリック・ランチェスター：「ランチェスターの法則」

　同法則については拙著『医薬品産業戦略マネジメント』（114~116頁）でも触れている。英国の航空エンジニアだったランチェスターが、武器と兵力数が戦闘力を決定づけるとして「第１法則（一騎打ち戦）：戦闘力＝武器効率×兵力数」、「第２法則（確率戦）：戦闘力＝武器効率×兵力数の二乗」を編み出した。これに着目した米コロンビア大学の数学者クープマンは、「戦力」を「戦術力」と「戦略力」に分け、「戦術力１：戦略力２」を獲得できれば戦力は最高値に達するとした「クープマンモデル」を提唱した。このクープマンモデルを解析して市場シェア目標数値モデルである「上限目標値73.9%、安定目標値41.7%、下限目標値26.1%」を導き出したのは我が国のラ

ンチェスター研究の第一人者である故田岡信夫氏と社会統計学者斧田大公望氏である。田岡氏は目標値をさらに区分し「上位目標値19.3%、影響目標値10.9%、存在目標値6.8%、拠点目標値2.8%」を導いた。これらの数値は、企業が目指す市場シェアの設定やその時点での自社のポジションの検証に役立つ。この理論は「田岡・斧田シェア理論」と呼ばれているが、もとはランチェスターの法則が起点となっている。

　ここまでは、営業・マーケティング部門において毎年の市場シェア目標を立てるときに指針となるもので参考になるだろうが、他にこの法則で役立つ理論は何だろうか。そこで、もう少し同法則を紐解いていく。前段部分での「第一法則」は、別名「一騎打ちの法則」とも称される。医薬品業界で例えるならば、糖尿病治療薬SGLT2阻害薬をもつ2社のMR数が、A社1000人でB社2000人の企業ならば、「武器効率（製品特性）」は同程度で、「兵力数（MR数）」はB社が2倍ゆえ「戦闘力」もB社が2倍となり、この勝負は「一騎打ち戦」ではB社のMRが1000人生き延びることになり、圧倒的有利さでB社が勝利ということになる。計算上はそのようになるが、A社がB社に勝つにはどうすれば良いのか。「一騎打ち」の場合は「武器効率」を2倍（2000÷1000）以上にすれば良い。また後述の「集団戦闘」の場合は「武器効率」を4倍（400万÷100万）以上にしなければならないことになる。しかし、「武器効率」を製品特性とすると、武器は同じSGLT2阻害薬なので簡単に2倍、4倍に変えられる筈もない。従って、「武器効率」を他に置き換えて考えることにするとMRに対する本社のバックアップ体制を盤石にすることが思い浮かぶ筈だ。これは、第8章で取り上げるCX（Customer Experience）を高めるための個々の企業のバックヤードの体制が効いてくる。これらは、まさに本社マーケティング部門のマターである。さらに「兵力」の点から言えば、MR個々の顧客との深い関係性・信頼性の差が競合他社に打ち勝つ原動力になる。その実現にはMRの情報収集能力が左右する。

顧客のニーズ、ウォンツをいち早く知り、いち早く対応する。顧客の心に直球でストンと落ちる「交渉術」を身につける必要があろう。そして、インフルエンサーを最大限活用することだ。個々のMRがArea Marketingの能力（地域特性＝医療連携構造、市場特性＝疾病構造、チャネル特性＝卸勢力図、競争特性＝競合状況などの分析と理解）を発揮し、エリア競争プランニングから実行、検証までできるチームであれば数で優る他社にも勝てる。最終的には、MR個々のゲリラ戦に持ち込めるかが肝要であろう。

　実際の医薬品営業現場では両社のMR数が倍の格差があっても、１対１で戦うA、B両社1000人同士のうち、どちらかの企業の医薬品が医療機関で採用（同種同効薬は１種のみ採用が前提）されると考えるのが普通であろう。両社の1000人のMRが例え「一騎打ち」でも同時に潰れることはない。そこは、冒頭の計算式では一概には言い表せないことである。

　「第二法則」は「集中効果の法則」とも呼ばれ、１対１の戦いではなく「集団戦闘」のケースを指す。圧倒的兵力で一気に弱者を攻め込む。A社が攻めている得意先にはB社は２名のMRを送り込み、圧倒的訪問数でA社の入り込むスキを見せず、同時並行でA社の全国取引卸へも攻勢を掛け、B社製品を優先販促品目に計上させ、MSの販売力を最大限に活用する。これでA社は敗戦を余儀なくされる。この日本では、医薬品営業には卸政策が不可欠であることを物語る。

　先の田岡氏は「ランチェスターの法則」を「強者」と「弱者」に分け、「強者」とは常に市場シェア１位企業（製品）であり、「弱者」は１位以外の全てを指すとしている。そして「弱者」は、競争目標は自社より上位企業としつつ、攻撃目標は下位企業とすべしとしている。「弱者」は上位企業のマーケティング戦略上の模倣できる部分は可能な限り模倣し、それを以て下位

企業を叩くのが効率的とした。田岡氏は特に「弱者の戦略」について「経営戦略に同法則を応用するには、経営資源を集中投下する分野を決め、その分野でNo.1になることが重要だ」としている。つまり、「エリアNo.1の地域・得意先を持つこと」は、市場（エリア＆得意先）が成長するに伴い自社も成長することにつながり、「他社が力を入れにくい領域で専門性の高い商品を開発し、その領域に投入しNo.1商品になること」は、他社の追随を許さず、常に強者のポジションを死守できることになることを意味する。

「ランチェスターの法則」は、特に中堅企業のマーケティング戦略にこそ見直してもらいたい戦略立案の法則であると同時に、どの企業に対してもバックヤードの強固な体制作りが如何に重要であるかを示唆するものだ。

2　マイケル・E・ポーター：「競争戦略」

　史上最年少で米ハーバード大学の正教授になったマイケル・E・ポーターの名前をもはや知らない人はいないだろう。今や競争戦略の世界的権威とされている。ポーターの著書には『競争の戦略』『競争優位の戦略』といった世界的名著があり、世界中のMBAで必ず授業に取り上げられている。詳細についてはこれらの名著を読んで頂くのが最善だが、本書では医薬品業界を例に挙げて要点だけに絞って解説しておきたい。

　ポーターの理論で最小限押さえておきたいのは「5-Force分析」と「3つの基本戦略」の2つである。

ⅰ）5-Force分析

　これは業界の収益性分析であり、個々の企業分析ではないことを最初に押さえておくべきだ。図表6-1では医薬品業界について例示してみた。

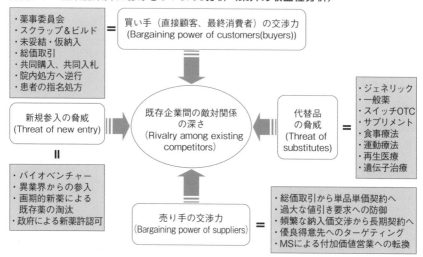

図表6-1　医薬品業界における5-Force分析（業界の収益性分析）

・薬事委員会
・スクラップ＆ビルド
・未妥結・仮納入
・総価取引
・共同購入、共同入札
・院内処方へ逆行
・患者の指名処方

＝

買い手（直接顧客、最終消費者）の交渉力
(Bargaining power of customers(buyers))

新規参入の脅威
(Threat of new entry)

＝

・バイオベンチャー
・異業界からの参入
・画期的新薬による
　既存薬の淘汰
・政府による新薬許認可

既存企業間の敵対関係の深さ
(Rivalry among existing competitors)

代替品の脅威
(Threat of substitutes)

＝

・ジェネリック
・一般薬
・スイッチOTC
・サプリメント
・食事療法
・運動療法
・再生医療
・遺伝子治療

売り手の交渉力
(Bargaining power of suppliers)

＝

・総価取引から単品単価契約へ
・過大な値引き要求への防御
・頻繁な納入価交渉から長期契約へ
・優良得意先へのターゲティング
・MSによる付加価値営業への転換

（マイケル．E．ポーター『競争の戦略』を参考に作成）

　ポーターは経営戦略を立てるに当たり、高収益事業は何か、どの業界が事業を興すのにふさわしいか、事業を興すにあたり競争状況はどうかなど、候補に挙げた業界の収益性を分析することが重要だとした。そのために提唱したフレームワークが「5-Force分析」である。当該業界で競争しているのは図表の真ん中にある既存の競合企業同士だけではなく、その周辺に位置するステークホルダー、すなわち「売り手」「買い手」「代替品」「新規参入業者」も競争当事者と見なせということだ。競争が激しい業界は高い収益を上げるのは非常に難しいことになる。自社がこの図表のどのポジションにあるかによっても見方は変わってくるので留意して頂きたい。以下、医薬品業界について「5-Force分析」してみる。

　★「売り手」の交渉力：医薬品業界での売り手は本書では敢えて医薬品卸と定義する。これまで、流通業界と買い手である医療機関との取引では、医療機関による「総価取引」「未妥結・仮納入」「過大な値引き要

求」が大きな問題として挙げられてきた。それに対する卸の医療機関に対する交渉力は万全ではなく、むしろ"為す術無し"といった状況が続いてきた。そこで、遂に政府による「医療用医薬品の流通改善に関する懇談会（以下、流改懇）」が発足し、議論されてきたところである。そして、2018年4月に「医療用医薬品の流通改善に向けて流通関係者が遵守すべきガイドライン（以下、流通改善GL）」が施行された。政府主導で動いた結果、改善に向けた動きが顕著になりつつある。

　また、メーカーとしては卸業者の上得意先に自社品を推奨してもらえるかどうかが、その地域でのシェア確保に大きな鍵となる。

★「買い手」の交渉力：医薬品業界での買い手は医療機関および最終消費者である患者である。前述の「流改懇」でも問題視された事項は、まさに買い手によるバイイングパワーそのものであるが、「流通改善GL」の施行により、改善に向かいつつある。メーカーにとっては、ヤマ場の院内薬事委員会は最大の関門であり、院内採用薬剤数の適正管理からスクラップ＆ビルドが頻繁に行われる。また、複数の医療機関による共同購入や共同入札によって採用薬剤の納入価に変動が生じたり、採用品目の縮小にもつながる。さらに、今では一般的になっている院外処方について逆に院内処方に戻す動きもある。今まで処方箋を受けていた調剤薬局にとっては売上がゼロになり、閉店を余儀なくされる。

　また、実際に薬を服用する患者のリテラシーが高くなってくると、処方する医師に対して処方して欲しい薬を指名する場合も想定できる。

★「新規参入の脅威」：昨今の薬価収載新薬は抗体医薬を始めとするバイオ医薬品が売上げの上位を占める時代になって来た。それらの多くはバイオベンチャーが開発したものであり、その新薬獲得のために製薬企業はバイオベンチャーを買収するという動きが一般化している。

　また、従来まで薬の開発とは無縁だった他業種が、自社の独自技術を

薬の開発に応用し、見事に新薬を創製するケースも出てきている。そして、従来の既存新薬とは全く作用機序も異なり、有効性も格段に違う画期的新薬の登場も、広義の意味では新規参入の脅威と言えよう。

　また、見方を変えて、政府の政策は参入障壁となりうるものだ。医薬品業界に新規参入する場合の関門は新薬承認に関する許認可であり、薬価基準に収載されなければ、ビジネスが成り立たない。

★ **「代替品の脅威」**：ジェネリック医薬品の参入は先発メーカーにとっては、特許が切れた段階で避けて通れない売上ダウンの原因となる。また、ドラッグストアで販売される一般薬、スイッチOTC、サプリメントも疾病の治療や予防に使われることから当該メーカーにとっては痛いであろう。疾病によっては、食事療法や運動療法で治療や予防ができることが分かっていることから、これも脅威となろう。最後に、昨今、開発が急ピッチで進められつつある「再生医療」「遺伝子治療」は医薬品として上市される場合を除けば、代替品として位置づけられよう。

★ **「既存企業間の競争状況」**：医療用医薬品業界は国が定める**薬価制度**によって事業が成り立っている。新薬を開発し上市できれば売上は確保される。それでも実勢価に基づく薬価の改定により、徐々に薬価は下がっていき、薬価ダウン分を売上拡大でカバーできれば良いが、そうでない場合は、売上は減少していく。競合他社との競争は営業・マーケティング戦略と販売力によって勝負が決まる。最後に、パテントが切れればジェネリックの参入により売上は減少傾向に向かう。医療用医薬品業界は新薬がコンスタントピッチで開発・上市できる企業は高収益が見込めるが、それ以外は既存薬で喰っていかなくてはならず、薬価改定も毎年となると、厳しい業界と言ってもよいのではないか。

　また、日本の**薬価制度**に関しては、革新的新薬が必ずしも市場が満足する

薬価を獲得できないという残念なケースもある。ちょうど本書を執筆中の2019年8月28日に薬価基準収載が60万360円で中医協にて了承されたHGF遺伝子治療用製品「コラテジェン筋注用4mg」（アンジェス㈱）の例は株式市場に失望売りが起きストップ安となった。この製品は"日本発の遺伝子治療薬"であるにもかかわらず、この薬価では収益につながらないのではないかという市場の思惑があった。「標準的な薬物治療の効果が不十分で血行再建術の施行が困難な慢性動脈閉塞症（閉塞性動脈硬化症及びバージャー病）における潰瘍の改善」を「効能、効果又は性能」としている。一方、海外で開発が先行する遺伝子治療薬は価格が高く、米国で2017年に製造販売が認められた網膜難病治療薬「ラクスターナ」（米スパーク・セラピューティクス；ロシュに買収された）は両眼で85万ドル（9300万円）だった。また、2019年5月にFDAに承認されたノバルティスの脊髄性筋萎縮症治療薬「ゾルゲンスマ」は212万5千ドル（2億3375万円）である。同じ遺伝子治療薬という観点からすると「コラテジェン」の薬価は安過ぎると市場が思うのも無理からぬことだ。こうした背景には、日本と海外での異なる価格算定方法がある。海外では既存の治療法との効果をもとに企業が価格をはじき、民間の保険会社との間での値引き交渉を経て価格が決まる。ところが日本では類似薬が国内外に既存品としてあれば「類似薬効比較方式」で薬価を算定するが、無ければ「原価算定方式」で決めることになる。今回の「コラテジェン」には国内外に類似薬が無いとして「原価計算方式」で価格をはじき出すことになった。今回の原価計算の内訳は「製品総原価437,582円、営業利益76,615円（流通経費を除く価格の14.9％）、流通経費41,692円（消費税を除く価格の7.5％）、消費税44,471円」となっている。因みに、「コラテジェン」には補正加算（画期性、有用性など）が何も付いていないことにも驚かされる。ただ、「新薬創出・適応外薬解消等促進加算」のみが付いている。

　もし「コラテジェン」が日本先行開発ではなく、米国での開発を先行して

いれば、異なる成果を得た可能性はある。今後は、症例の多い米国での開発に着手し、適応拡大を視野に臨床開発を進めるという会社の方針が打ち出されている。今回の薬価自体は条件・期限付き（5年）であって、本承認を取得すれば"加算"が付く可能性は否定できないが、果たして結果がどう出るか、市場は冷静な眼で見ている。薬価が安いのは当の患者にとってはハッピーなことだが、創薬企業にとっては開発意欲が削がれることにもなろう。このことから、開発戦略を見誤ると競合企業間で大きく差が開いていくことを想定すべきである。

ⅱ）「３つの基本戦略」

こうして５つのフィールドを見てくると自社がビジネスの戦いに勝っていくためには何をすべきだろうか。それは、これまでの5-Force分析の結果を裏返しに見ていくことで答えが出てくるだろう。そこで、ポーターが導き出したのが「３つの基本戦略」である。それは、「コストリーダーシップ戦略」「差別化戦略」「集中戦略」である。ポーターは、前述の５つの競争要因（5-Force）のそれぞれに対して、この３つの戦略のうち、どれかを目指せば競争優位に立てると提唱している。以下、個別に見ていこう。

★「コストリーダーシップ戦略」：この戦略は"業界全体"を対象としていることをまず押さえておく。これはスーパーマーケットでよく目にするような「EDLP: Everyday Low Price」を意味するのではなく、「競合他社よりも１円でも安いコストで製品を作る」戦略をさす。この低コスト化の実現には、自社製品をより多く売って、１製品当たりの固定費を下げる"規模の経済"や、それまでに培ってきた製造技術が、他社が簡単に真似できない優れたものにレベルアップすることにより製品１つ当たりの製造コストが低下するという"経験曲線"が威力を発揮することになる。同時に企業はコスト削減のために、間接経費が生じる多くの部門

（研究開発、製造、マーケティング、営業）でのコストカットにも生み
の苦しみを覚悟しなければならない。とは言え、コストカットにも最初
は設備投資が必要となることも確かである。R&DにAIを導入したり、
製造ラインの設備刷新やセールス＆マーケティングにおけるデジタル化
などにも適正な投資があってこそ、最終的に低コスト化の実現につなが
ると見るべきだろう。

　こうした基盤が強固なものになってくるとコストリーダーシップによ
って自社は5-Forceに対して次のようなメリットが出てくる。

・【同業者】同効薬の競合品が新たに出てきても、収益性で余裕がある
・【売り手&買い手】医薬品卸への仕切価に柔軟に対処できる
・【売り手】原薬価格が変動しても臨機応変に対処できる
・【代替品&新規参入】同業者も代替品や新規参入の脅威は同じゆえ、
　低コスト化の分、余裕あり

★「差別化戦略」：この戦略も“業界全体”を対象としている。顧客のニー
ズに対して対応できるよう、自社製品・サービスを差別化し、他社には
ない製品・サービスを提供する戦略である。

　ポーターは差別化には次の6つを掲げている。それは、「製品設計」
「ブランドイメージ」「テクノロジー」「製品特長」「顧客サービス」「ネ
ットワーク（流通）」における差別化である。但し、差別化戦略にもそ
れなりのコストが発生することから、それらを実施することによって生
まれる利益よりもコストが上回ると判定される場合は、差別化戦略は選
択するべきではないと言える。

　差別化戦略を選択した場合の5-Forceに対するメリットは次のように
考えられる。

・【同業者】競合他社にない特異性が発揮できる
・【売り手】医薬品卸は売りやすい製品として積極策がとれる

・【買い手】特異性をバックに有利な交渉を進められる

・【代替品】自社の特異性は代替品への期待を上回る

・【新規参入】特異性への顧客のロイヤルティの高さが参入障壁となる

★「集中戦略」：この戦略は前の２つの戦略と異なり、特定のセグメントや製品群に特化したものだということを押さえておく。集中戦略を採用する企業は、ターゲットとして絞り込んだセグメントだけに最適化した戦略を採ることを主眼とし、業界全体からみた競争優位性は無くても、限定したセグメントにおいて競争優位が図れれば良いのである。集中戦略の例としては「特定の買い手グループ」「特定の製品の種類」「特定のエリア」「その他のセグメント」に対する資源の集中が挙げられる。これらのどれかを選択することによって特定のターゲットに対して"コスト集中戦略"や"差別化集中戦略"としての成果をめざす。また、低コスト化と差別化の成果を同時に獲得することもある。

　但し、集中戦略を選択する場合には精度の高い緻密な市場分析と仮説が備わっていることが前提になる。セグメントを決めたまでは良かったが、取り組みを進めていくうちに、そのセグメントの選択が誤っていたということが絶対に無いとは言えないのがビジネスの世界の恐ろしさである。

　例えば、医薬品業界の場合「特定の買い手グループ」として考えられるものには、大規模チェーン展開している病院グループがある。これらは本部で一括して採用医薬品を決め、価格交渉まで行い、一括購入することでバイイングパワーを医療機関側は発揮できる。同時にメーカーサイドも採用されれば契約期間内は安定した売り上げが見込めるが、採用されなければ売り上げはゼロになるのである。これは昨今、物議を醸している"地域フォーミュラリー"についても類似のことが言える。

「特定の製品の種類」として分かりやすいのは、眼科や皮膚科領域向け

の製造販売に特化した企業戦略を採っている参天製薬やマルホの例である。両社はそれらの狭い領域におけるプレゼンスを獲得することで絶対的ポジションを確立している。その影響力は、大手企業がそれらの領域に新薬を出す時に市場への浸透スピードを速めることを期待し、両社と販売提携することにつながっている。"コ・プロモーション"や"コ・マーケティング"の手法がそれである。但し、大手企業も時間が経つと共にそれらの領域へのコンタクトを深めていくことで、第二弾の新薬を上市させる時には自社単独販売に切り替える戦略を採ることもあり得ることを念頭に入れておくことが肝要である。

「特定のエリア」について考えられることは、競合他社が入り込めていない市区群、診療科などに集中して攻めることで効率を上げることが挙げられよう。競合が大企業だったとしても苦手なエリアや診療科というものが少なからず存在しているものだ。それらは提携する卸にも関係している課題であるとも言える。自社のエリア戦略を立案する場合、全国の勢力図をきめ細かく分析していけば、そのようなエリアを必ず見出すことができる。一種のゲリラ戦略とも言えよう。

　集中戦略を選択した場合の5-Forceに対するメリットは前掲の「差別化戦略」や「コストリーダーシップ戦略」に掲げた要素と同様の成果を上げることができる。但し、集中戦略の中で、セグメントの選択を誤れば、到底成果を手にすることはできない。

iii）「３つの基本戦略」が秘めるリスク

　３つの基本戦略を採択する場合、それぞれの戦略にはリスクも孕んでいることを認識しておくべきだとポーターは提言している。そのリスク要因について図表6-2に示した。

図表6-2 「３つの基本戦略」のリスク

コストリーダーシップ戦略	差別化戦略	集中戦略
★持続力の欠如 ・技術革新が進むことで他社の方がさらに低コスト化を実現 ・他社による自社の戦略の模倣 ・低コスト化の傾注により製品改良やMarketingへの投資が後手に回る ★「差別化戦略」の他社に差をつけられる ★同じ戦略を採る他社がセグメントにおいて更なる低コストを実現	★持続力の欠如 ・顧客ニーズの変遷を見過ごし従来思考のまま停滞 ・他社による模倣の乱発 ・他社品との販売価格の差が開き過ぎため、顧客の支持離れが続発し売上ダウン ★「コストリーダーシップ戦略」の他社に差をつけられる ★同じ戦略を採る他社がセグメントにおいて大きな差別化を実現	★競争業者による模倣 ・特定ターゲットを他社がさらに細分化し、そこに集中戦略を仕掛けて顧客をとっていく ★広範なターゲットを狙う他社による侵攻 ・特定ターゲット全体にも他社が押し寄せることで、市場の構造が崩れていく ・他社による品数の優位性が顧客離れを引き起こす

（出典：マイケル．Ｅ．ポーター『競争優位の戦略』を加筆修正）

　このリスクについては当然医薬品業界でも言える。特に医療用医薬品は政府が決める「薬価」があり、毎年の実勢価に沿って下げられていくことが確実な業界であるがゆえに、医薬品業界内部ではコスト面での企業努力が欠かせない。ジェネリック医薬品業界は更に納入価引き下げ競争が待ち受けているので尚更コスト面での改善が求められる。新薬メーカーの業界での最新トピックスの一つにJAK阻害剤の存在がある。この製剤は、炎症性サイトカインによる細胞内のシグナル伝達に関与するヤヌスキナーゼ（JAK）という酵素を阻害することで、関節リウマチ（RA）などの炎症を抑える。現在、RA治療剤としてはファイザー、イーライリリー、アステラスの３社がJAK阻害剤で販売競争を演じている。RAの治療は生物学的製剤（注射剤）の登場で大きく変わったが、それでも効果は限定的であるとされてきた。そこへ経口で生物学的製剤に匹敵する効果を現すJAK阻害剤が現れたことで、RA治療剤市場が今後変わることが期待されている。そのJAK阻害剤に、今度はアトピー性皮膚炎に対する外用剤（コレクチム軟膏；一般名デルゴシチニブ）が鳥居薬品から2020年６月に発売された。アトピー性皮膚炎に対するJAK阻害剤は、外用、経口合わせて５成分が開発競争を繰り広げているのだ。

　これらの事象は、ポーターの「３つの戦略」のリスクに照らしてみると、

医薬品の開発段階で"模倣"が始まっていると言っても過言ではないのだ。疾患の発症メカニズムが解明され、どのルートの何を抑えれば良いかまで分かってくると、どの企業も研究テーマが同じか似通ってくるのは想定されることである。従って、そのリスクを真っ先にチャンスに変えることができるかどうかは、各企業が選択する戦略が他社よりも競争優位性に立つものなのか否かで決まってくる。

3　W.チャン・キム、レネ・モボルニュ：「ブルー・オーシャン戦略」

　INSEADの二人の教授（W.チャン・キム、レネ・モボルニュ）によって2005年に刊行された『ブルー・オーシャン戦略』は世界的ベストセラーになり、その後2015年『〔新版〕ブルー・オーシャン戦略』、2018年『ブルー・オーシャン・シフト』が前著以降の研究成果をまとめ発刊された。

　しかし、この戦略論が巷においてあまりにも上辺だけの認識で（同書を読むこともなく）軽々しく連呼されてはいないだろうか。「ブルー・オーシャン（以下、BO）」は「競争のない未知の市場」とし、「レッド・オーシャン（以下、RO）」は「競合他社がひしめき、血みどろの戦いを繰り広げている市場や領域」と単純に納得して、「所詮、BO市場なんてあり得ない。すべての市場はRO市場だ。」と単純に結論づけていないか。現場営業で厳しい戦いを強いられている企業戦士ほどそう言いたくもなるかもしれない。この戦略論は、読めば読むほど非常に奥深いものであることに気づかされるだろう。そこで、本書ではこの戦略論の最小限押さえておかねばならないキモの部分に絞り込んで論を進めてみたい。

ⅰ）「ブルー・オーシャン戦略」と「レッド・オーシャン戦略」の相違
　最初に改めて「ブルー・オーシャン戦略（以下、BOS）」と「レッド・オ

ーシャン戦略（以下、ROS）」の違いについて押さえておこう。

　図表6-3にそのポイントを表した。両教授は、ROSの対象は大多数の企業が競争する既存の全業界であり、BOSの対象は、新たに創造される業界すべてを指し、利益や成長は次第にここから生まれるとしている。よって、ROSは「競争戦略」であり、BOSは「市場創造戦略」という位置づけになる。ゆえにBOSでは、既存の業界の常識とは異なる新事業を創出することが前提である。そしてBOSではカスタマーのみならず、ノンカスタマー（非顧客）にフォーカスしている点も重要なポイントだ。

ⅱ）ブルー・オーシャン（BO）創造のためのツール

　BOを創造するためには事前に市場分析をしなければならないが、両教授は数々の独自の分析ツール、フレームワークを開発した。その中でも本書では「ERRCグリッド」「戦略キャンバス」「シックス・パス」について触れておきたい。

a）「ERRCグリッド」（The Eliminate-Reduce-Raise-Create Grid）

　BOを創造していくためには市場に対して新しい価値を企業が提案し、それが市場で受け入れられることが大前提になる。その新しい価値を生み出すには図表6-3で示したようにバリューとコストのトレードオフを解消する必要がある。それには図表6-4で示す４つの問いをクリアする作業が待っている。これらの問いに的確な答えが出てこなければBO創造への道のりは遠いとみるべきだ。図表6-4では事例として、再生医療の領域で脚光を浴びているMuse細胞製品について取り上げてみた。

　幹細胞には、人工多能性幹細胞（iPS細胞）、体性幹細胞（成体幹細胞、組織幹細胞）、胚性幹細胞（ES細胞）が知られ、再生医療に適用されている。そんな中、2010年に新たな幹細胞としてMuse細胞（Multi-lineage

図表6-3　「ブルー・オーシャン戦略とレッド・オーシャン戦略の相違」

	ブルー・オーシャン戦略	レッド・オーシャン戦略
業界の見方	競争のない市場を主体的に創造	既存の市場空間で競争する
競争の見方	競争を無意味なものとする	競合相手を打ち負かす
戦略のフォーカス	買い手のバリューを創造し、新しい需要を創出する	競争優位の構築で既存の需要を引き寄せる
戦略の前提	バリューとコストのトレードオフを打ち壊す：低コストと差別化を共に追究し、その目的のために企業活動の全てを推進する	バリューとコストがトレードオフの関係：低コストと差別化のどちらかの戦略を選んで、企業活動の全てをそれに合わせる

（出典：安部義彦・池上重輔『日本のブルー・オーシャン戦略』、平野敦士カール『経営戦略』）

differentiating Stress Enduring cell）が東北大学出澤真理教授らのグループによって発見された。これは分化多能性を持つ間葉系幹細胞であり、人の皮膚や骨髄などに存在する。静脈内に投与すると体内の損傷部位に遊走、集積、生着して、傷害された細胞・臓器に分化し組織を修復する。また、患者本人の細胞でない、いわゆる他家細胞でも免疫拒絶反応が起きないことが分かっており、予め状態の良い細胞をセレクトして製品を調製しておけば、緊急時の対応にも充分可能である。iPS細胞の作製には遺伝子操作が必要であるうえ、過剰に増えて腫瘍化の恐れも指摘されているが、Muse細胞にはそのリスクが非常に低いという強みがある。

また、2018年12月に薬機法の再生医療製品として２番目の製造販売許可が下りたニプロ㈱の『ステミラック注』（一般的名称：ヒト（自己）骨髄由来間葉系幹細胞）は自家細胞であることが生産上のボトルネックとなっており、再生医療製品ビジネスにとって最大の課題である。薬価が1,495万7,755円でも製造原価が3,000万円ではペイしない筈であり、製造方法を改良することが専らの先決課題となっている。しかし、治験データでは13例の脊損患者のうち１例を除き、麻痺の重症度スコアである「ASIA機能障害スケール」を１以上改善するエンドポイントを満たした。92%以上の奏効率、副作

用症例なし、高い安全性、まさに優れた再生医療製品であることに間違いはない。

　図表6-4の事例は「亜急性期脊髄損傷」の再生医療に関して、前述のMuse細胞製品である「CL2020」（共同開発会社：㈱生命科学インスティテュート）について取り上げているので、まず、脊髄損傷の疫学について押さえておかねばならないだろう。

　本邦では年間約4,000〜5,000人が脊髄損傷に罹患しており、その難治性により現在の患者総数は10〜20万人以上といわれている。外傷により脊髄が損傷されると、四肢の運動・感覚麻痺、膀胱・直腸機能障害等、種々の症状を呈する。現在の医学では損傷した脊髄そのものを復元させ麻痺を回復させることは不可能であり、脊椎の脱臼・骨折がある場合は、安定化させる手術及び残存した機能を最大限に活用するためのリハビリテーションのみが行われ、推奨すべき治療法が存在しないのが現状である。したがって、脊髄損傷後の麻痺の予後は受傷・罹病直後の組織損傷の程度によりほぼ決定されてしまっているといえる。

　また、脊髄損傷は損傷後の時間経過とともに、損傷に対する生体反応により病態が複雑に変化するため、それぞれの時期にそれぞれの病態に即した適切な治療が必要になる。今回、事例に採用した「CL2020」が亜急性期（受傷後14〜28日）を臨床試験の対象としたのは、急性期の炎症が収束し、血管新生・組織修復反応が盛んに起こるのが亜急性期だからである。薬物療法として本邦で脊髄損傷に唯一認められているのがメチルプレドニゾロン（MPSS）大量療法なのだが、受傷後8時間以内に投与された場合に限るとされている。但し、ステロイドの合併症の報告があり、使用に当たっては慎重に検討することが求められている。

　次に観血的治療だが、完全脊髄損傷においては手術しても完全に神経機能が回復するわけではなく、手術の主な目的は脊椎の安定化にあるとされてい

図表6-4　ERRCグリッド(The Eliminate-Reduce-Raise-Create Grid)

（例）Muse細胞製品「CL2020」（亜急性期脊髄損傷）／開発会社；㈱生命科学インスティテュート）

除去（Eliminate）	増加（Raise）
業界常識として製品・サービスに備わっている要素のうち、取り除くべきものは何か？ ★有害事象（副作用）　★運動麻痺の残存 ★長期投与　★感覚麻痺の残存 ★入院日数長期化　★経済的・精神的負担	業界標準と比べて大胆に増やすべき要素は何か？ ★標的細胞への選択性　★優れた効果 ★効果の持続性　★治療期間短縮
減少（Reduce）	創造（Create）
業界標準と比べて思い切り減らすべきものは何か？ ★高生産コスト ★営業コスト（販促費、MR人件費） ★狭い治療用量域	業界でこれまで提供されていない、今後付け加えるべき要素は何か？ ★単回の投与で済む ★身体に負担を掛けない治療（手術不要） ★遺伝子操作不要

新しい価値創造

（W・チャン・キム／レネ・モボルニュ『ブルー・オーシャン戦略』を参考に作成）

る。特に早期に手術が勧められる症例は高度の脊椎不安定性圧迫病変を有する症例であるとされている。早期に除圧・内固定を行い、不安定な病変の安定化を図ることで早期離床・早期リハビリにつながる。

　以上の背景をもとに図表6-4の「ERRCグリッド」の本質に迫りたい。企業がBOSを打ち立てるためには「新しい価値創造」に取り組まなくてはならない。そのためにはバリューとコストのトレードオフ、即ち図表に示す左側（除去：Eliminateと減少：Reduce）と右側（増加：Raiseと創造：Create）を同時に解消することで実現レベルに達する。「CL2020」や競合する再生医療製品は、有害事象は極めて少なく、投与も単回で済む為、長期投与はあり得ない。入院も必要なく、投与後の運動器や感覚器の麻痺も無い。経済的負担については、「CL2020」は他家細胞を使うことにより大量生産が可能であるため、コストダウンが図れるので患者負担は軽減される。一方で、競合す

る「ステミラック注」など「自家細胞」を使う再生医療製品は生産コストが高くなるので患者負担が大きくなる。もっとも、保険適用になれば高額療養費制度の恩恵を受けることになるので、直接的には患者負担は軽減されるものの、保険財政への圧迫を考えると厳しいものがある。また、営業コストはヘルスケア企業にとって最も大きな負担の1つではあるが、「CL2020」は最先端技術による究極の治療法であるため、大きな販促を掛ける必要は全くない。却って、医療者側からオファーを受けることになろう。

これを「医薬品」や「手術」で考えると、有害事象の発生や長期入院は避けられず、運動器等の麻痺の残存は課題にもなっている。企業（医薬品、医療機器）による販促はいつまでも続くことになる。

したがって、「CL2020」は従来の治療法と比較すると、まさにバリューとコストのトレードオフの解消を可能とする製品になると言える。

「ERRCグリッド」で緻密に分析していくことによって自社の戦略製品がBOを創出するものになるか否かが先ず計れることになる。

b)「戦略キャンバス」（Strategy Canvas）

BO創造にむけての2つ目の分析・フレームワークとして「戦略キャンバス」を押さえておきたい。

「戦略キャンバス」は戦略の4要素、①競争要因、②各要因の提供度合い、③自社と競合他社の戦略プロフィール、④自社と競合他社のコスト構造をビジュアル1枚に単純・可視化しているものだ。企業によっては戦略会議の時にスクリーンに何十枚ものパワーポイント原稿を映写したり、数ページに及ぶ書類を用意してプレゼンテーションする機会があるだろう。しかし、1枚の戦略キャンバスを使えば、それらより簡潔明瞭に会議出席者に意図が伝わるのである。新規事業の創造や新たな業界に進出しようとする場合、当該市場における戦略キャンバスを描いてみれば、そのシンプルなビジュアルから

図表6-5　Muse細胞製品「CL2020」（亜急性脊髄損傷）の戦略キャンバス（イメージ）

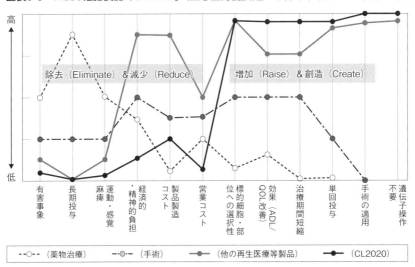

除去（Eliminate）＆減少（Reduce）　　　増加（Raise）＆創造（Create）

高　　　　　　　　　　　　　　　　　　　　　　　　　　　低

有害事象　長期投与　麻痺　運動・感覚　精神的負担・経済的　製品製造コスト　営業コスト　位への選択性・標的細胞・部　効果（ADL/QOL改善）　治療期間短縮　単回投与　手術の適用　不要　遺伝子操作

- --○-- （薬物治療）　　--◎-- （手術）　　-●- （他の再生医療等製品）　　-●- （CL2020）

（W・チャン・キム／レネ・モボルニュ『BLUE OCEAN SHIFT』を参考に作成）

採るべき戦略の全体像を肌で感じ取ることができるのである。

　図表6-5では前述のMuse細胞製品「CL2020」の例を「戦略キャンバス」に描いてみた。図表の折れ線が「バリュー・カーブ」、横軸にある「有害事象」「治療期間短縮」などの個別の要素を「ファクタ」と呼ぶ。図表の縦軸は「ファクタ」を数値化することで高低を表現するが、ときに数値化が難しい場合は社内のプロジェクトメンバーで協議の上、落としどころを決める。戦略キャンバスは公に出すものではないので、飽くまでも社内で納得する着地点を見つけることだ。お気づきだろうが、「ファクタ」には前述のERRCグリッドの図表に出てきた４つの項目のそれぞれの細目を取り上げている。ERRCグリッドと戦略キャンバスは深い関係性のあるツールなのである。

　横軸の「ファクタ」は前述の戦略の４要素の①競争要因であり、②各要因

の提供度合い、③自社と競合他社の戦略プロフィール、④自社と競合他社の
コスト構造については「バリュー・カーブ」で表現していることが分かるだ
ろう。

「CL2020」の戦略キャンバスでは比較対象として「薬物治療」「手術」「他
の再生医療等製品」を掲げてみた。それだけ「CL2020」は脊髄損傷の治療
に革命をもたらすと期待できるからだ。

　図表6-5に目を転じると、ERRCグリッドで導き出した「除去」と「減少」
が図表の左に置かれ、右に辿っていくと「増加」「創造」へと遷移していく
様が見える。図表の表現の仕方次第で、会議に出席したステイクホルダーの
理解をより深めることができる。「CL2020」は従来の治療方式での問題点
（除去・減少の項目）の大半を解消し、同時に難題（増加・創造の項目）を
も克服するものであることが読み取れる。

　戦略キャンバスは自社の開発戦略を競合他社と比べてどこを狙って行けば
競争優位性を高められるかを可視化しながら社内で議論を煮詰めていくのに
最良のツールとなる。戦略キャンバスは次の３点を追究する場合に非常に有
用であるので導入する価値は大いにあろう。

　ⅰ）As-Isの確認（自社の競合状況は現状においてどうか）

　ⅱ）To-Beの確認（自社の新たな戦略は有効であるか）

　ⅲ）Competitorのレビュー（競合他社の製品・サービスの戦略把握）

　ここで現在（2020年３月時点）脚光を浴びている抗癌剤「ENHERTU」
（第一三共）についても取り上げておきたい。医薬品業界における抗体医薬
の発展の先に生まれてきたのが「ENHERTU」だからである。

　一見すると医薬品業界の場合、画期的新薬は上市時点の段階ではBOに見
える。ところが、この業界は後追いで同系列の新薬が登場し、瞬く間にRO

化するというのが常であった。抗体医薬の分野も現在では世界中で開発競争が激化している。特にオンコロジー領域で企業が存在感を示すには抗体技術が必須となってくる。つまり、営業段階に入る前の研究・開発段階で既にRO化していると見ることもできる。

　その抗体医薬もセカンドステージに入り、ADC（抗体-薬物複合体；Antibody-drug conjugate）の時代へと向かっている。ADCは抗体に高殺細胞効果を持つ低分子化合物（ペイロード）を目的部位で放出可能であるように結合した化合物である。抗体とペイロードをつなぐ部分を「リンカー」と呼ぶ。ADCは抗体医薬品と低分子化合物のそれぞれの強みと弱みを相互に補完した製剤である。抗体は抗原に対して高い親和性を有するが細胞表面の抗原しか標的にできない。しかし半減期は長い。一方、低分子化合物は、標的への選択性は低いが、透過性が高いので細胞内のタンパク質へのターゲット効果（殺細胞活性）が高い。抗体に低分子化合物を結合させることで、抗体は目的部位に低分子化合物を届けるDDS（Drug Delivery System）の役割を担う。標的となる細胞内にADCがインターナリゼーション（内在化）し、取り込まれる。すると細胞内にあるリソソームの働きによりリンカーが切断され、低分子化合物が遊離し薬効を発揮し、細胞を殺傷する。これがADCの作用機序の概略だ。

　2019年11月現在、ADCは国内で４つ、世界で６つの薬剤が承認されていたが、全てが欧米企業のオリジンだった。そこへ第一三共がDS-8201（トラスツズマブデルクステカン）を2019年９月に日本で、同10月に米国でそれぞれ承認申請し、米国ではFDAから2016年11月にブレークスルーセラピー（画期的治療薬）とファストトラック（優先承認審査制度）の指定を受けていたことから、いち早く2020年１月７日に「転移性乳がんに対する治療として２つ以上の抗HER2療法を受けたHER2陽性の手術不能または転移性乳がん」の承認適応で商品名「ENHERTU」として発売された。まさに国産初

のADCの発売となった。但し、「HER2陽性の再発・転移性乳がんを対象とした PhaseⅢ試験での臨床的有用性の検証を必要とする」条件付き承認である。

　従来までHER2陽性の再発・転移性乳がんの標準治療はトラスツズマブなどの抗HER2療法であり、それでも改善しない場合は２次治療としてADCの「Kadcyla（トラスツズマブエムタンシン；T-DM1／米Genentech）」が使われる。「ENHERTU」は現段階では３次治療の位置づけとなる。しかし、その位置づけもエビデンスが蓄積されていくにつれて乳がん治療のファーストラインになる可能性を秘めている。

　RO化した抗体医薬市場にあってADCはBO化したかに見えた。しかし、それも束の間、今やメジャー企業がしのぎを削って開発競争に走っているのが現状だ。外資系ではファイザー、アストラゼネカ、ジェネンテック、アッヴィなど、内資系では第一三共、アステラス、エーザイ、武田薬品、田辺三菱、楽天メディカルなどだ。ADCも既にRO化していると言っても過言ではなかろう。但し、ADC市場の中でも「ENHERTU」の技術や楽天メディカルの光免疫療法「RM-1929/ASP-1929」は異彩を放っていると言える。特にここでは「ENHERTU」にフォーカスを当て、BOS/ROSを語る上で重要なツール「戦略キャンバス」を用いて解説しておきたい。図表6-6は、従来のADCを凌駕する「ENHERTU」に関して、戦略キャンバスを描いてみるとどうなるのかをイメージしたものだ。

　比較対象には「化学療法剤」「従来の抗体医薬」それに「競合のADC」を掲げてみた。以下、横軸の「ファクタ」について注目してみよう。

「標的細胞への選択性」は抗体医薬の登場で従来の化学療法剤より格段に上がることで薬効が高まり、回りの正常細胞への浸潤の阻止につながった。これにより「副作用」を大幅に減らすことが可能となった。しかし、抗体医薬

図表6-6 「ENHERTU（エンハーツ）」の戦略キャンバス（イメージ）

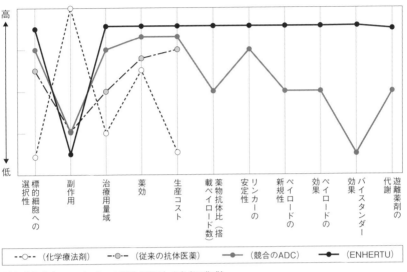

（安部義彦『ブルー・オーシャン戦略を読む』を参考に作成）

は高度な技術や設備を必要とすることから、「生産コスト」は化学療法剤に比べて高いのが難点で、これが薬価にも反映する。次に登場したADCは、抗体に「ペイロード」がいくつ結合するかで「薬効」に大きく影響してくるが、ENHERTUは従来のADCよりも多くの「ペイロード」の搭載が可能で、これが「薬効」の優位性に大きく働くことになった。また、「リンカー」が不安定な場合、ヒト血漿中でADCが分解し、「ペイロード」が放出され有効性の減弱と副作用の発現につながる。その点ENHERTUの「リンカー」は他のADCと比較して安定しているため、血中で薬剤が遊離する可能性は低い。遊離した場合でも血中から速やかに「代謝」される（血中における半減期が短い）ようにデザインされているという特長を有している。さらにENHERTUの「ペイロード」は脂溶性を高くし、膜透過性が高くなるように設計されているため、癌細胞内で遊離したペイロードが細胞膜を透過し、周

囲の癌細胞に対しても有効性を示す、いわゆる「バイスタンダー効果」を併せ持つ優れたADCとなった。

このように戦略キャンバスで見ていくと比較対象の従来品と比較しても、少なくとも暫くはENHERTUがBOを泳いでいける革新的な新薬と言えるのではないか。

c)「シックス・パス」

BO創造にむけての３つ目の分析・フレームワークとして「シックス・パス」を取り上げてみたい。

もし貴方が経営企画やマーケティング部門に属していて、トップマネジメントから会社の中・長期戦略の立案をせよという課題を投げ掛けられた場合、貴方ならどういうステップを踏むだろうか。多くのビジネスパーソンは、まずは「業界分析」をお決まりのフレームワーク（3C分析、SWOT分析、5-Forces、4Pなど）で行い、戦略ミーティングで充分な検討を重ね、最終プランを決定し、充分な投資予算が見込めた段階でようやくトップマネジメントに諮られるという筋書きではなかろうか。

図表6-7の右側に示すように一般的な経営戦略の策定では「競合する同業他社の動向にフォーカスし、同様の戦略展開をしている企業にチェックを入れつつ、買い手側のニーズに応える製品・サービスを開発するが、その志向のベースにはそれまでの機能または感性の枠内での見方があり、その時々の外部環境に適合した戦略を立案する」のが常ではなかろうか。

しかし、BOを新たに創造する場合、前述の一般的な経営戦略の思考回路ではまともなBOSを立案することは無理である。図表6-7の左側に表したように「❶オルタナティブな産業を見渡し、目的は同じだが機能・形式が異なる代替財・代替サービスに着目してみる。❷産業内で異なる戦略グループ（価格と性能が似たもの）を見渡し、他の戦略グループに着目してみる。❸

図表6-7 シックス・パス

新しい価値創造のためには従来の思考回路（パス）から脱却することが先決

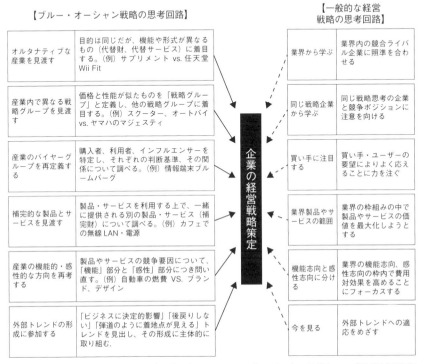

（安部義彦『ブルー・オーシャン戦略を読む』、W・チャン・キム／レネ・モボルニュ『BLUE OCEAN SHIFT』を参考に作成）

産業のバイヤーグループを再定義するため、購入者・利用者・インフルエンサーを特定し、各々の判断基準やその関係性について調べてみる。❹補完的な製品とサービスを見渡し、製品・サービスを利用する上で一緒に提供される別のサービス（補完財）について調べてみる。❺産業の機能的・感性的な方向を再考する意味で、製品やサービスの競争要因について「機能」部分と「感性」部分について現状分析してみる。❻外部トレンドを自社が作る側に

回るためには、『トレンドの三原則"1)ビジネスに決定的影響を与え、2)後戻りせず、3)弾道のように着地点が見えるトレンド"（安部義彦；2011）』を見出し、それが自社ビジネスに将来的にどう変化を及ぼすかを想定した上で、自社がそのトレンドの形成にチャレンジしていく」という一連の思考回路（パス）がBOSを導き出す「シックス・パス」である。

　例えば、「国家財政破綻」「社会保障費膨張」「高齢化加速」「生産者人口減少」「癌死亡率トップ維持」「全産業のデジタル化加速」「AI応用範囲の拡大」「再生医療・遺伝子治療の発展」「創薬技術高度化」「バイオ技術の発展」「キャッシュレス社会」「健康意識の向上」「アンチエイジングの高まり」など、自社がBOを創造する上で前述の『トレンドの三原則』にピタリと当てはまるものがあれば、それを追究し、そのトレンドの形成にチャレンジすることによって、全く新たなビジネスモデルを創造できる突破口になる。

　ここまでBOSについて「ERRCグリッド」「戦略キャンバス」「シックス・パス」について述べてきた。振り返ってみると、先述の再生医療製品「CL2020」は、観血手術で治らなかった脊髄損傷が再生細胞で治り、健康寿命をも延ばすという結果をもたらすならば、旧来の医学の治療常識を覆すことになる。その意味では再生医療領域のBOの先駆けになるのではないか。再生医療はiPS細胞がノーベル賞受賞で脚光を浴びているが、まだ人類の医療に具体的に貢献するまでには至っていない。Muse細胞がその具現化に一歩先を行けば開発会社の生命科学インスティテュートを擁する三菱ケミカルホールディングスはライフサイエンス事業に一層の投資をするに違いない。今後の動向に注視したい。

　また「ENHERTU」は、癌抗体医薬の創薬モデルとして脚光を浴びているADCの中でも、さらに低分子創薬技術を応用し、従来のADCの概念を打ち破った次世代型抗体医薬となろう。この創薬デザインは今後の癌抗体医薬の

スタンダードとなり、当面はBOを泳ぎ続けることになろう。

iii）ヘルスケアの視点から探るBOS

「CL2020」を"細胞医薬"と称する向きもあるので、「ENHERTU」と併せてこの２例についてはいずれも医薬領域とすると、製薬ビジネスの本流である"医薬開発戦略"の域を出ないものということになる。BOSを語るにはあまりドラスティックではないという印象を持つ読者もいることだろう。

　ならば、ライフサイエンス企業としてBOSをもっと裾野を拡大して観察するならば、どのようなビジネスが考えられるだろうか。

　現在、"ヘルスケア"に参入している分野には「介護」「自立支援」「生活支援」「セルフメディケーション」「未病・予防」「健康増進」などがあり、それぞれの分野に対して医療機器、食品、サプリメント、フィットネスクラブ（ジム、ヨガ、プール、エアロビクス）、各種スポーツ事業、スポーツグッズ、健康アプリ、健康機器、スマートウォッチ、福祉機器・用具、生命保険、傷害保険など非常に多くのビジネスが展開されている。

a)フィットネス市場

　例えば、米国でのフィットネスクラブは35,640軒存在しており、会員数は5,720万人、売上高276億ドル（2016年調べ）である。日本は4,946軒、424万人、45億ドルである。米国の人口は日本の2.6倍であるが、会員数が13倍という現実をみると、日本でのフィットネスクラブの伸びしろはまだ余裕があると見て良いのかもしれない。因みに、日本のドラッグストアの雄であるマツモトキヨシはフィットネスジムやプール、スパを備えた形態の「ユアースポーツ」を、本社を置く地元千葉県を中心に11軒展開していることは、あまり知られていない。フィットネス業界は玉石混交であり、秀でた特色を打ち出すことができなければその他大勢として埋没していく。フィットネスク

ラブは、日中は高齢者で賑わっているが、夕刻以降は仕事を終えたビジネスパーソンがジムで体を鍛えている風景が一般的であり、これにスパやプールが併設されているクラブならば付加価値が増すことになる。ところが、スパと標榜していてもサウナやジャグジーバスも無く、単なる"お風呂"があるだけでは何の満足感も得られないだろう。さらに立地に関して言えば、最寄りの駅からさらに足を延ばさなければ着かない所ならば一歩引いてしまうかもしれない。そのような状況を考慮に入れ、昨今では駅近に小規模のジムとシャワー室のみを置く至ってシンプルなクラブが見られるようになってきた。勤め帰りの人達の便宜を図ったものであろう。あの手この手を考えながら、今後もこの業界は高齢化と健康意識の高まりという時代の流れに乗りながら成長していく余地は充分にあろう。

　しかし、1つだけ残念に思うのは「会員制」を敷くことでスポットでの利用者を受け付けないクラブが大半だということだ。真剣にこのビジネスの伸びしろを考えるならば、行きたくてもなかなか行けない顧客（BOS論で言うところの"ノンカスタマー"）に対して「回数券」システムを採用し、門戸を開放し、底辺拡大を狙うべきだと思うのだが、某クラブに問い合わせたところ「スポット客のご利用は考えておりません」とのことだった。

　まだまだ伸びる余地のあるこの市場にライフサイエンス企業が参入するならば、既参入企業が持たなかった思考回路を巡らさなくてはならない。医療機関、ヘルスデータ企業、ヘルス機器メーカー、健康食品メーカー、ビジネスホテル等とのアライアンスは少なくとも必要案件である。

　例えば"かかりつけ医"の医療機関にとっての健康増進やリハビリ施設としての役割を担うと共に、医療機関との間にネット回線で結び、利用者（患者）のヘルスデータ（バイタルデータ）をデジタルで送るというプラットフォームを構築することによって地域医療・健康福祉に貢献するビジネスモデルが出来上がる。医療機関や自治体とのwin-winの関係は夢ではない。単な

るフィットネスクラブではなく、付加価値をアライアンス先ならびに生活者
に提供できる社会福祉事業者に変貌することとなろう。

b)健康食品市場

　この市場を考える時も先行する米国市場を見渡す必要があるだろう。米国
のサプリメント市場はじつに約4.5兆円（414億ドル；2016年）の規模であ
り、年6.6%の高い成長率を示している。米国では1994年にDSHEA（Dietary
Supplement Health and Education Act；栄養補助食品健康教育法；ハッチ・
ハーキンズ法案）が成立し、「医薬品」と「食品」の間に新たに「ニュート
ラスーティカル（中間自然成分）」を独立分類することが決まった。単なる
食品が医薬品のような効能効果を謳う広告が乱立していた従来の無法状態を
是正する狙いがあった。DSHEAの成立によって、それまで「食品」分類だ
った「栄養補助食品」が「ニュートラスーティカル」となり、ラベルに効能
を謳うことが可能となった。米国政府は、国民への情報公開や医薬・食品関
連指導の強化もDSHEAに盛り込むことで健康意識の向上、さらには生活習
慣病の抑制を図り、医療費の膨張を抑えたいという思惑もあった。DSHEA
がいわゆるサプリメント大国アメリカを生んだと言っても過言ではなかろ
う。

　一方、日本の健康食品は図表6-8に示すような位置づけにある。健康食品
のうち、国が定めた安全性と効果に関する基準などに従って機能性が表示さ
れている食品は「保健機能食品」といい、1991年に制度化され生活習慣病
の一次予防を目的とした健康維持増進や医療費削減への寄与が期待された
「特定保健用食品（通称トクホ）」、さらには「栄養機能食品」と「機能性表
示食品」の3種類がある。
　中でも2015年4月1日に制定された「機能性表示食品制度」による「機

図表6-8　日本の健康食品の分類

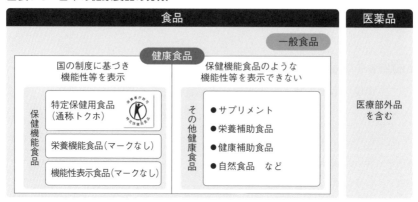

（出典：『健康食品Q&A』消費者庁）

能性表示食品」の誕生は健康食品市場のさらなる拡大が見込まれるとして期待されている。

　では、「保健機能食品」の3種類の違いは何だろうか。これは対象の成分、安全性と効果の根拠の考え方の点で次のような特徴がある。

❶「トクホ」：安全性及び健康の維持増進に役立つ効果について国が審査し、消費者庁長官が保健機能の表示を許可している食品であり、トクホとして許可された食品には許可マークが表示されている。

❷「栄養機能食品」：人での効果の科学的根拠が認められている栄養成分（ビタミンなど）を一定の基準量含む食品で、事業者の自己認証により国が定めた栄養機能が表示されているもの。

❸「機能性表示食品」：事業者の責任において、科学的根拠に基づいた安全性や機能性などの情報を販売前に消費者庁長官に届け出て、機能性を表示した食品。

　また、図表6-8の「その他健康食品」に属する「サプリメント」、「栄養補助食品」、「健康補助食品」、「自然食品」などは、「保健機能食品」のような“機能”をパッケージに表示することはできない。国や事業者による安全性や機能性の裏付けが無いため消費者が製品を選ぶ際に戸惑うことになる。

　このように“機能”を表示できる「保健機能食品」と、それが許可されていない「その他健康食品」の日本での市場規模はどうなっているのだろうか。「健康食品」全体では1兆4,813億円（2019年度；インテージ調べ）であり、うち「トクホ」は6,493億円（2019年度；公益財団法人日本健康・栄養食品協会調べ）であった。また、「機能性表示食品」の届出件数は1,785件（2019年4月17日現在）であり、「トクホ」の許可件数1,068件を上回り、2015年の制度発足以来、飛躍的に成長している。「機能性表示食品」の2018年売上高は約2,000億円（H・Bフーズマーケティング便覧より）に達した。「トクホ」市場は横這いの状態が続いている中で、サプリメントなど「その他健康食品」の中から「機能性表示食品」としてリニューアルする製品が増えてきているのも事実で、これらの企業の動きが「機能性表示食品」の市場拡大の要因になっていると言える。実際の例として、健康食品業界の雄であるファンケルが『えんきん』を「機能性表示食品」に切り替えたことによって売上が4倍超に拡大したとのニュースも聞かれるほどだ。

　この健康食品市場は、その性質上、ライフサイエンス業界の中でも特に製薬企業が参入しやすい筈なのだが意外にもほんの一部の製薬企業が参戦しているだけである。日本流通産業新聞（2017年3月30日付）によると、健康食品業界のトップはサントリーウェルネスだが、2016年売上高は750億円であり、2位DHCは481億円、3位ファンケルも339億円と意外に少ない。この数字だけを見ると、あまり魅力的ではないと感じるのかもしれない。

　そこでBOSの基本を思い出して頂きたい。BOSはノンカスタマー（非顧

客：従来まで顧客ではなかった層）を重要視し、彼らに対して既存の業界の常識とは異なる新事業を創出することであった。この基本をベースに考えてみよう。

　ここに内閣府消費者委員会による健康食品のアンケート調査結果（2012年5月発表）がある。健康食品市場におけるノンカスタマー、つまり「未利用者（以前利用だが現在未利用含む）」は消費者全体の41.5%であった。一方で約6割の「利用者」の満足感は「やや満足」以上で58.8%であった。そこで「やや不満」と「不満」を合わせた41.2%の理由を探ってみると、その80.8%が「期待したほどの効果がなかった」と回答しているのだ。そして「利用者」が購入時に最も重視するポイントが「効き目・有効性」と回答したのが47.8%、「安全性」27.6%、「価格」18.4%であった。つまり、健康食品利用者の約5割は「機能性」を最も重視しているが、利用後にその「機能性」に疑問符を呈する人が約8割だったことになる。この結果から何が言えるだろうか。

　現在の状況を鏡の向こうから直視すると次のことが言えるのではないだろうか。
★「機能性」を謳うからこそ健康食品にクスリ並みの効果を期待させてしまうのではないか。
★「機能性」を表示しない「その他健康食品」でも情報伝達方法さえ正確であれば、むしろその方が受け入れやすいのではないか。
★健康食品の基本である「成分」に合致した正確な情報伝達が鍵になるのだが、今の手法は商品名の宣伝に偏っていないか。
★従来のような一般消費財が使う4マス媒体（TV、新聞、雑誌、ラジオ）以外での情報伝達は考えられないか。

★「成分重視の考え方」＝「栄養学」の視点に立ち、その道のオピニオンリーダー（栄養学、医学）に全面に立って頂くのが賢明ではないか。

★「栄養学」を全面に打ち出すならば、アカデミアの会合（学会・研究会）を支援または独自に組織化し、共鳴する多くの専門家を育成することが大切ではないか。

★専門家の研究結果の発表論文をパブリッシュし、広く世に知らしめることや、参画する専門家ご自身が持つ組織（医療機関、店、研修会etc.）に来訪する生活者へのアカデミックな情報伝達をして頂くことが訴求する「成分」の正確な栄養学的・医学的位置づけを情報伝達できる活動になるのではないか。

★これらの活動を独自のSNSを展開することによって、さらに多くの民衆に情報伝達することが可能になるのではないか。

★またSNSを通じて意識の高い人を対象に栄養学的・医学的研修をリアル並びにWEB研修システムを立ち上げ、その理解度に応じて新たに作る認定制度によって資格を授与する仕組みが新たなファン層を創り上げるのではないか。

★企業にとっては、その認定された純粋なアカデミックな人達が広告塔になり、栄養学的・医学的裏付けをもった製品は従来の健康食品と異なり、「Academia recommended supplement」として根付くのではないか。

★この「Academia recommended supplement」は宣伝は極力せず、ネットを中心に展開することでコストのトレードオフを実現すると共に、ノンカスタマーに触れやすい環境を作り出すことが最終的にはBOの創造につながるのではないか。

以上のことを一つひとつ実行に移していくことによって、従来からの健康

食品が辿って来た経緯とは全く異なるプロダクトライフサイクルが生まれ、未知であった多くのファンを生み出し、そのアカデミックに彩られた「成分」が厚い信頼を築けるものと確信する。そこにBOが開けるのではないだろうか。

第 7 章

Marketing-ROIを
向上させる
Retention Marketing

1 「ジョン・グッドマンの法則」から学べること

　ジョン・A・グッドマンは米国CCMC社（Customer Care Measurement & Consulting）のバイス・チェアマンである。サービス分野におけるリサーチ&コンサルティングでは40年以上、800社以上、1,000を超える調査プロジェクトに従事してきた実績を持っている。Fortune100企業のうち45社でもグローバルなコンサルティング実績を持ち、著書や250本超の論文・レポートも発表している研究者でもある。

　拙著『医薬品産業戦略マネジメント』第5章第6節に「ジョン・グッドマン理論」を紹介しているのでご参照頂きたい。その中では「クチコミ」がポジティブに機能するか、逆にネガティブに働くかで、その波及効果がその後の売上に大きく反映してくることを述べた。「顧客インサイト」を知ることは、「ネガティブ・サイレント・クレーマー」や「永久離反顧客」への予防策を練るには必須要件である。反対に「Retention（顧客維持）」や「ロイヤルカスタマー」に誘導するための羅針盤にもなり得る。

　本書では前著よりも一歩踏み込んで、「顧客損失」とその回復シナリオから損失リスクを試算すると共に、損失回避の策を講ずればROIが向上することを「ジョン・グッドマンの法則」から導き出す。以下に示す図表のサンプルデータは100万人の顧客ベースを持ち、顧客1人当りの年間平均購買額が1,000ドルの企業を例に取り上げている。

　図表7-1は、製品・サービスに20%の顧客が何らかのトラブルを被った場合、そのうち75%は苦情を申立てなかったものの、25%は苦情を申立てたことを前提に紹介している。

　シナリオAでは苦情を申立てたうちの50%が対応に満足したものの、うち10%は再購入せず。対応にしぶしぶ満足は30%で、うち20%は再購入せず。

図表7-1　顧客損失回復シナリオA&B

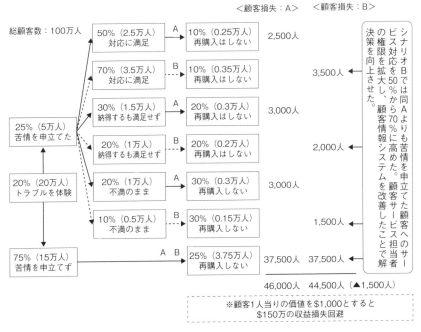

(出典：ジョン・グッドマン『顧客体験の教科書』をもとに改変作成)

対応に不満のままは20％で、うち30％は再購入せずとなった。シナリオAでは顧客損失は46,000人に上った。顧客1人当りの価値は1,000ドルゆえに、4,600万ドルの収益が損失したことになる。

　そこで、シナリオBでは顧客クレーム対応の体制整備を行い、サービス担当者への権限移譲を行うと共に顧客情報システムの改善に取り組んだ。その結果、クレーム対応への満足度が20％向上したことによって、顧客損失はシナリオAよりも1,500人減少したというもの。クレーム対応への社内体制を改善すれば150万ドルの収益損失を回避できたというわけだ。

　図表7-2では、シナリオA,Bと同様に顧客の20％がトラブルを被ったケース

図表7-2　顧客損失回復シナリオC&D

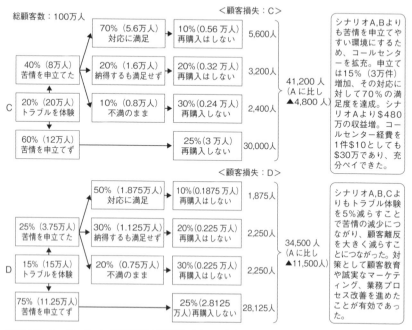

(出典：ジョン・グッドマン『顧客体験の教科書』をもとに改変作成)

をシナリオCとして挙げたが、A,Bと異なるのは苦情を申立てやすい環境にするためにコールセンターを拡大、充実させたことである。結果としては、「対応に満足」、「納得するも満足せず」、「不満のまま」並びに、その後の「再購入せず」のパーセンテージはBと同じであったが、離反顧客は多くなっていた。ところが、注目すべきは、「苦情を申立てず」の割合がBの場合よりも大きく減少したことであろう。これは、コールセンター機能の拡張に加えて、顧客のFAQ（Frequently Asked Questions）に対応するためのコンテンツをWEBサイトや冊子等で充実させたことも起因しているであろう。よって、"苦情"になる前に問題解決できた顧客が増えたものと考えられる。これらの結果よりトータルでシナリオAより顧客損失が4,800人減少し、480

万ドルの収益増とすることができた。コールセンターのコストを1件10ド
ルとしても30万ドル（3万人増加分）増えただけで、増加した収益に吸収
され、充分ペイできたと言える。

　シナリオDでは、トラブルを体験する顧客の割合を5％減らしたことがシ
ナリオA,B,Cと大きく異なるポイントとなる。どの企業にしても顧客に不満
足な製品やサービスを提供することは最初から想定していないが、時に不幸
が訪れることがある。これを最大限にセーブすることを企業は実践しなけれ
ばならない。そのためには、顧客教育としてのきめ細やかな情報提供体制の
構築や顧客インサイトを常に把握するためのマーケティング活動、そして全
社全部門が顧客志向に則った業務プロセスの改善を図ることこそ顧客離反を
防ぐ最大の対策となる。これらの対策を経たことでシナリオDではシナリオ
Aに比べて11,500人の顧客損失を防ぎ、1,150万ドルの損失を回避できたこと
になる。

　以上、「顧客損失回復シナリオ」をみてきたが、その中に隠れている顧客
インサイトから何が言えるだろうか。それらを次に掲げ、「ジョン・グッド
マンの法則」からの警鐘と捉えて頂きたい。

・不満を感じても、非常に多くの顧客は面倒で苦情の申立てをしない。
　（苦情件数が少ないからと言って、現場対応が適切とは判断できない）
　（苦情を言っても無駄な会社だと顧客から思われていないか）
・不満を申立てた顧客の苦情に迅速に解決すれば、リピーターになる。
　（苦情対応が適切だと思っていても、再購入に至らなければ意味がない）
　（営業担当者は、受けた苦情を正常に会社にフィードバックしているか）
・苦情は企業の財産であり、その中に企業の改善点が潜んでいる。

（苦情対応のためのコストを抑制することは健全な経営に逆行する）

（コンタクトセンターにこそ優秀な人材を投入すべきではないか）

・非好意的なクチコミは瞬時に拡散され、何倍ものスケールに成長する。

（企業が真摯な情報提供をすれば、顧客と企業の信頼関係は築ける）

2　Acquisition（新規顧客の獲得）とRetention（顧客維持）

　売上拡大を目指す時に真っ先に考えやすいのがAcquisitionであり、既存顧客との関係性強化によるRetentionは軽視されがちではないだろうか。因みにAcquisitionは「まだ一度も購入していない見込み客に対して購入を促す為にBrand（商品・企業）を認知させ、購入に至らしめること」であり、Retentionは「一度購入してくれた顧客の購買頻度を増やす為にLoyaltyを高め、顧客との関係性を維持・育成していくこと」と定義しておきたい。

　顧客Loyalty戦略の大家フレデリック・ライクヘルドらは営業効率の面から次の2つの法則を世に送り出している。（出典：Reichheld, F.F., & Sasser, W.E.Jr., "Zero Defections: Quality Comes to Services," *Harvard Business Review*, September/October 1990）

・**「1：5の法則」**：新規顧客に販売するコストは、既存顧客に販売するコストの5倍かかる

・**「5：25の法則」**：顧客離反を5％改善すれば、利益が最低でも25％改善される。（改善率は産業によって異なり、銀行の支店85％、クレジットカード会社75％、保険代理店50％、ソフトウェア企業35％など）

　この2つの法則から言えることは、新規を狙うよりも既存顧客に重きを置いた方が効率的だということであろう。実際の現場でAcquisitionを実践する

図表7-3　「キャンペーン」と「リレーション」の要点

キャンペーン （短期的売上獲得；主にAcquisition）		リレーション （中長期的視点でLoyalty向上；Retention）
・企業＆商品ブランドの認知 ・商品の購入促進 ・短期的視点での売上確保	目的・効果	・顧客のLoyalty強化 ・購入リピート、クロスセル ・中長期的視点での利益向上（生涯顧客化）
・企業＆商品非認知の潜在顧客 ・商品購入履歴なしの潜在顧客 ・離反顧客	施策の対象	・Loyaltyの高い顧客 ・商品購入、利用履歴のある既存顧客
・顧客の眼を商品の魅力ではなく価格や特典に向けてしまう ・ブランドチェンジを促進してしまう	問題点	・顧客との長期的関係性を作るには時間が掛かる ・一貫した価値提供を行うには、企業全体が統合された価値提供システムを構築する必要がある

　場合によく用いられているのがキャンペーン（Campaign）であり、Retentionでは顧客とのリレーション（Relation）に重要視した施策を打つ。図表7-3では、そのキャンペーンとリレーションについて要点をまとめたが、最も注目しておきたいのが最下段の「問題点」である。医薬品業界でも新規開拓の時、卸キャンペーンを張るが、同じ品目を異なる卸同士が競争を仕掛けると値引き合戦に陥ることがしばしば起こる。製薬企業が取引卸に支払うアロアンスを吐き出してでも卸は医療機関に納めようと躍起になってしまうケースがそれに当たる。医療機関側は同じ商品なら納入価の安い方を選びたいと思うのがごく自然だからだ。また、同種同効薬で競合メーカーがキャンペーンを仕掛ける度にブランドスイッチが起こり得ることも当該メーカーにとっては頭の痛い話となる。一方で、既存顧客のLoyaltyの向上を目指す場合は、顧客とのリレーションのさらなる構築を図るための施策を打つことになるが、どうしても短期で成し遂げられるものではない。よって、中長期的

視野での戦略展開を図ることを前提に顧客対応システムの構築が求められることになる。

　また、フレデリック・ライクヘルドらは顧客との関係性が長く維持できるほど収益性が高くなる理由についても前掲の『Harvard Business Review』で述べているが、その要約を次に記しておく。

・既存顧客は商品・サービスに対する理解を深めているので、顧客対応に必要な営業コストが低くなる。
・関連商品の購買などにより顧客１人あたりの購買量が増える。
・既存顧客は価格が少し高くても馴染みの商品・サービスを購買する傾向があり、高い価格を許容するようになる。
・クチコミによって他の顧客に紹介してくれる。

　既存顧客への対応が企業の収益に及ぼす影響が大なることは理解できるものの、Loyaltyの面から見ると、既存顧客の中にも濃淡があることは誰もが知るところであろう。そのLoyalty強化のためのツールが次に掲げるCRMということになる。

3　CRM（Customer Relationship Management）

　顧客との中長期的対応に必要なシステムとして多くの企業が導入しているのがCRMであろう。CRMはRetention Marketingを実行に移すに当たっての有効なマネジメント・ツールである。
　前述の「１：５の法則」や「５：25の法則」のもとに既存顧客とのリレーションを向上或いは維持するためには、このCRMを活用することが求められるのだが、果たして導入企業のうち、どれだけの企業が成果を挙げているのかについては否定的なレポートが多いのも事実である。

①なぜ、多くの企業がCRM導入で成果が挙げられないのか？

　CRMの導入には多大な費用が掛かり、それに対応する人材・組織も必要になってくることから、会社全体としては一大プロジェクトになる。ところが、経営陣の期待通りには機能していないケースにはどこに原因があるのだろうか。よくあるパターンが単に「CRMは顧客との関係を管理してくれるソフトウェア」という認識だけで導入した場合だ。そもそも最初の段階からCRMに対する誤った認識がある。本来、CRMは単なるシステムという位置づけではなく「顧客とのリレーションを構築し、Loyaltyを高め、顧客価値を創造する戦略」がベースにあって、「その戦略とビジネスプロセスを一体化するためのツールである」ということ。顧客戦略が練り上げられていなければ、高価なCRMを導入しても"宝の持ち腐れ"になるのがオチである。では、顧客戦略をどのように立てればよいのかを次節で取り上げたい。

②顧客価値創造戦略の立案

　顧客価値を高めていくにはシステム導入前にどのような戦略立案のプロセスを経ておく必要があるのか。図表7-4にそのプロセスをまとめた。

　図表でも示しているように、多くの企業で顧客セグメンテーションが最初の段階で綿密にできているのかどうかが問われる。よく見落とされがちな例がインフルエンサーの調査不足である。実績数字に大きく表れずとも、その人物の影響力は計り知れないものがあることを忘れてはならない。これらのセグメンテーションのもとに、誰がどのような背景を持っているのかを調査しておくことが次のステップである。それが顧客インサイトとなる。次に自社製品・サービスがターゲット顧客に求められる体を為すように提案しなければならない。そこには必ずや競合他社との衝突に備えることが求められる。そして、この顧客対応の戦略が全社戦略であることを全社レベルで認識

図表7-4　顧客価値創造戦略立案プロセス

1 ⇒	2 ⇒	3 ⇒	4 ⇒	5 ⇒	6
顧客セグメンテーション	顧客インサイトの解明	バリュー・プロポジション（価値の提案）の策定	顧客関係性構築に関する全社共通認識	最適な情報提供システムの確定	顧客Retentionへの常時観察＆対応
★自社収益への貢献度合および潜在的ポテンシャルでの顧客の選別 ★数字に表れにくいインフルエンサーの開示 ★顧客別のシェアオブウォレットの推計 ……競合他社製品を含めたターゲット先の市場性の把握が前提 ★ターゲット顧客のオーベン、ネーベンを同時把握	★顧客別ファイル（ex.ドクターファイル）の作成 ……専門分野、所属学会、出身大学、出身医局、職歴、論文・業績、人脈、受賞歴、性格など ★モダリティに関する基本的考え方 ★治療ガイドラインへの接し方	★顧客が今感じているニーズ、ウォンツについてのリサーチの完了 ★顧客に受け入れられる自社製品・サービスの提供方法を決定 ★競合他社の攻勢を先読みした防御策が準備できている	★顧客とのリレーションを向上させることが自社の成長に寄与することを全社員が認識 ★顧客との基本的対応マニュアルが全社レベルで完了 ★顧客リレーションシップへの社員貢献に関するインセンティブを社員が認知	★自社の顧客戦略に合致したシステムとは何かを協議のうえ決定し設備投資費用、システム構築に要する期間を社内合意する（システムベンダー企業の選別に当たっては当方の構想を熟知し、カスタマイズ可能とする企業を優先する）	★顧客離脱の予兆を察知できるようにシステムにアラームを内蔵 ★顧客離脱した場合を想定した対応策ができている ★他社の妨害工作に対応可能な防御プログラムが準備できている ★トップマネジメントによるシステムの常時モニタリング態勢構築

しておくことが重要なポイントであって、直接に関係する部署だけのものとの認識が社内の他の部門に存在していたとすると、最初からCRMは失敗に終わることだろう。

　自社の顧客戦略を具現化するためのツールとして多くの企業がシステムベンダー企業と提携することになろう。その際に、ベンダー企業の宣伝文句にすぐ乗ってしまうことのないように、充分自社の戦略を理解し、状況に応じてカスタマイズを可能にすることに同意した企業を選択することが重要である。CRMはRetention Marketingに有効なツールである。従って、顧客が離脱しないようにシステムに二重三重の対応ができるように仕掛けづくりを施しておくことがキモとなる。

　CRM導入はマーケティング部門が先導し、情報システム部門等との密なる連携体制ができていることが前提となろう。自社の顧客戦略は何か、その戦略の実行のためにCRMにどのような機能を持たせなければならないのか、新たに獲得できたデータから何を引き出したいのか、そこで得られた分析情

図表7-5　SFAとCRMの搭載機能の一般的な違い

機能項目	営業活動支援機能						顧客育成機能			
	案件(商談)管理	予実管理	スケジュール管理	営業日報管理	営業情報分析	名刺管理	メールマーケティング	コールセンター管理	顧客情報分析	購入情報管理
SFA	◎	◎	◎	◎	◎	◎	△	△	×	×
CRM	×	×	△	×	×	×	◎	○	○	◎

機能項目	共通機能						
	顧客管理	問合せ管理	メールフォーム作成	メール一括送信	ToDo管理	レポート作成	外部データ取り込み
SFA	◎	◎	○	○	○	◎	○
CRM	◎	◎	○	○	○	◎	○

(注)
◎：殆どのツールに実装
○：実装されているツールが多い
△：基本的に実装されていない
×：対象外の機能
(出典：SATORIホームページから一部改変作成)

報は現場営業にどのようなメリットをもたらすのか等、関係部署全体がこれらを共通認識することなくCRMを導入することがあってはならない。「自社顧客戦略」「連携体制」「分析機能」は先ずは押さえておかなければならない。理想は図表7-4の内容をPDCAサイクルに載せて全社で動かしていくことである。

③CRMとSFA（Sales Force Automation）は何が違うのか？

　顧客戦略に用いられるツールにはCRMの他にSFAがある。この両者に共通して言えることは、次の２つであろう。
　・営業活動で使うツールであること
　・顧客管理機能を有すること
　だが、各々のツールは使う目的が異なる為、管理項目や管理画面の構成に違いが生じる。一般的には「見込み客の発見」には次章で取り上げるMA（Marketing Automation）、「顧客の獲得」にはSFA、「優良顧客への育成」にはCRMがそれぞれ導入される。図表7-5にはSFAとCRM機能の違いを示した。SFAは営業支援システムとして、顧客データをもとにターゲット顧客とのタッチポイントでの活動内容（医薬品処方状況、安全性情報伝達、新規採

用見込時期など）を管理する機能、営業担当のスケジュール管理、所属エリアでの共有情報など、営業業務の可視化・効率化に寄与するための機能を有している。

　CRMは優良顧客への育成目的で使われるため、顧客インサイトを把握するための属性や行動履歴を管理する機能や顧客データから優良顧客を抽出する機能、さらに有用な情報をいち早く届けるためのメールマーケティング機能などを備え、顧客Loyaltyの向上に役立つ内容となっている。

　昨今、SFA、CRMを扱うベンダー企業の中には製薬業界の特性に合わせた機能を開発し、ユーザーが使いやすいように工夫が見られるようになった。とは言え、中にはグローバルなベンダー企業のツールを導入しても、そんなに時間が経たないうちに白紙に戻すといった例も散見される。これは、次章のMA（Marketing Automation）を含めての話である。今一度、自社の顧客戦略はどこに向かおうとしているのか、また戦略遂行のための自社の社内体制がICT（Information Communication Technology）を使いこなせるレベルになっているのかを見極める必要がある。失敗している企業は、往々にして自社の現状を把握していないのではないか。

4　CRM、SFAの限界と対策：「ベイジアンモデリング」

　CRMやSFAは、営業担当者にとっては顧客との関係性構築のために蓄積された顧客情報の確認や新たな情報の取得ならびに訪問活動プランの提案にもその機能を発揮してくれる重要な役割を果たしている。

　しかし、CRMやSFAに投入した顧客情報は飽くまでもBehavior（行動）の結果に過ぎず、医薬品業界で言うならば、医師あるいは医療機関の飽くまでも表面的な行動変容が把握できるだけである。では、Behaviorデータと共に

顧客のmindに迫ったAttitude（気持ち、態度）リサーチを仕掛ければ、顧客を深く理解することができるのかというと、そうでもなく、顧客のAttitudeは、実際のところ直接本人に聞いてみなければ正確なところは分からないというのが現実である。Attitudeリサーチでは大まかな傾向が示されるだけと見た方が賢明であろう。

　では、今後のマーケティングにおいて顧客をより深く理解するためにはどのような対策を取れば良いのだろうか。顧客の行動履歴のビッグデータがあっても、複雑な"個"の異質性を安定的に炙り出せるわけではない。その異質性は観測された大まかなデータのみで説明できるほど簡単なものではない。顧客の行動の背景にある潜在的な変数（行動因子）や独特の環境、社会構造（環境因子）をも巻き込んでの"モデリング"が異質性の理解には役立つことになる。

　つまり、個の異質性を理解するには、回収できる市場データにも限界があるため、顧客の意思決定要因に関する情報をプールしたものから共通性のあるものを選り分けてモデル化することによって、データの限界を補い、処理しようというわけだ。それが、統計モデル分析において多く用いられる統計技術「ベイジアンモデリング」である。英国の牧師トーマス・ベイズ（Thomas Bayes）が唱えた統計学から発している。

　ベイジアンモデリングについては専門書や論文が数多く出ているが、本書では照井（2008）、佐藤（2018）、涌井（2013）、伊庭ら（2018）を参考にした。詳細については、専門書に譲ることにして、ここでは概略だけに留めておきたい。

　まず、ベイジアンモデリングとはベイズ統計学に基づき、統計モデルを推定することを意味し、ある事象の仕組みを近似したものである。モデルとして最も分かりやすいものに線形回帰モデルがあるが、その事例として「気温とビールの消費量（売上）の関係は線形に変化する」というのがよく知られ

た事象であろう。この場合導き出される数式は、「ビールの消費量（売上）＝気温×傾き＋切片」で表されるが、気温以外の傾きと切片がいくらになるかを推定するのが「パラメータの推定」である。ビールの例のような比較的分かりやすいケースならば線形回帰モデルでも通用するが、事象が複雑になってくると、パラメータの推定には難易度が増してくる。そこにベイズ統計学に基づくベイジアンモデリングが貢献する。ベイズ統計学は「統計モデルのパラメータを推定するためのツール」として位置づけられ、「ベイズの定理」を基礎とした統計学の体系としてマーケティングの世界とも古くから関係性の深い理論体系である。

「ベイズの定理」を図表7-6に示す。図表で示した数式からも分かるように、ベイズの定理は「事後確率」つまりデータXが得られた時にパラメータθの確率を推定するもの。さらにデータが追加されるごとに事前確率ならびに事後確率は更新されていく。逆にデータがその時点で無かったとしても「理由不十分の法則」に則り、暫定的に事前確率として設定しておくことができる。それ以降、新たなデータが入手でき次第、前回は事後確率だったものを事前確率として置き換え、新たに事後確率を設定更新していくことができるという柔軟性のある理論である。ゆえに、このベイズ統計学は学習能力があることから、現在では、人工知能（AI）における機械学習に広く応用されるようになっている。

　"ビッグデータ"が華やかな時代であるが、その中身を今一度探ってみれば分かるように、顧客の行動や態度・思いといったもの全てを一気通貫に測定できているものは存在しない。それほど、情報は期待に比し不完全なものでしかないと現状では見なすべきであろう。

　そのような顧客の完全な情報が無い中で、どうすれば顧客の理解を深める

図表7-6　「ベイズの定理」

$$P(\theta|X) = P(\theta) \times \frac{P(X|\theta)}{P(X)} = \frac{P(X|\theta)P(\theta)}{P(X)}$$

P(θ|X)：事象Xが起こった時に事象θが起こる確率（データXが得られたとき、前提条件θが成
　　　　　立した確率）【事後確率】
P(θ)　：事象θが起こる確率（データXを得る前に想定していた前提条件θの成立確率）【事
　　　　　前確率】
P(X)　：事象Xが起こる確率（データXが得られる確率）
P(X|θ)：事象θが起こった時に事象Xが起こる確率（前提条件θのもとでデータXが得られる確
　　　　　率）【尤度】

※「事前確率」：prior probability、「事後確率」：posterior probability、「尤度」：likelihood
※「理由不十分の法則」：ベイズ理論では条件が与えられていない場合、それらの確率は等確率と
　し、事前確率を設定する。
※「乗法定理」：P(X∩θ)=P(θ)P(X|θ)　Xとθが同時に起こる確率は、θが起こる確率とθが起
　こった時にXが起こる確率の積。

<例題>「診療所AとBがあり、診療所Aには糖尿病の自社新薬処方患者が3人、競合他社品処
方患者が7人います。診療所Bには同様に自社新薬6人、他社品4人の処方患者がいます。因み
に2つの診療所の患者は同じ院外調剤薬局を使っていました。このA，Bの患者20人は全員糖
尿病の患者で自社または競合会社の糖尿病治療薬を処方されていました。この20人について薬
局が改めて処方箋のチェックをするとき、どちらかの診療所から1人の処方箋を抜き出したと
き、自社新薬処方患者であったとすると、その患者が**診療所Aの患者である確率**はいくらか。」

処方箋1枚を抜き出したとき、それが診療所Aからである事象をθa、診療所Bからである事象を
θb、それが自社製品である事象をXとする。このとき求めたい確率はP(θa|X)と表される。ベイズ
の数式にすると次のように書き表される。

$$P(\theta a|X) = P(\theta a) \times \frac{P(X|\theta a)}{P(X)}$$　P(θa)とP(θb)は事前に求められないので「理由不十分の法則」
　　　　　　　　　　　　　　　　　　を適用し、事前確率を1/2ずつに設定してみる。つまり、P(θ
　　　　　　　　　　　　　　　　　　a)=1/2、P(θb)=1/2

分母のP(X)は二つの確率の和として表されるので、
P(X)=P(X∩θa)+P(X∩θb)=P(θa)P(X|θa)+P(θb)P(X|θb)
=1/2×3/10+1/2×6/10=9/20　従ってP(θa|x)=1/2×3/10÷9/20=1/3・・・・・・（答）

ことができるのか、それを埋めるのがベイジアンモデリングということにな
る。ベイズ統計によって顧客行動の真の姿に迫る近似解を導き出すことこ
そ、今、マーケティングで行うべき最優先活動であると思う。

　図表7-6では医療界に近接した例題を載せたが、先に述べたようにデータ
がさらに追加されるほど事後確率の精度が高まっていくのがベイズの定理の
優れたところなので、現場においては情報収集に磨きを掛けることが肝要で
あると力説しておきたい。

この章ではベイジアンモデリングについては簡単に触れるに留めたが、関係学会ではブランド選択モデルと階層ベイズモデリングを結びつけた消費者異質性の研究やブランド選択モデルによるインターネット広告のクリック率予測、階層ベイズモデルによるクロスメディア効果推定などマーケティング戦略に深く関係する非常に多くの研究が進められている。これら専門研究論文を紐解くことによって、明日への戦略の糸口を掴んで頂けたら幸いである。

第 8 章

デジタル・マーケティングの潮流

1 CX（Customer Experience）

　自社製品の市場での採用や普及には、顧客体験（CX）を通じて自社を認識して頂くと共にその製品・サービスのファンになってもらうことが先決であることは、昨今の企業戦略にCXという言葉が頻繁に出てきていることでも推察できることだ。多くの企業では、従来の顧客対応に従事する部門組織のあり方や実際のCXに至るオペレーションの洗い直しをすることが重要課題として対策に乗り出している。

①CXへの取組みと定義

　ライフサイエンス業界の中でも特に医薬品業界でのターゲットは医師である場合が多いが、病院では薬剤部が第一段階の壁となることから、対応する製薬企業としては特に医薬品情報提供体制は完璧な形でなければならない。商品によっては、他のコメディカル部門（看護部門、各種検査部、リハビリなど）も大切な顧客になることから情報担当部署のきめ細かい対応が求められる。

　しかし、実際に自社商品がなかなか採用にならず普及しないケースは、どの企業でも一度は経験していることとは思うが、その事象をどのように捉えてきたか或いは捉えようとしているのかによって、その企業の顧客戦略のレベルがある程度は推察できる。商品の魅力度が競合他社品よりも劣位であれば止むを得ないかもしれないが、同等レベルかそれ以上に特長があるにも関わらず普及しないのであれば商品以外の問題が内在していると考えるのがごく普通であろう。

　売れないのは営業担当者に全責任があるとしてハッパを掛けるだけの対応しかできない企業は、最も顧客が遠のく最悪のケースであろう。商品が同等かそれ以上の場合は、なぜ自社が選ばれないのかを最初に綿密に分析すれ

ば、自ずと自社の欠点が見えてくるものだ。そこでクローズアップされるべき概念としてCXがあるのだ。

　CXの定義は諸説あるが、大野、有薗（2018）らが提唱する「消費に関わるすべての経験（experience）において、消費者が認識した価値」を本書ではCXの定義として採用したい。なぜならば、他の識者が唱える多くは、単に企業が顧客データをもとに、その顧客が関心のある体験を提供するという段落で終わっているからである。今や、顧客を取り巻く情報環境は、リアルとデジタルの両方からの攻勢に晒されている。その中で実際に顧客にとって満足で利益をもたらすと感じる情報・サービスの体験があってこそ、その体験を「価値あり」と認めることになろう。企業による一方通行の体験のお仕着せをCXと呼ぶことに違和感を感じるからこそ、「価値を認めた」体験こそがCXと呼ぶに相応しいのではないか。

②CXの構成要素

　企業が顧客戦略を練る段階で、果たして顧客が認める価値あるCXとは何かを社全体で共有しておかなければならない。大野、有薗（2018）らは次の６つをCXの要素として掲げている。１）利便性、２）パーソナライズ、３）自己表現、４）トラブル対応、５）距離感、６）価格。

　では、これら６つの要素を医薬品業界に落とし込んでみると、どのような解釈が成り立つかを次に述べておきたい。

１）利便性：

●常にスピーディな情報提供体制が構築されているか

●WEBサイトにアクセスすれば豊富な情報が用意されているか

●既存医薬品よりも効果・効能・用法・用量の面で改良されているか

●緊急時にも必要な医薬品はスピーディに供給できる体制ができているか

●ジェネリック医薬品は単に安いだけでなく剤形改良されているか

昨今は医療機関の訪問規制が厳しくなり、MRが顧客と面談できる機会は非常に貴重なものとなる中で、要望された情報を即座に提示できる態勢は必須である。面談時にMRが口頭できずとも、その場でWEBサイトを開けば、求められた情報が迅速に表示できる仕掛けは顧客にとっても有益なものとなる。

　また、現在では新薬開発は昔で言うゾロ新を追うものではなく、加算を獲得できる新薬をめざすのが主流である。したがって、既存の医薬品よりも多くの面で改良され、医師の処方意欲を湧かせるものでなくてはならない。

　サプライチェーンの面では、我が国は４大医薬品卸による寡占化が進み、全国津々浦々、医療機関の求めに応じた迅速な商品提供体制が構築されている。

　さらに、医療保険財政悪化により、政府によるジェネリック医薬品の処方促進策が定着しつつある中で、ジェネリックメーカーは自社の商品を選択してもらうために先発品にはなかった各種の改良を重ねてきていることは、最終的には患者の便益に寄与することとなる。

　但し、利便性の追求によって医師や患者にとってのCXが高まることは良しとしても、その実現コストが企業利益に見合うものになっていなければ本末転倒であることも確かである。そのことを肝に銘じた利便性確保であるべきだ。

２）パーソナライズ：

●服薬しやすさを追求した剤形改良に取り組んでいるか
●自社WEBサイトの常連訪問客への情報提供システムはカスタマイズされているか

　剤形改良については咳喘息患者としての20年の経験上、述べておきたいことがある。この疾患の治療薬は吸入ステロイドが主流である。当初はフルチカゾンプロピオン酸エステルが処方されていた。しかし、吸入ステロイド

の典型的な副作用として嗄れ声に悩まされていた。その後、処方薬がサルメテロールキシナホ酸塩・フルチカゾンプロピオン酸エステル配合に変わったが、それでも嗄れ声は一向に無くならなかった。嗄れ声の防止には吸入後のうがいが必須だとして筆者も忠実に努めてきたが、それでも無くならなかった。人前で口演する機会が多い患者であれば、嗄れ声は致命的なのだ。そして、現在まで継続中なのが、超微粒子ゆえに嗄れ声は軽減されると評判だったブデソニド・ホルモテロールフマル酸塩水和物配合である。以前の処方薬に比べれば副作用は軽減されている方だが、それでも無くなることはない。また、超微粒子ゆえに吸入している感覚が患者にとっては感じられないという不安感が残るのだ。これについては微量のメンソールなどを加えることで吸入の実感が得られるのではないかと患者視点で考えるのだが、メーカーはどう捉えているのだろうか。さらに問題なのはデバイスの使い勝手の悪さである。いつも60吸入用を処方されているのだが、カウンターが０で止まればこれ以上クスリは空であることが判断できるのだが、これがどこまでも止まらずに回転し続けるのだ。医師、調剤薬局にクレームを言っても一向にメーカーは動かないまま現在に至っている。ジェネリックメーカーが参入するのであれば、これらの問題点をクリアすれば、多くのシェアが取れるであろうに。

　製薬会社の企業サイトを見ると、どの会社も"患者志向"という言葉のオンパレードである。果たして、どこまで患者志向で取り組んでいるのか、こと剤形改良の面でみると首を傾げたくなるのは筆者だけであろうか。

　さて、企業のWEBサイトを見ると一目瞭然なのが、ICTへの投資姿勢である。ただ体裁を取り繕ったに過ぎないものから、コンテンツの充実に力を入れているケースまで両極端である。最近のインターネットの技術はAIの活用によって格段に進歩している。身近に経験することとして、ネットにアクセスすると自分の趣味嗜好に沿った広告がしつこいくらいに画面に登場す

る。これは、ネット検索やECサイトでの購買実績がある場合、自分のサイト上でのすべて行動履歴が広告主やパブリックDMP（Data Management Platform）を有する業者によって捕捉・格納されていることを表している。このシステムを医薬品企業が採り入れるとどうなるか。恐らく、医師がネット上で探している情報のキーワードをもとに、瞬時に自社サイト上のコンテンツURLに誘導するであろうし、提携する外部機関のURLにトランスファーできるような仕掛けを導入することになろう。但し、この仕掛けづくりの根底におけるポイントは高度なリコメンデーションシステムが導入されているかどうかである。Amazonに見られる協調フィルタリングシステムによる陳腐なリコメンデーションでは、とても医薬品業界における顧客戦略には不向きと言わざるを得ない。少なくともベイジアンネットワークによるリコメンデーションシステムの構築に力を注いでもらいたいものだ。

3）自己表現：

●医療現場ニーズに沿った医薬品開発メーカーであると誇示できるか

　業界ではよく引き合いに出される言葉にUMN（Unmet Medical Needs；アンメット・メディカル・ニーズ）がある。治療満足度が満たされず、有効な治療法が見出されていないことをさす。医薬品開発は昔に比べれば格段に治療満足度と薬剤貢献度は上昇しているものの、癌、リウマチ、認知症、ALS、糖尿合併症（腎、網膜、神経）など、まだまだ既存の薬剤では治療満足度、薬剤貢献度が十分ではない疾患が数多く残っている。これらのUMNに自社がチャレンジし、新薬開発に注力していることをアピールできるだけの企業活動をしているかが問われる。昨今は、抗体医薬から再生医療、遺伝子治療、核酸医薬など技術の進歩は著しく、生活習慣病のような患者数の多い慢性疾患を対象とした新薬開発から、患者数が少なく複雑な疾患メカニズムをもつ領域に開発をシフトチェンジしている。自社がUMNに貢献していると誇れる企業であれば、自ずと社会が自社を見る目は大きく変わり、企業

ブランドに計り知れない付加価値をもたらすことになろう。

４）トラブル対応：

●クレーム対応に万全な体制を構築できていると言えるか

　医薬品の場合は、工場、流通卸を経て医療機関に届けられ、医師による処方のもとに薬局にて調剤されてはじめて患者に投薬される。この一連のサプライチェーンで問題が発生すると最終的には必ず製薬企業に問合せ、クレームが行くことになる。流通段階での問題が発生すれば、品質管理面での追究から卸に責任が問われることになる。また、投薬中の有害事象への対応はメーカーが責任をもって対処するのは言うまでもない。いずれにしても、取扱製品の製造物責任者である製薬企業が、サプライチェーン全体におけるすべての事象に対して、ステークホルダー（医療機関、保険薬局、患者、卸）の"声"に真摯に対応できるだけの体制を敷いていることが絶対不可欠である。その実現のためには、窓口となるコンタクトセンターの質を高めることが必要であるし、最前線で活動するMRのサイエンティストとしての気概を持った行動が求められる。

５）距離感：

●自社品採用後のフォローアップ態勢は盤石なのか

●顧客が必要とする最適なタイミングに企業として対応できる準備は万全か

　営業部門でよく問題点として挙げられることの１つに「宣伝品目が採用になったら途端に訪問頻度が落ちる」という医療機関側の批評が聞かれることがある。MRとしては他の未採用先に時間を充てて、採用軒を拡張したいと思うのであろうが、既採用先から前述のような悪い印象を持たれてしまっては、その先の活動に支障を来すことは目に見えている。つまり、採用先としては、特に採用して時間が経っていない時期では、いつ何時どんな事象が採用品目に関連して勃発するかも分からないわけだ。したがって、問題が起きた時にスピーディな対応ができる企業であってもらいたいわけだ。かと言っ

て、毎日しつこく訪問されても顧客側にとっては、ただしつこさだけを感じ
てしまい、マイナス効果となってしまう。適度なMR訪問と全社横断的情報
提供体制の確立が顧客本位の企業姿勢であろう。

　重要なポイントは、その顧客がどのような距離感が一番心地良いと感じる
かという顧客インサイトの情報の蓄積ができているかどうかということであ
る。残念ながら、そこまで顧客データベースができている企業はほんの一部
にすぎないのではあるまいか。

６）価格：
●顧客（医師、患者）は価格に敏感なのか
●薬価に見合う治療満足度が上げられるのか

　マーケティングの4Pに価格（Price）があるが、医薬品業界ではメーカー
は納入価に直接関与できない立場から、価格に関してはどちらかと言えば他
の3P（Product, Place, Promotion）に関心が偏っているように見える。しか
し、メーカーには卸に商品を卸す時の仕切価の決定権があるわけであって、
決して価格に関して無力というわけではない。医療機関にいくらで売るのか
は卸が決めることになるのだが、当然のことながら、メーカー仕切価より下
回る価格で売れば卸は赤字になる。昨今から問題視されているのが、この
"売差（売買差益）マイナス"という状況だ。これは、一般にはメーカーの
"高仕切価"がために、卸は医療機関が要求する納入価を呑むには仕切価以下
での納入を余儀なくされ、結果として"売差マイナス"が生じるのが一連の流
れと言われている。

　この問題は奥が深く、メーカー側は従来から政府主導で進められている薬
価引き下げ圧力への自衛手段として末端で安く売られないように仕切価をで
きるだけ高く設定したいという思惑がある。一方で、医療機関側は、目まぐ
るしく改定される診療報酬に対して、安定的な利益を生みやすい薬価差益を
少しでも多く取りたいとする厳しい立場がある。その両者に挟まれているの

が医薬品卸である。政府もこの問題を取り上げ、安定供給が損なわれないようにメスを入れ始め、徐々にではあるが流通改善が進みつつある。

　このような背景があるものの、患者が支払うのは薬価が対象となる。そして、医療機関が支払基金に請求するのは、もちろん薬価ベースである。しかし、ここで注目しておくべきこととして、処方医自身が、どこまで薬価に関心を持って患者に処方しているのかということだ。新薬の中でも画期的新薬に至っては、有用性加算が付けられ、既存薬に比し高薬価となる。高薬価でも、従来医薬品よりも効果が高いのであれば、すぐに処方するのか、それとも従来品で様子を見ながら、患者負担を考えながら、患者の同意を得た上で、高薬価の新薬に切り替えるという流儀をもっているのかどうか。

　さらには、既存薬のジェネリック医薬品が出れば、患者負担や医業経営を考慮に入れて、採用品の多くをジェネリックに切り替えるのか。このあたりの処方医のインサイトや医療機関側の経営方針をメーカーとして掴んでいるのかが重要なポイントになってくる。

　これら6つの要素を経てCXが成り立ち、その価値を顧客が認めて初めて意思決定へと進んでいくことになる。

2　カスタマー・ジャーニー・フレームワークの構築

　ライフサイエンス業界の代表格である医薬品業界での顧客としては、医師、薬剤師が最も関係性が深いが、他のコメディカルスタッフ（看護師、臨床検査技師、理学療法士など）も時に関係してくる。さらには処方薬の最終消費者である患者も忘れてはならない。従って、メーカーとしては、個々の顧客について、先の6つの要素の一つひとつに関して評価していくことになるが、ここで企業にとって最優先の活動が「カスタマー・ジャーニー（CJ）」

の可視化である。

　CJとは、顧客が商品やサービスを知り、最終的に購買するまでの顧客の「行動」、「思考」、「感情」などのプロセスである。そのプロセスをプロットして図式化したものが「カスタマー・ジャーニー・マップ（CJM）」と言われるものである。

　ここで最初に押さえておきたいことは、CJMはone to oneマーケティングのシナリオを作るための設計図であること。小川（2017）は「顧客一人ひとりによって変化する情報ニーズに寄り添い、顧客が"今"欲しい情報だけを届けられるようにするための設計図である」としている。

①一般的なCJMの制作7段階

　一般的にはCJMを作るには次の7段階を踏まえることとされている。

　1）ペルソナの設定

　2）ペルソナの行動や感情、疑問を探る

　3）チャネルとタッチポイントの設定

　4）コンテンツに必要な要素や方向性を決める

　5）コンテンツの目的を決める

　6）コンテンツアプローチを図式化する

　7）KPIの設定

　これらを医薬品業界で考えてみると、どのように捉えられるだろうか。

　最初の「ペルソナ」については、例えば医師の属性（性、年齢、勤務先病医院、専門領域、出身大学、出身医局、所属学会etc.）、心理特性（保守的、革新的、価値観etc.）、行動特性（Web活用、活動性向、贅沢、質素etc.）、地理的特性（住居地区、気候、医療充足度etc.）、当該製品領域への関心（製品利用経験、集患数、購入規模、治療方針、満足度etc.）、企業貢献度（ロイヤルティ、購入頻度etc.）などが挙げられよう。

　次に「ペルソナの行動、感情、疑問」については、実際にインタビューしてみることで最も正確な実情が分かる。前述の諸項目について探ってみることだ。

　3点目の「チャネルとタッチポイント」のチャネルとは媒体であり、媒体上で顧客が触れるコンテンツがタッチポイントを意味する。チャネルが製薬企業のサイトであった場合、そのサイト内で医師等が欲する各種の情報がタッチポイントということになる。医師等は製薬企業サイトの他にも複数のポータルサイト、或いはリアルの場（MR、講演会、セミナーetc.）を経由して、自身の知りたいコンテンツを探す。それら数々のパターンを事前に設定しておかなければならない。

　4点目の「コンテンツに必要な要素や方向性」に関しては、医師等が求めるコンテンツには、どのような要素や方向性が考えられるのかを見極めておくことが必要となる。例えば、要素に関しては、"有害事象""高齢者""新薬A""国内未承認・適用外疾患""海外データ""作用機序""後発品の品質""効果の比較"など、幾多のものが考えられるであろう。方向性については、これらの要素に関して、企業として既に施行されている「販売情報提供活動ガイドライン」に沿った提供に努める必要がある。

　5点目の「コンテンツの目的」とは、何のために企業としてコンテンツを用意するのか、その明確なスタンスを決定しておく必要があるということである。目的がぶれてしまうとコンテンツの内容やそれを打ち出していく順序も中途半端なものに映ってしまう。医療従事者に次のステップに動いてもらうために、次にどのようなコンテンツを用意しておくべきかを明らかにすること。それによって高い満足度を感じてもらえれば、企業ブランド価値も上がるであろう。

　6点目の「コンテンツアプローチの図式化」とは、企業が提供するコンテンツと医療従事者等のニーズが遭遇する場所、つまりチャネルをどこにどれ

だけ設定しておくべきかを図式化してみるということ。この"可視化"をすることでCJM上の問題箇所が浮き彫りにされ、軌道修正することが可能となる。

　最後の「KPI（Key Performance Indicator:重要評価指標）」は、チャネル（Web広告、Webinar、セミナー、雑誌広告記事、書籍、メール、コンタクトセンター、MR etc.）とそこで提供されるコンテンツの組合せによって評価指標が異なる。Web関連ならばPV（ページビュー）、資料請求数、リピート率など、セミナーでは参加人数、参加満足度など、広告関連ならば、そこにQRコードやURLを埋め込んでおけばアクセス数、資料請求数などが計測できる。メールの場合は、メルマガを発行していれば登録読者数が参考になる。コンタクトセンターでは顧客満足度や医療現場からの有益情報獲得数、営業現場でのMRによる情報提供については単に売上達成率に比重を置くことなく、製品関連情報の回収による会社への貢献度や地域のOL（オピニオンリーダー）の発掘貢献度なども挙げられる。

②旧来のCJMは通用しない

　前節では基本的なCJMを制作する上での項目を紹介したが、冒頭にも記したように、CJMはone to oneマーケティングのツールであるから、ペルソナによって行動が異なるのは当然のことと理解し、個々のペルソナのニーズに合致したチャネルとタッチポイントを設計していくことが肝要となる。

　大雑把なペルソナグループとされる集計データをもとに、顧客を一定の型にはめ込み、それをベースにしたCJMを作っても、それはペルソナ個々人の意思決定を把握するには、あまりにも柔軟性に欠けると言わざるを得ない。

　企業本位の勝手な解釈で顧客の行動を定義し、最大公約数的なシナリオを作り、無理矢理「次の行動は必ずこうなる筈である！」という考えでCJM

を作り、それをデジタル・マーケティングに落とし込むという手法はもはや通用しない。

　飽くまでも、企業側の目線ではなく、"ペルソナの目線"でCJMをイメージすることが求められる。そう考えていくと、CJは１つではなく、同時にいくつものCJに分岐していくことが頻繁に見られることが分かるであろう。つまり、顧客は企業に対してコミュニケーションを取ろうとするとき、どのチャネルを利用したにせよ、企業は同じ対応を取ってくれるものと思っているものなのだ。

　ゆえに、企業側としても必然的にオムニチャネル化に対応したコミュニケーションシステムのインフラを整備する必要に迫られることになる。

③カスタマー・ジャーニー・フレームワーク

　それでは実際にCJMを制作するときのフレームワークはどのように考えればよいのかを例示しておきたい。図表8-1には医薬品業界の特徴に沿って糖尿病治療薬を題材にしてサンプルを示したので参考にしてもらいたい。ここでは、既に専門医の間では広く認知されているDPP-4阻害薬とSGLT2阻害薬について取り上げているが、ペルソナとしては地方在住の40代の開業内科医で糖尿病については非専門医とした。これは、内科を標榜していても、あらゆる疾患の患者が医院を訪問してくるのが現状であること。さらに、糖尿病患者は多いものの、医師自身は専門医ではない場合も頻繁に見られることから、これらの状況をペルソナとして採択した。

　図表の中で「フェーズ」には、対象医師の行動や意思決定を左右する原則・要素について記述する。「購買ステップ」には医師の意思決定のプロセスを描く。「行動」は実際に対象医師がどのようなチャネルを経由して行ったのかを炙り出す。「思考・感情」では、購買ステップごとに情報をキャッ

図表8-1 糖尿病治療薬に関するカスタマー・ジャーニー・フレームワーク

ペルソナ	★地方で開業する40代の内科医師							
フェーズ	糖尿病新薬2種（A,B）についての最新の情報を知りたい		製薬企業発信情報の他にも最新情報がないか知りたい		新たに留意すべき安全性情報が分かった上で試用を考慮してみよう		KOLの意見を確認し、さらに患者への処方選定を継続 ★糖尿病治療薬の選択に悩みあり	
購買ステップ	Attention（注意）	Interest（関心）	Search（検索）	Comparison（比較）	Examination（検討）	Trial（試用）	Use（継続使用）	Share（情報共有）
行動	医療ポータルサイトで新薬の概要を知る／WEBでも新薬のバナーを見かける	製薬企業のWEBセミナーに登録してみる	疑問点をさらにWEB検索	新薬2種の情報がより鮮明になってくる／製薬企業のWEBセミナーを視聴	WEBサイトでのKOLへの相談コーナーで相談／さらにWEB検索	新薬2種を取り寄せ、試用してみることに／複数社のMRと会う	新薬2種を症例に分けて使い分けて行く	開業医仲間との会合で情報共有していく／KOLの回答に従い試用してみた結果良好だった
思考・感情	A薬には急性膵炎発、B薬には皮膚障害のリスクがあると。丈夫なのか		WEBセミナーでの解説だったのでそのことばかりだったが、副作用、効果、別の医療ポータルサイトでさらに検索、みないとはっきりしない		A薬とSU剤併用時には低血糖に注意が必要だと分かった。B薬の皮膚障害発症率5%はFDAデータなので、日本での市販後データも注意しながら試用してみることにするか		WEBでのKOLへの相談には、SU剤併用時に注意。A薬ではメトホルミン使用可の患者には安心してトホルミンしたと解釈した。その後も使用して継続して使用するか	
インサイト	街の開業医ではないので、糖尿病専門医に相談できらざるを得ない		メーカー提供情報は手前勝手な都合の良いものばかりではないのか。不利な情報も積極的に出していないと見た方が良さそうだ		承認申請時のデータ、海外データおよび他社比較の表を整えてくれれば非専門医にも理解が進むのになあ		非専門医にとって専門医が経験した症例DBが頼りになる	これまでの情報をもとに使用した結果を経した症例も地方の開業医仲間にも情報共有しよう
チャネル	・雑誌広告 ・WEB広告 ・ポータルサイト	・製薬企業メール ・製薬WEBセミナー	・製薬WEBセミナー ・ポータルサイト	・製薬企業メール ・ポータルサイト ・書籍、文献	・コールセンター ・MR面談 ・SNS ・WEBサイト	・コールセンター ・MR面談 ・医薬品卸	・コールセンター ・サポートサイト	・コールセンター ・サポートサイト ・SNS
コンテンツ	・医学系雑誌広告ジン ・新薬情報コンテンツ ・学会トピックス	・製薬企業メルマガ ・ポータルサイト ・新薬登場案内	・臨床試験データ ・KOL座談会 ・我が国診療ガイドライン	・症例報告書観ガイド ・欧米診療ガイドライン	・添付文書 ・安全性データ ・WEBカンファレンス	・FAQ ・お客様の声 ・最新使用成績情報	・カスタマーボード ・WEB講演会 ・エリア講演会案内	・カスタマーサボード ・WEB講演会 ・エリア講演会案内
KPI	・PV ・広告流入数 ・リード獲得数	・メルマガ登録数 ・サイト会員登録数 ・セミナー参加人数	・セミナー満足度 ・リピート訪問者数 ・コンテンツ閲覧数	・コンテンツ閲覧数	・センター訪問者数 ・顧客対応満足度 ・コンテンツ閲覧数	・センター訪問者数 ・顧客対応満足度 ・受注率	・センター訪問者数 ・顧客対応満足度 ・講演会参加数	・センター訪問者数 ・顧客対応満足度 ・講演会参加数

（筆者作成）

チしていく中で医師が何を考え、何を感じているかを表現する。「インサイト」は、医師の感情の奥底で感じている本音の部分をえぐり出してみる。「チャネル」は医師との具体的な接点をすべて掲げる。「コンテンツ」は、各購買ステップに対応し、チャネルごとに提供できる最適な具体策（サービス、成果物）を記す。「KPI」は、コンテンツを評価するにあたっての分析項目を表す。ここで示した縦軸と横軸で表したものがCJMを作成する上でのフレームワークとなる。このフレームワークのもとに実際に個客が歩む足跡を埋めていくとCJMが出来上がる。

　本書では糖尿病薬2種類（DPP-4阻害薬、SGLT2阻害薬）を例に挙げて表してみたが、他にもGLP-1受容体作動薬もあり、診療ガイドラインも新薬登場と共に改訂されていくことを念頭に入れておくことは当然である。最も注目しておくべきは、米国糖尿病学会（ADA）と欧州糖尿病学会（EASD）の合同レポートであろう。例えば、2018年のレポートでは、第一選択薬のメトホルミンに次いで使用されるべき薬剤は、ほぼSGLT2阻害薬かGLP-1受容体作動薬とされた点であろう。もっとも、GLP-1受容体作動薬は注射剤であり、患者の負担を考慮すると経口剤が待ち望まれていたところ、ADA2019にて世界初の経口GLP1受容体作動薬「セマグルチド」の心血管アウトカム試験「PIONEER6」の主要結果が発表されたのだ。そして同薬は遂に2020年11月18日に2型糖尿病に対する国内初の経口GLP1受容体作動薬（商品名「リベルサス」）として薬価収載された。これにより、糖尿病の薬物治療は、SGLT2阻害薬とGLP1受容体作動薬の時代になっていくであろう。

3　MA（Marketing Automation）の仕掛けづくり

　試行錯誤しながら制作したCJMは、実際にどのような場面で威力を発揮するのか。そこで登場するのがMAである。MAは「個客」にとって「最適

なタイミング」で「最適なコンテンツ」を「最適な手段・方法で届ける」ことを目的としてマーケティングアクションの自動化と効率化を実現するプラットフォームである。前述の図表8-1に沿って言うならば、「個客」は「ペルソナ」であり、「最適なタイミング」とは「フェーズ」「購買ステップ」である。そして「最適なコンテンツ」とはペルソナの「行動」に沿って「思考・感情」「インサイト」を反映した「コンテンツ」である。「最適な手段・方法」とはコンテンツを届ける「チャネル」が相当する。MAはCJMにおける「コンテンツ」を「チャネル」を通して届ける上で、「メール配信」「Webアクセス履歴管理」「セミナー参加管理」「リード管理」「スコアリング対応」「フォーム設計」など、人手で行っていた機能・施策を個客に合わせて自動化できる仕掛けになっている。

　では、従来からマーケティング＆セールスに導入されてきたSFA（Sales Force Automation）やCRM（Customer Relationship Management）とこのMAの位置づけはどうなっているのかについて図表8-2に示した。

　一般的には、MAは見込み客の「獲得」「育成」「選別」までのツールとされている。この業務はマーケティング部門が担い、見込み客の中でも有望な顧客を営業部門に橋渡しするのが重要なミッションとされている。それ以降は図表に示すように営業部門でのSFAとCRMの出番となる。

　但し、昨今ではこのような明確な線引きは不要になりつつある。つまり、多様性を持つツールを開発することでクライアント企業の現場の利便性を高めようとするベンダーが現れてきたからである。筆者としては、見込み客の発掘から優良顧客としてランクアップし、その後のフォローアップまで一気通貫にバックアップできるツールが理想的ではないかと以前より考えてきた。MA、SFA、CRMの機能が統合し、それにAIを絡ませることでさらに機能を高めたツールこそ次世代に求められるシステムではないかと思う。

図表8-2　MA、SFA、CRMの概念図

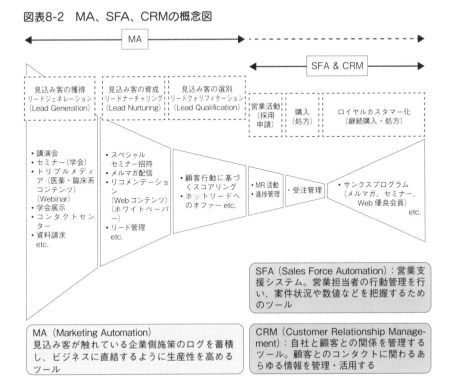

①「スコアリング」の重要性

　MA運用時にマーケティング部門と営業部門が意見の擦り合わせに最も神経を使う作業が「スコアリング」である。スコアリングは、個客を「属性」「行動」「キーアクション」の項目別に点数化する。例えば、糖尿病治療薬を売り込みたい企業の場合、「属性」では専門医なら+20、非専門医+10、KOLなら+20、ターゲット医師+10、受け持ち患者数100人なら+20、50人以下+10・・・、「行動」では講演会参加申込+10、新着記事閲覧+8、バックナンバー記事閲覧+5、メルマガ開封+2、メルマガ内URLクリック+3、サイト

閲覧毎日+10、同週1回+2、同2ヵ月ゼロ-10・・・、「キーアクション」ではWebinar完全視聴、新着記事論文ダウンロード、コールセンター問合せ、新着副作用情報ダウンロード・・・が実行された場合は、それまでの点数に関係なくMRに通知する。

　もちろん、点数については各MA導入企業によってロジックが異なるので、マーケティング部門と営業部門がよく協議して決定することが必須である。スコアリングを決定することによって、ターゲティングの精度が高まり、上位個客への対応がMAによって常時可視化される環境を得られる点が重要なポイントになろう。

②MA導入前の社内環境整備

　MAが日本で注目され始めたのは2013年頃のことで、大手外資系ベンダーツール（Pardot、Marketo、HubSpot、Eloquaなど）が日本に参入し、大手企業を中心に導入が進んでいった。その後、内資系ベンダーツール（BowNow、List Finder、b→dash、SATORI、SHANON MARKETING PLATFORMなど）も相次ぎ登場し、MA市場が活気を帯びてくると安価なプランの登場もあって、それまで縁遠かった中小企業にもMAツールの導入の機運が盛り上がっていった。導入上位の外資系ツールはSFAやCRMなど複数のツールを組み合わせたパッケージ型サービスの提供が特徴だ。機能が多彩であるため、上流から下流までの木目細かいマーケティングの追求には最適である一方、使いこなすには社内環境が整っていることが前提となろう。内資系ツールは、シンプルな機能と分かりやすさを重視、国内のクライアントの実情に合わせた機能設計が特徴と言えるだろう。

　MAツールを企業が導入する際に留意するべきことは、その昔、各製薬企業が流行りのCRMシステムやSFAを我先に導入した際に、一向に機能しなかったという苦い経験である。中には経営層が導入ツールの中身も理解せぬ

ままトップダウンで導入を決め、あとは現場担当にお任せという無責任極まりない会社もあったほどだ。

そこで、MA導入前に必ず整備しておくべき社内環境について押さえておきたい。

1）データマネジメントについて

マーケティングの基本だが、自社の戦略領域、重点領域、育成領域が明確になっており、且つその中でのターゲットが絞られているかどうかが重要。その上で、顧客データの充実度と新たに追加されていくデータ構築基盤、さらに前述の顧客ごとのスコアリングに関する社内共通認識は外せないポイントである。

顧客データが陳腐なままでは、まともな戦略を立てられる筈もない。顧客がアクセスした各タッチポイントでの行動履歴が管理され可視化できているのかどうか。スコアリングにしても社内で共通のロジックが無いままでは作業が前に進まないのは自明の理である。

また、自社の達成目標に対する評価方法としてのKPIやKGIが社内で合意形成されているのかどうかも問われるが、その評価に堪え得る顧客データが整っていることは言うまでもないことである。

2）組織管理体制について

マーケティング部門と営業部門の間にMAを導入する目的・運用シナリオについて共通の認識が醸成されていること。これは何よりも先に検証しておかなければならない。導入に失敗した大半の企業が出発時点でつまずいているのがこの点であろう。

運用シナリオは完成されたCJMのもとに描かれるのがごく自然である。従って、CJM構築には現場に精通した人間や行動経済学を駆使できるスタッフを登用する。さらに、個客に合わせたコンテンツをリコメンドするためには、様々なコンテンツの制作に携われる人材を充てていく必要があ

る。これらの人材を自社で賄うには相応の組織改編や人材育成計画が必要になってくるが、時間が残されていなければ、アウトソーシングの導入も選択肢としてある。

③MAの一連の流れ

ここでMAを運用していくにあたり、一連の流れを押さえておきたい。

図表8-2では医療従事者に対するMAの運用について例示しているが、MAを効果的に運用するには、見込み客の「獲得」から「選別」に至るまで、顧客の行動履歴をすべてデジタル情報としてプールしていることが前提としてある。即ち、戦略チャネル同士がシステムとしてリンケージしていることが大前提である。次のステップにおける企業の戦略シナリオの決定には、たとえ紙ベースでの顧客情報であっても、それらはすべてデジタルに変換されてこそ円滑な運用ができるというものだ。

1）リードジェネレーション（Lead Generation：見込み客の獲得）

医療従事者が企業主催・共催または後援の講演会・セミナーに参加を申し込む場合、Webサイトからの申し込みであれば履歴はデジタルとして残るが、紙ベースや口頭での申し込み方法であれば、一旦デジタルに変換する作業が必要になる。学会でのランチョンセミナーを例に挙げるならば、従来は紙のチケットを得るために、学会参加者は朝早くから学会場のチケット配布コーナーに並ばされる。チケットを受け取っても、参加登録は何も無く、セミナー開催会場でも弁当と資料、アンケート用紙を渡されるだけだ。スポンサー企業としては参加者名欄があるアンケート用紙を帰り際にどれだけ回収できるかに掛かってくるが、どの企業も回収率が悪く、昨今ではアンケート用紙すら配付しないケースも目立つようになった。

ところが、デジタル化が進んだ学会では学会参加証に印字されたバーコードをランチョンセミナーのチケット専用発券機にかざすことでチケット

を提供するシステムを確立している。学会運営を委託されたコンベンションサービスはセミナー参加者の所属医療機関、所属診療科、氏名は最小限の情報として持っている。即ち、企業としては学会長の許諾さえ得られれば、コンベンションサービスから参加者情報を得ることができるのだ。その許諾のための方法論は、例えば学会側がランチョンセミナーの開催費用に予め参加者情報の企業への供与を含めることも可能であろうし、希望する企業のみが情報提供料を支払い取得するということもあり得る。

　少なくとも、どの施設のどなたが参加したのかも分からないままに、ただ開催して自己満足で終わってしまうようなセミナーならばやらぬがマシというものである。リードジェネレーションにおいては、アクセスしてきた顧客に関する最小限の情報を得るのはルーチンワークであると肝に銘ずべきだ。

２）リードナーチャリング（Lead Nurturing：見込み客の育成）

　見込み客の最小限の情報を獲得したら、その顧客に自社の存在価値を認めてもらい、ファンになって頂くことが次のステップである。そのためには、顧客のニーズとウォンツを探ることである。方法論としては直接Webアンケートをとるのが手っ取り早い。さらには、メールマガジンの配信でスペシャルセミナーに招待した後の反応や、Webコンテンツのどれに興味を持ってクリックしたのかなど、顧客の行動履歴からAIを駆使して顧客の真に欲するコンテンツをリコメンドしていくことが求められる。

　これらのコンテンツマーケティング（"おもてなしマーケティング"と呼んだ方が良いのかもしれない）を経て、ようやく顧客に自社のファンになってもらうことができるのだが、果たして現状ではそこまで完成された企業はごく一部ではないか。

３）リードクォリフィケーション（Lead Qualification：見込み客の選別）

　見込み客がどの程度、自社のファンになって頂いているのかを見極める

には、顧客ごとにランク付けをすれば分かりやすくなる。それが先述のスコアリングである。スコアリングすることで、顧客ごとに自社への満足度が推察される。高いスコアの顧客は営業部門に橋渡しすることでリアルの営業活動で具体的な商談（採用申請、購入、処方）に移ることができる。

ここまでMAの概略を示したが、筆者が考えるMAは図表8-2における一番右に位置する「ロイヤルカスタマー化」までをMA機能で網羅することである。従来まではSFA&CRMで賄ってきたが、AIを搭載したMA機能ならば、そのすべてを代替できるということだ。即ち、固定客として維持できている顧客に対して最適なLead Nurturing、Lead Qualificationを繰り返し回していく。それによって自社にとって最上位のロイヤルカスタマーとして未来永劫お付き合い頂ける関係性を構築することが可能となる。そのような体制づくりを目指して頂きたい。

4 トリプルメディアの活かし方

ライフサイエンス業界でも他の消費財の業界と同様にトリプルメディアを活用する時代となっている。そこで、この3つのメディアについておさらいしておこう。

①Owned Media（自社管理運営メディア）

企業が自社で所有し運営するメディア。自社ブランドや商品ブランドを広く認知してもらうことを目的としている。自社がもつ豊富な情報を発信し、見込み客を集客し獲得する。ブランディングに強いが、短期的な集客には不向き。自社のコーポレートサイト、ブランドサイト、自社コミュニティサイト、ブログ、メールマガジンなどのネット経由のメディアのほか、自社店舗、会員組織、広報誌、宣伝パンフレット、学会展示コーナー

といったリアル媒体も含まれる。

②Paid Media（広告メディア）

　企業が広告枠を購入して発信するメディアであり、広く自社および自社商品を認知してもらい、見込み客をOwned MediaやEarned Mediaに誘導する役割をもつ。不特定多数に向けての短期的集客に効果的である。テレビ、ラジオ、新聞、雑誌、屋外、ネット、折込チラシなどへの広告が該当する。但し、掛かるコストが大きく、掲載できるスペースにも限りがある為、企業が伝えたいメッセージが充分に伝わらないといった短所も想定におく必要がある。

③Earned Media（ソーシャルメディア）

　「Earn」は（評判や名声を）獲得するという意味を持つが、ここではSNS（ソーシャル・ネットワーキング・サービス）に代表されるようにサイト閲覧者同士による自由なコメントの発信や情報共有を通じて自社のブランドに対する評判やクチコミが得られることからEarned Mediaと呼んでいる。但し、このメディアは自社で運営しているわけではないので、それらのコメントなどを自社でコントロールすることはできないし、SNSでありがちな炎上もあり得るので、慎重な扱い方が求められる。顧客の生の声や世の中のトレンドを閲覧者同士の双方向コミュニケーションにて把握できる有効なメディアと言えよう。

　また、Owned MediaやPaid Mediaが有効に機能した時はEarned Mediaに情報が拡散されやすいが、それらの情報が企業にとって吉となるか凶となるかは、それ以前における企業姿勢（顧客対応、商品の優劣）に左右されることは言うまでもないことである。

④トリプルメディアの活用指針

　以上のようにトリプルメディアにも各々によって一長一短があるので、これらをマーケティングに活用するには、これらの関係性をよく理解する

図表8-3　トリプルメディアの相関図

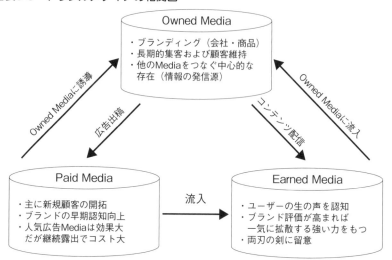

ことが重要になってくる。図表8-3ではトリプルメディアの相互関係を表したので参考にして頂きたい。明白なことは、ユーザーは３つのメディアにおいて１メディアに限定して留まっているわけではなく、双方向に浮遊していることだ。

　トリプルメディアの扱い方には諸説あるが、医薬品業界であれば先に示した図表8-1における「購買ステップ」と「チャネル」の欄を再確認して頂きたい。少なくとも見込み客の発掘からリテンション（顧客維持）そしてロイヤルカスタマーへと変遷していく過程で各メディアの時機を勘案した活用をしていることが確認できるだろう。３つのメディアの特徴を活かしつつ、それらをミックスしたメディア戦略を如何に効果的に遂行していけるかがポイントになる。

5　オムニチャネル戦略

オムニチャネルは主に一般小売業界で広まってきた販売戦略であり、顧客がアクセスするすべてのチャネルを基幹システムで統合し連携させ、どのチャネル経由でも最善最適な購買体験を顧客に提供できるというシステム上の戦略と言える。

これを医薬品業界で応用するには、一度、頭を切り替えなくてはならない。何故ならば、小売業界でのオムニチャネルは、顧客による"商品の購入"を意図したものだが、医薬品業界では商品であるクスリの購入というよりは、前段階の医薬品および関連疾患に関する"豊富な情報"を顧客に如何にスピーディに円滑に届けられるかがキモになっているからだ。

但し、現時点での医薬品業界における"情報提供"を中心に据えたチャネル戦略は、せいぜい「マルチチャネル」の域を脱していないように感じられる。図表8-4では、シングルチャネルからオムニチャネルに至るチャネル戦略の進化を図示したが、自社がどのレベルにあるかを確認して頂きたい。

では、実際にオムニチャネルを導入した場合、どのようなシナリオが描けるのかを仮想モデルを設定して追っていこう。モデルは先の図表8-1に則って地方で開業する40代の内科医（糖尿病非専門医）で多忙のため学会活動はご無沙汰というA医師をもとにしたい。図表8-1の「行動」の欄を右に進んでいくと考えて頂きたい。A医師は雑誌広告で新薬の上市を知り、早速、製薬企業の新薬紹介サイトを「医療従事者」としてクリックした（この時点ではまだ氏名、所属は登録されていない）。そのあと、「会員登録」している医療ポータルサイトにもアクセス（氏名、所属先が既登録のため、この時点でアクセス記録が発生）すると、新薬に関する詳しいWEBセミナーの開催告知を見て、製薬企業主催のセミナーに参加登録（製薬企業にも氏名、所属

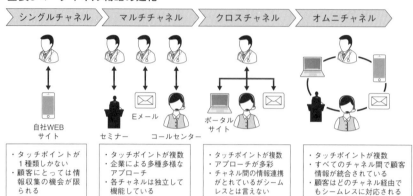

先が通知）した。この時点で主催企業のオムニチャネル機能が稼働し、コールセンター、マーケティング部門、営業部門などのOwned Mediaに情報が共有され、A医師がそれらの部門にいつアクセスしても新鮮な状態でシームレスな対応ができるように社内体制が整う。さらに提携しているPaid Media（m3、CareNet、NMonlineなど）ともA医師のアクセス情報の相互共有がもたらされる。製薬企業の情報部門としては、常に最新の情報コンテンツを装備し、自社メディア、提携メディアに即座に供給可能な体制を作っている。かくして、A医師は「行動」における「Share（情報共有）」にて今まで得られた情報に関する顧客体験を開業医仲間にEarned Media（MedPeer、Antaa、LINE、Facebook、Twitterなど）内で共有する。Earned Mediaに製薬企業がオムニチャネルとして絡むことができるのは、ごく少ないのが現状ではあるものの、その中でもLINEについては一部外資系製薬企業を中心に積極展開しつつあることは既知の事実である。

　このようなオムニチャネル体制のもとでは、A医師としては自分が知りたい情報は、いつでもどこでも迅速に入手可能となるばかりか、付加価値情報も逆提案されるという環境を獲得できるというわけだ。

　オムニチャネルは、顧客がどのチャネルを経由しても、いつでも迅速でシームレスな対応を顧客にもたらすことができるのだ。

6　DAA4.0（Disease Awareness Advertising 4.0）時代

　日本では製薬企業は一般大衆に向けて疾患啓発広告を４マス媒体（テレビ、新聞、ラジオ、雑誌）を通じて展開し、潜在患者の発掘に結びつける活動をしてきた。この活動をDTC（Direct to consumer）と呼ぶ人もいる。日本では医療用医薬品のブランドを直接、一般大衆に向けて広告宣伝することはできない。医療用医薬品のブランドを直接宣伝できるのは世界でも米国とニュージーランドだけである。その米国でもDTCA（Direct-to-consumer Advertising）と呼ぶのが一般的である。日本と同様、DTCAが許可されない欧州では疾患啓発広告のことをDAA（Disease Awareness Advertising）と呼んでいる。したがって、本書では日本で行われている疾患啓発広告はDAAと呼ぶのが正確であると考え、この言葉を採用する。

①DAAのROI（Return on Investment）

　それでは、実際にDAAを展開する製薬企業にとって、DAAがもたらす企業への貢献は如何なるものなのだろうか。そこでDAAのROIについての先行研究論文を検索してみると、あまりにも少な過ぎることに驚かされる。

　一方で、DTCAのROI研究は非常に数多く行われていることが分かる。その論文を読み解いていくと、DTCAは売上に寄与しないとするもの（Rosenthal,Berndt,Donohue,Frank & Epstein,2003; Donohue &Berndt,2004;White,Draves, Soong & Moore,2004; Iizuka & Jin,2005; Fischer & Albers,2010）や、逆に寄与するという先行研究（Wosinska,2002; Narayanan,Desiraju & Chintagunta,2004; Bradford,Kleit,Nietert,Steyer,

McIlwain & Ornstein,2006）もある。

　これらの研究の他にもNeslin（2001）は、RAPP（ROI Analysis of Pharmaceutical Promotion）-Studyの結果として、「ディテーリング」、「DTCA」、「医学雑誌広告」、「医師会議＆行事」のそれぞれのROI（$1の支出に対する売上）の平均を算出し、$1.72,　$0.19,　$5.00,　$3.56と結論付けた。この結果を踏まえて、Wittink（2002）は、RAPP-Studyのフォローアップ研究としてARPP（Analysis of ROI for Pharmaceutical Promotion）-Studyの結果を発表した。データの標本は、2000年に$2500万以上の売上げを示した392ブランド、127ジェネリック医薬品を1995年から2000年までの期間、統計処理したものである。その解析によれば、各ブランドの「売上高」、「発売時期」、「市場性」によって結果は左右されることが分かった。しかし、DTCAは、４つの要素の中で最もROIが低い結果となった（Desiraju,R., Nair,H. & Chintagunta,P. ,2004）。

　Fischer and Albers（2010）は、市場において他社と競合する場合の対抗手段として、「ディテーリング」、「専門雑誌広告」、「DTCA」について、その効果を測定した。最も高い効果を有したのは、ディテーリングであり、それに続くのは専門雑誌広告だが、DTCAの効果は最も低いとした。ディテーリングは、市場における初期の需要を駆り立てるのに最も効力があるとした。

　同様に「ディテーリング」、「雑誌広告」、「DTCA」を扱った先行研究としてCavusgil and Calantone（2011）は、新たにそれぞれの相互作用の影響を調べた。それによれば、「ディテーリングとDTCA」、「DTCAと雑誌広告」、「ディテーリングと雑誌広告」の間には、いずれも相互作用効果は無かった。また、同研究では、製品市場存在年数とディテーリング、DTCA、雑誌広告との相互関連性も調べた。それによると、製品市場年数が長くなるほど、DTCAの効果は減弱するが、ディテーリングと雑誌広告の効果は肯定的であ

り、しばしば雑誌広告の方が効果の大きさで他の２つの変数より優るとした。

　仮に、これらの研究におけるDTCAのROIの結果が、概ねDAAにも類似するものが得られると考えるならば、これからのDAAの展開には、製薬企業はマーケティング戦略の練り直しを迫られることになろう。

　日本での事例として、テレビCMを利用するDAAでは、２週間の放映で４億５千万円ものコストが掛かったという過去の事例もあったと聞く。これだけ莫大なお金が掛かるため、企業も１年を通して継続的に放映するわけにはいかないのが実情だ。また、実際にどれだけの費用対効果があったのかも不明のままでは、従来のDAAの実効性を疑われても致し方あるまい。

②テレビ業界における「視聴率」をめぐる新たな動き

　従来の例えばテレビCMによるDAAは不特定多数に向かって、ただ映像を流しているだけでターゲティングという概念が全くなかったと言っても過言ではない。つまり、DAAを流しても視聴しているのは肝心の潜在患者ではなく、自覚症状すら無い健常人だったというのではDAAをやる意味があるのかという疑問が製薬企業側に生まれてくるのは当然である。

　テレビCMにはGRP（Gross Rating Point）という「延べ視聴率」がこれまで幅を利かせていた。GRPの計算対象は「世帯視聴率」であり、CMが流された放送時間帯の世帯視聴率を放送ごとにカウントし、一定期間の世帯視聴率を合計して算出される。調査対象地域においてCMが流されていた時にそのチャンネルを何％の世帯がつけていたかで判定する。しかし、チャンネルをつけていれば、肝心のCMの箇所は見ずに他事（いわゆる"ながら視聴"）をしていても見ていたとみなし、カウントしてしまうという問題をはらんでいる。そこには広告主が想定する真にCMを見てもらいたいとする「ターゲ

ット」が居ようが居まいが関係ないということになってしまう。飽くまでも不特定多数の視聴者相手であるため、これでは広告主が求める真の「ターゲット」に対するCMの効果が測れるはずがない。

　広告配信業者（テレビ局、広告代理店）は広告主に対してスポットCM（番組に関係なくテレビ局が定める時間帯に挿入されるCMのことで、契約の最小単位は15秒）の時間枠を売るときにGRPという単位を用いる。視聴率１％の番組にCMを１本流せば1GRPとカウントするので、視聴率20％の番組に３本、15％の番組に４本、10％の番組に６本のCMを契約した時の「延べ視聴率」は、（20×3）＋（15×4）＋（10×6）=180GRP　となる。

　スポットCMは、これにGRP1％当たりのパーコスト（テレビ局によって放送エリアが異なり、世帯数にも差があるため、視聴率１％の価値は、どのテレビ局から配信するかによって異なる）を掛けて算出する。実際のスポットCMの売買の現場では、例えば5000GRPを何億円でという交渉をし、テレビ局はCM枠を合計して5000GRPになるように広告主に提示する。換言すれば、テレビ局が視聴率20％の枠を250個、広告主に売るということだ。

　ところが、GRPのもとになる「世帯視聴率」自体が「個」のターゲットを反映していないことは、テレビ局にとってのクライアントである広告主の目線では、もはや「ターゲティング」になっていないということをようやくテレビ局も認識し反省したのだろうか、日本テレビは2018年４月からスポットCMの売買の材料に使う社内指標を従来の「世帯視聴率」から「個人視聴率」に変えたのだった。これに伴い、テレビ視聴率を計測するビデオリサーチ社も「個人視聴率」計測システムを当初の関東地区限定から2020年４月からは全国に計測地域を広げるとした。この動きは、業界では大きな地殻変動のようであった。

　しかし、ここで注目したいのは「個人視聴率」の「個人」の総数はどれだけで、どのようなプロファイルデータを集約しているのかという点だ。

　ビデオリサーチ社の個人視聴率の測定方法には「ピープルメーター（PM）システム」と「日記式調査」がある。PMシステムは調査世帯のテレビに設置されたPMと呼ばれる機器で行うが、調査世帯の個々人がテレビを見ているときに専用のボタンを押すことで誰が見ているかを伝える仕組みである。PMシステムでは世帯視聴率と個人視聴率を同時に調査できる。「日記式調査」は、調査員が調査世帯に訪問し、配布する調査票で1週間ごとの毎日のテレビの視聴状況を5分刻みに記入してもらうという方式である。

- 「PMシステム」：関東（900世帯）、関西（600世帯）、名古屋（600世帯）、北部九州（400世帯）の計4地区
- 「日記式調査」：札幌〜高知（各地区300世帯）の計23地区

　これらの方法で調査世帯に暮らす「個々人」の視聴率を把握できるようにしたわけだが、上記のように例えば関東地区ですらたかだか900世帯であり、今後2700世帯に増やす予定とのことだ。1世帯3人としても8100人の「個」のプロファイルデータを集めたところで、DAAのターゲティングが果たして可能なのかという疑問が出てくるのである。DAAは、視聴した疾患予備軍または明らかに自分は患者かもしれないと気付いた人達に医療機関を訪れてもらうことが先決である。

　DAAがターゲットとするのは不特定多数ではなく、該当疾患をもった患者さんという明確な位置づけがあるため、「個人視聴率」に方針転換したテレビ業界といえども、サンプリングに課題を残したままでは、多額の投資をテレビCMに行うのは無駄骨と言わざるを得ない。

　ビデオリサーチ社が新たに立ち上げた「ADVANCED TARGET」という「性別・年齢以外の多様なプロフィールでターゲットの視聴率を集計できる

サービス」が、果たしてDAAのROIを考えた時に、その「個」のプロファイルデータの中身がどれだけ威力を発揮するのかは現時点では未知数である。

③これからのDAA戦略

　これまでのDAAを振り返ると、木目細かい戦略もなく、ただやみくもに予算を使ってきた感が拭えない「DAA1.0時代」。企業がDAAを4マスのどれが最も人間の視聴覚に訴求し認知されるかを考えるようになった「DAA2.0時代」。DAAの明確なターゲットである潜在患者にメッセージが届いていなければDAAを実行する意義がないとし、効率よくターゲットに伝わる戦略を模索し続けてきた直近の「DAA3.0時代」。

　このように見てくると、DAAは新たな時代を新たな戦略のもと生まれ変わらなければならない時期に来ている。今後は確実にターゲットに企業メッセージが届くようにし、それを視聴した潜在患者が医療機関を受診し、DAAのスポンサー企業の新薬を主治医が処方するというところまで到達しなければ、DAAに要した莫大な経費は無駄金に終わると断言して良かろう。

　では、どうするべきか？　その重要な役割を果たすのが4マスではないデジタル・マーケティングである。「DAA4.0時代」は、まさにデジタルが牽引するマーケティングの時代と言える。以下、「DAA4.0時代」における具体策にやるべきことについて述べておきたい。

1）当該疾患の「疾患啓発サイト」を立ち上げ、KOL（海外、国内）による解説コーナーを設置する。「Q&A」コーナーでは専門医による対応を行う。新薬紹介コーナーではKOLによる公平な情報伝達に努める

2）インターネットにおけるSEO（Search Engine Optimization）対策を関連疾患や症状をキーワードとして押さえておき、「疾患啓発サイト」

が上位に来るようにする

3）「疾患啓発サイト」内に「コミュニティコーナー」を設け、随時イベントを告知し開催する

4）「疾患啓発サイト」と関連する「SNSサイト」とがリンクが張れるように主宰者と交渉する

5）「疾患啓発サイト」内に当該新薬採用医療機関へのURLリンクコーナーを設置

6）「疾患啓発サイト」内に当該新薬採用医療機関の専門医の紹介ページを付設

7）当該疾患の「患者会」サイトのリンクコーナーに「疾患啓発サイト」のURLを入れて頂くべく真摯に交渉する

デジタル・マーケティングの長所を最大限に活かしたDAAならば、マーケティングの基本である「ターゲティング」を明確に実行できる。実際に見てもらいたい患者さん（またはその家族）に着実にメッセージが届き、それを起点として医療機関に足を運んでもらうシナリオが描ける。

　現代のようなネット社会では誰もがスマホやPCで検索すれば、得たい情報がスグに入手できる時代となっている。それに年代にもよるがテレビ、新聞離れも起こっている。生活者の行動変化に応じたマーケティング施策を推進していかなければ、費用対効果が着実に上がることはないだろう。

　マーケティング部門が相変わらず"コストセンター"として社内で揶揄されるか、"ベネフィットセンター"として受け入れられるかは、「DAA4.0」の方向に舵を切るかどうかにも係ってくる。

第 9 章

Beyondコロナ
〜20年後を見据えたコマーシャルモデル〜

（この章は医薬品業界のトップジャーナル『国際医薬品情報』第1158号〜1161号の筆者の連載記事に加筆修正したものである。）

　中国武漢に端を発した新型コロナウイルス（SARS-CoV-2）は瞬く間に世界を襲いパンデミックと化してしまった。世界の感染者数は約6,110万人、死亡者数約143万人、回復者数約3,918万人、国内の感染者数は142,718人、死亡者数2,094人、回復者数119,693人（2020年11月27日時点）である。多くの企業活動は停滞し、リーマンショック以上の打撃を産業界に与えた。我が国政府の「緊急事態宣言」発出下で他業界と同様に医薬品業界もマーケティングとセールスの活動には従来に無い影響をもたらしている。この章ではSARS-CoV-2（以下、新型コロナ）がもたらした感染症（COVID-19）が、じつは今後の医薬品企業のマーケティング＆セールスを大きく変貌させる特効"役"であり、それに対して各社が如何にコマーシャルモデルを変革させるべきかについて述べておきたい。

1　COVID-19が与えた教訓

ⅰ）我が国の感染症管理体制

「緊急事態宣言」下では医薬品企業にとってのお得意先である医療機関への営業担当者の訪問は、卸は医薬品等の納入があるため避けられないが、製薬企業のMRには大半の会社が在宅勤務の指示と共に、医療機関からの特別な要請が無ければ訪問は自粛としてきた。そこで、メディアに毎日のように取り沙汰されてきた"医療崩壊"だが、その裏側を改めて認識しておく必要があるだろう。医薬品企業や関連業種に勤める企業人にとっては、お得意先の状況を正確に把握せずに従前どおりの対応ではいささか浅薄であるというものだ。先ずは、この国の感染症管理体制を見極めておく必要がある。図表9-1は我が国の「感染症指定医療機関」を表している。

図表9-1　感染症指定医療機関の指定状況（2019年4月1日現在）

都道府県名	特定		第一種		第二種	
	医療機関数	病床数	医療機関数	病床数	医療機関数	病床数
北海道			1	2	24	92
青森			1	1	6	28
岩手			1	2	9	36
宮城			1	2	6	27
秋田			1	2	9	30
山形			1	2	4	16
福島			1	2	6	34
茨城			1	2	11	46
栃木			1	1	6	30
群馬			1	2	11	50
新潟			1	2	6	34
長野			1	2	11	44
山梨			1	2	7	28
埼玉			2	4	10	66
千葉	1	2	1	1	11	55
東京	1	4	4	8	10	106
神奈川			1	2	8	72
富山			1	2	4	20
石川			1	2	4	18
福井			1	2	6	18
岐阜			1	2	5	28
静岡			1	2	10	46
愛知	1	2	1	2	10	68
三重			1	2	7	22
滋賀			1	2	7	32
京都			1	2	6	36
大阪	1	2	3	4	6	72
兵庫			2	4	8	46
奈良			1	2	5	22
和歌山			1	2	7	30
鳥取			1	2	4	10
島根			1	2	7	28
岡山			1	2	3	24
広島			1	2	3	28
山口			1	2	4	38
徳島			1	2	4	21
香川			1	2	5	22
愛媛			1	2	9	26
高知			1	2	2	9
福岡			1	2	12	64
佐賀			1	2	5	22
長崎			1	2	10	36
熊本			1	2	10	46
大分			1	2	8	38
宮崎			1	1	7	30
鹿児島			1	1	12	44
沖縄			2	4	6	20
合計	4	10	55	103	351	1758

（注）「特定」は「特定感染症指定医療機関」で厚生労働大臣指定、「第一種」「第二種」はそれぞれ「第一種感
　　　染症指定医療機関」と「第二種感染症指定医療機関」で各都道府県知事が指定する。
（厚生労働省の資料をもとに作成）

「特定感染症指定医療機関」とは、新感染症の所見がある者または一類感染症（エボラ出血熱、天然痘、ペスト等）や二類感染症（結核、SARS、MERS等）の患者の入院を担当させる医療機関として厚生労働大臣が指定した病院である。また「第一種感染症指定医療機関」とは、一類または二類感染症の患者の入院を担当させる医療機関として都道府県知事が指定した病院である。「第二種感染症指定医療機関」とは、二類感染症の患者の入院を担当させる医療機関として都道府県知事が指定した病院である。

また、感染症指定医療機関の配置については、基本指針により、①「特定感染症指定医療機関」にあっては国内に数カ所、②「第一種感染症指定医療機関」にあっては原則として都道府県に1カ所（病床は原則として2床）、③第二種感染症指定医療機関にあっては管内の2次医療圏ごとに原則として1カ所（病床は当該2次医療圏の人口を勘案して必要と認める数）をそれぞれ指定することとされている。つまり、この配置基準というのは、今日のパンデミックという非常事態は全く"想定外"として扱われている。

ともあれ、医薬品業界の病院担当者として自分の担当している病院がこれらの指定医療機関に該当しているかどうかを把握しているだろうか。

さらに、図表9-1を突き詰めていこう。COVID-19の日本での状況は冒頭に紹介した通りである。図表9-1に示す通り、感染症指定医療機関のベッド数は「特定」から「二種」までを含めても1,871床しかないわけであるから、これにあぶれた患者はどこで対応しているのだろうか？

感染症指定医療機関が感染者専用ベッドを増設することで入院している人や、指定医療機関ではない一般病院で特別対応してもらっていることで急場を凌いできたというのが実態である。また、軽症者は自宅での療養または療養施設（ホテル等）に入所とされた。但し、後日明らかになったことだが、主要都市において軽症者用にホテルを確保しても利用率が極端に低かった。医療機関の機能を代替できる施設ではないから、満足な医療を施されるわけ

でもなく、“隔離”されることに嫌悪感を持ったようだ。

　さらに疑問に思うことがある。厚労省が告示している「感染症指定医療機関の施設基準」には「院内感染対策委員会が設けられており、かつ、専任の院内感染対策を行う者を配置していること」と明記されている。いわゆるICC（Infection Control Committee；院内感染対策委員会）やICT（Infection Control Team；院内感染対策チーム）、それらを構成するICD（Infection Control Doctor；感染制御医師）、ICN（Infection Control Nurse；感染管理認定看護師）、BCICPS（Board Certified Infection Control Pharmacy Specialist；感染制御専門薬剤師）、ICMT（Infection Control Microbiological Technologist；感染制御認定臨床微生物検査技師）などの感染症の専門スタッフが実際に適正に配置され機能しているのかという疑問だ。感染症指定医療機関でさえも、これら専門スタッフが満足できる体制になっていないところもあるというデータがあり、ましてや一般病院では期待できる筈もないというのが現実なのだ。『医療施設における感染制御の組織化の現状』（宮崎久義他、日本医事新報、4440号、2009）によれば、「感染症指定医療機関（n=178）」でのICDの配置は約20%が無いとしている一方で「300床以上の一般病院（n=102）」では約40%が無い、「300床未満の一般病院（n=235）」ではじつに90%近くが無いとしている。同様にICNについては各々約70%、約70%、100%近くが無いと云う。また、ICTの設置については、各々約20%、約30%、約70%が無いとしている。データとしては2009年発表のものなので、現在は果たしてどこまで改善しているのだろうかという疑問が残る。

「感染症の予防及び感染症の患者に対する医療に関する法律」（いわゆる感染症法）には、感染症患者に係る医療は感染症指定医療機関のみで提供されるものではなく、一般の医療機関においても提供されることがあるという理解になっているのだ。一類感染症や二類感染症の患者であっても現実的に

は、最初に診療を受けようとするのは一般の医療機関が多くなる。そして、入院が必要と判断されても感染症指定医療機関のベッドに空きが無ければ、一般病院に入院せざるを得ない事態となる。そのとき、前述の感染症専門スタッフが充実していない病院の場合の患者対応には大いなる危険性を伴うのが現実問題としてある。実際に自院に感染患者が運び込まれることを嫌い、救急車がタライ回しにされた例が数多く報告されているほどだ。

　かの東京都立墨東病院（東京都墨田区）は「第一種感染症指定医療機関」であり、感染症緊急対応病床を30床整備するなど、感染症に関しては万全の体制を整えているとホームページで謳っていたものの、計38人〔職員28人（医師7人、看護師6人、職員15人）、患者10人〕の新型コロナの院内感染が発生という事態が起こってしまった。

　そして感染症指定医療機関ではない永寿総合病院（東京都台東区）では、じつに職員73人（医師8人、看護師・看護助手50人、その他職員15人）が感染、陽性患者は計128人（うち30人死亡）という結果であった。この永寿総合病院から慶應義塾大学病院に転院した患者が感染源となり、同大学病院では8人（医師1人、職員3人、患者4人）が院内感染し、それに加えて初期臨床研修医20人の集団感染も発生した。慶應義塾大学病院ですら、この有り様である。

　このように専門病院ですら院内感染・集団感染を引き起こしている状況ゆえ、ましてや専門病院ではない一般の医療機関では受け入れを躊躇するのが当然のように見えてくる。

　このような日本の現状を直視すると、行き場を失った患者を止むを得ず受け入れる病院にとっては、日頃の感染対策が整っていなければ病院スタッフにミスが出てきても不思議ではなく、たとえ整っていたとしても、防護服やサージカルマスク、ECMO（Extracorporeal membrane oxygenation；体外式膜型人工肺）といった医療設備・備品が枯渇していたのでは肝心の命を守る

という任務を遂行することはできず、それが最終的には"医療崩壊"につながっていく。

　ここで医療とは縁遠い異業種の動きが注目される。シャープ、日清紡HD、フェニックス電機等がマスクの生産を担ったり、トヨタ自動車が顔全体を覆うフェイスシールドの生産に乗り出した。

　このような異業種の企業姿勢を見て、ワクチン開発や治療薬開発、PCR検査キット、抗原・抗体検査キット開発に企業資源を投入している医薬品企業には応援のエールを贈る一方で、それに属さないその他大勢の医薬品企業はこの国難に何も貢献することは無いのだろうか？　ただ、傍観しているだけなのか？　ここに企業のトップマネジメントの力量が試されている。

ⅱ）政府＋専門家会議の迷走

　今回、大問題となったPCR検査については、検査によって明らかになる無症状や軽症の感染者の急増による医療機関の混乱を恐れて限定的にしか検査を受けさせないというのが当初の政府の方針であった。これは政府の専門家会議による「限られたPCR検査の資源を重症化の恐れのある患者さん達の検査のために集中させる必要がある」との提言を踏まえてのものだった。専門家会議は、感染クラスターを追跡し、それらをこまめに潰していくことで感染爆発を食い止め、重症例を救うことを優先する戦略だった。当初は日本独自の方針として注目されたが、今では誤った方針と指摘する有識者の方が圧倒的に多い。特に渋谷健司氏（WHO事務局長上級顧問、英キングス・カレッジ・ロンドン教授）の眼は厳しく、日本政府の方針は明らかに間違っていると指摘してきた。感染者と疑われても無症状や軽症ならPCR検査をさせずに追い返してしまうやり方は、それら感染者を放置することで、次第に感染拡大していく危険性を孕んだ極めて不可解な方針だった。自宅待機を推奨した政府のやり方は、単に家族内感染を引き起こし、二次感染の広がり

を意味する。その結果、自宅待機中での死亡者まで出してしまったのだ。その責任は重いと言わざるを得ない。ここで、問題提起したいのは、従来の日本のPCR検査の流れ（図表9-2の左側）である。

　あまりにも既存のシステム内でのがんじがらめの体制であり、融通が利かず、検査業務は行政の独占状態になっていて、これでは人員に余裕のない保健所もパンクするのは当然と言える。不安な患者による保健所への電話が殺到しても応対できる人数には限りがある。無応答のままでは患者は諦めざるを得ず、そのまま自宅待機するうちに症状が悪化し、救急で運ばれ入院となり、そこで初めてPCR検査に漕ぎつけ陽性と診断が下されるという例が頻発しているのだ。

　この状況に焦ったのか、国は世間の眼に促されるように医療機関の医学的判断に基づき、保健所を経由することなく検査依頼できるようにした。地域医師会には独自にPCR検査センターを設置運営してもらい、検査件数の大幅増加による検査能力確保を進め、2020年3月6日からはPCR検査に保険適用（1,800点又は1,350点）を認め、検査費用の患者自己負担相当額は免除とした。これにより民間検査機関の検査能力の増強につながると目論むことになったのだ。

　しかし、依然として政府の方針は専門家会議の意見を聞いて決定していく形に変わりはない。人口100万人当りのPCR検査数（独：2万件超、米：1.1万件、日本：約900件、いずれも4/20現在）を見ても明らかなように、我が国は非常に遅れている。「クラスター対策」に重点を置きたかった専門家会議も、ようやく我が国のPCR検査の実施件数が他国よりも極端に少ないことを非難する世間の眼を無視できず、「保健所の体制強化」を掲げたものの一向に検査件数は政府発表の一日目標2万件に達しない。

　その後の専門家会議の記者会見（5月4日）で我が国の検査件数が増えて

図表9-2　PCR検査体制（既存の流れと新たな流れ）

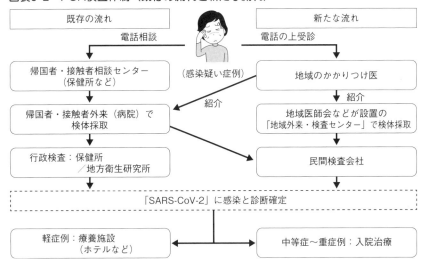

いかない理由がようやく披露されたのだ。これが却って、さらに専門家会議および政府の無知を曝け出すことになってしまった。以下、専門家会議が"初めて"知ることになった我が国の実情を掲げる。

　　イ）保健所の業務過多（政府による職員数の削減が背景にある）
　　ロ）入院先を確保する仕組みが十分に機能していない地域がある
　　ハ）地方衛生研究所は人員削減の中で通常の検査業務をする必要があった
　　ニ）検体採取者に加え、マスク、防護服など感染防護用具の圧倒的不足
　　ホ）一般の医療機関が検査する場合、都道府県と契約が必要だった
　　ヘ）民間検査会社には運搬用の特殊な輸送機材を持ち合わせていなかった

　これらの現場実態が認識されないままに専門家会議も政府も動いていたということになる。あまりにもお粗末な政治ではないか。

全国の保健所数は1992年度の852をピークに2020年度には469まで減少した。戦前から結核対策などに取り組む保健所は統廃合の一方で、連携を強化する取り組みが遅れた。忘れてはならないのは、"第二波"の襲来であり、さらには冬のインフルエンザシーズンと新型コロナが一緒になって人類を襲ってくることも視野に入れると、実態に合わせてシステムを機動的に改善していくことが急務である。患者受け入れ体制と検査体制の整備、また感染制御のための医療器材・器具の内製化は、今回の新型コロナ禍において改めて浮き彫りになった最優先課題であり、急ピッチで進めていかなければならない。専門家会議に政策を丸投げすることなく、世界の情勢、とりわけ感染の収束に成功しつつある国の例を冷静に受け止めて政策を即断即決で打ち出していかなくてはならない。"アベノマスク"と揶揄され、不良品が相次ぎ、国民が期待してもいないモノに466億円もの税金を垂れ流すような票集め政策は非難されてもやむを得まい。"医療崩壊"寸前の医療現場の窮状とワクチン等の国を挙げての開発、そして生活困窮者に優先して血税を使うべきであろう。

iii）新型コロナ収束に向けた企業の奮闘
①検査キット開発
　政府と専門家会議が迷走する中で、希望の光も見え始めている。1つには日本のタカラバイオが"唾液"によるPCR検査試薬の開発に成功し、2020年6月2日に厚労省が「患者の症状発症から9日以内であれば唾液を用いた検査を認める」と発表したことが挙げられる。従来の鼻や喉の粘液を調べる検査法と同等の精度であったという。これが普及すれば、従来手法と異なり、熟練の検査員の手を煩わせることなく、患者は自分で唾液を採取して検査機関に送ることも可能となる。また、従来のPCR検査では、結果判定に4〜6時間要していたものが、約1時間で判明するので、病院に赴いて検査をする

　場合、短時間で診断が下されることになり、病院、患者双方にメリットが生まれる。まさに、PCR検査のモデルが一変する画期的な技術開発である。

　PCR検査はウイルス特有の遺伝子“塩基配列”を検査対象とするが、ウイルスの存在を確かめる点では「抗原検査」も同じである。抗原検査は、ウイルス特有の“タンパク質”を対象とする。鼻の奥から綿棒で粘液を採取し、15分前後で結果が分かる。簡易ではあるがウイルスの量が多くないと抗原を検出できず、感染を見落とす恐れがあるため、PCR検査より精度は劣ると言われている。その簡易診断できる“国内初”となる「抗原検査」キットをH.U.グループホールディングス子会社の富士レビオの製品が承認された。

　一般的に「抗原検査」で陽性の場合はその時点で新型コロナ陽性と診断確定されるが、陰性であっても疑われる症状がある場合は、精度の高いPCR検査を必要とされている。今後は、抗原検査とPCR検査を組み合わせて新型コロナの検査に対応することになる。

　新型コロナの診断技術の開発は、PCR検査、抗原検査のほか抗体検査についても進んでいる。抗体検査は、その抗体の有無から新型コロナにそれまでに感染したかどうかが分かる為、抗体保有率を調べることで感染率の把握に適しているとされている。しかし、これまでに各国で発表されてきた抗体検査のデータを出すために使われてきた抗体検査キットの“性能”に関しては多くの専門家が疑問符を投げかけているのも事実である。

　“性能”に問題が残されたまま抗体検査で陽性と判定されても、それで免疫獲得とは断定できないのが通説である。そんな渦中にあって5月3日に米FDAから緊急使用許可（EUA）が発行されたスイスRoche社の抗体検査製品「Elecsys Anti-SARS-CoV」は、特異度99.8%以上、感度100%が確認されているので、世界中に出回っている従来の“性能に問題あり製品”の牙城を切り崩していき、正確なデータを公の場に提供される時が来ることに期待が掛かっている。

さらにその後、塩野義製薬が日本大学、群馬大学、東京医科大学と共同開発していた新型コロナ感染に対する迅速診断法である革新的核酸増幅法（SATIC法：Signal Amplification by Ternary Initiation Complexes）が2020年12月の提供開始を目標に体外診断用医薬品として供給準備に入った。SATIC法の優れているところは、検出機器を必要とせず、目視かつ25分程度という短時間で感染の有無を判定できる点である。

②既存薬の新型コロナ治療薬としての開発

　新型コロナの治療薬開発については図表9-3に示す通り、既存薬のドラッグ・リポジショニングが盛んに行われているが、いずれも「候補薬」の段階に過ぎない。2020年5月7日に"特例承認"を受けたギリアド・サイエンシズの抗ウイルス薬「ベクルリー」（一般名：レムデシビル）は、申請時の提出資料として品質や非臨床試験成績などのデータは承認取得から9カ月間猶予されており、提出されたのは臨床試験などの試験成績に関するものに過ぎない。同薬の国際共同臨床試験「ACTT1試験」の結果は優れたものであったが、肝障害などの副作用もあり、11月20日WHOは不使用を勧告している。富士フイルム富山化学の「アビガン」は催奇形性の副作用が壁になっており、安全性の問題がクリアされ次第の承認となる模様だったが、7月10日、特定臨床研究（無症状、軽症患者対象）を進めていた藤田医科大学のグループ（全国47医療機関）が最終結果の暫定的な解析結果を発表し、「統計的有意差に達せず」とした。「アビガン」の場合は、解析対象となる患者を89人しか獲得できなかったことを重く受け止め、感染拡大が続く中東での拡大治験に着手することとした。しかし、その後国内臨床PhaseⅢで主要項目を達成したことから2020年10月の承認申請に漕ぎつけた。また、6月15日、FDAはクロロキンとヒドロキシクロロキンをCOVID-19の処方薬としての緊急使用許可を取り消した。これは米Harvard大学医学部Mandeep R.Mehra氏

図表9-3　新型コロナウイルス治療薬の主な候補

一般名（製品名）	企業名	薬効分類名	効能・効果
レムデシビル（ベクルリー）	ギリアド・サイエンシズ	抗ウイルス薬	エボラ出血熱
ファビピラビル（アビガン）	富士フイルム富山化学	抗ウイルス薬	新型又は再興型インフルエンザウイルス感染症
イベルメクチン（ストロメクトール）	MSD/マルホ	駆虫薬	腸管糞線虫症
ナファモスタット（フサン）	日医工	蛋白質分解阻害薬	急性膵炎、慢性膵炎
シクレソニド（オルベスコ）	帝人ファーマ	吸入ステロイド喘息治療薬	気管支喘息
ヒドロキシクロロキン（プラケニル）	サノフィ	免疫調整剤	全身性エリテマトーデス
トシリズマブ（アクテムラ）	中外製薬/ロシュ	ヒト化抗ヒトIL-6受容体モノクローナル抗体	関節リウマチなど
サリルマブ（ケブザラ）	サノフィ/旭化成ファーマ	ヒト化抗ヒトIL-6受容体モノクローナル抗体	関節リウマチ
ロピナビル/リトナビル（カレトラ）	アッヴィ	抗ウイルス化学療法剤	HIV感染症
バリシチニブ（オルミエント）	イーライリリー	JAK阻害剤	関節リウマチ
トファシチニブ（ゼルヤンツ）	ファイザー	JAK阻害剤	関節リウマチ

　らによる大規模国際患者登録データ（6大陸671病院；PCR検査陽性のCOVID-19患者）の分析結果が、「死亡率減少見られず、心室性不整脈のリスク増加」を示したことに起因しているとみられる。図表で示された候補薬に対する有効性の確認が今後も進められていくことで治療薬がさらに絞られていくことになろう。

　図表9-3には掲載されていないが、東京理科大学大学院理工学研究科応用生物科学専攻　渡士幸一客員教授のグループが、国内外25研究室・プロジェクトの共同研究により、国立感染症研究所で開発されたウイルス培養技術を利用して、既承認薬により新型コロナウイルス増殖を効果的に排除する多

剤併用を見出した。（2020年4月22日付プレスリリース）

　併用した既承認薬とはネルフィナビル（抗HIV薬）とセファランチン（白血球減少症、脱毛症、マムシ咬傷の使用薬剤）である。これらの薬剤は、感染細胞から放出されるウイルスRNAを1日で最大0.01%以下にまで強く減少させ、現在治療薬候補に挙げられているロピナビル、クロロキン、ファビピラビルよりも強い活性を持っていたという。また、ネルフィナビルとセファランチンの併用により、1日で感染細胞からのウイルスを検出限界以下に排除することができた。そこで、実際に臨床で使用される投与量でどの程度ウイルス排除に有効かを数理解析で予測した結果、ネルフィナビル単独治療で累積ウイルス量が約9%に減少し、セファランチンとの併用では約7%に減少させることが分かった。このプロジェクトの結果をさらに推し進め、COVID-19の新たな治療法として確立されることを望む。

③ワクチンの開発

　治療薬以外にはワクチンの開発が世界中で進められている。世界保健機関（WHO）によると、開発中のワクチン候補は、167種類あり、そのうち臨床試験段階が27種類で、PhaseⅢ段階には以下に示す「mRNAワクチン」2種類、「ウイルスベクターワクチン」2種類、「不活化ワクチン」3種類の計7種類がある（2020年8月10日現在）。

「mRNAワクチン」

・米Modernaと米国立アレルギー感染症研究所による「mRNA-1273」は従来のワクチンのように鶏卵や動物細胞などでウイルスを増やすやり方ではなく、化学合成で作るため、開発時間の短縮につながっている。量産化にはスイスの医薬品受託製造会社ロンザと提携し、2020年秋の実用化を目指している。

・独BioNTech/米Pfizer/中国上海復星医薬による共同開発品「BNT162b1/

BNT 162b2」

「ウイルスベクターワクチン」

・英AstraZenecaと英Oxford大学は共同開発したアデノウイルスベクターワクチン「ChAdOx1 nCoV-19/AZD1222」を年間10億回分供給できる体制を整えたと発表した。(2020年5月21日リリース)。

・中国CanSino Biologicsと北京バイオテクノロジー研究所が共同開発したアデノウイルスベクターワクチン「Ad5-nCoV」。

「不活化ワクチン」

・中国Sinovacによる「PiCoVac」。

・中国Shinopharmaと中国北京生物製品研究所による「BBIBP-CorV」。

・中国Shinopharmaと中国武漢生物製品研究所によるもの。

　日本ではアンジェス(大阪大学発バイオベンチャー)が阪大とDNAプラスミドワクチン「AG0301-COVID19」を共同開発中で、量産化はタカラバイオと組む予定だが、実用化は2021年春になる模様。第一三共はmRNAワクチンを東京大学医科学研究所と共同開発中。塩野義製薬はグループ会社のUMNファーマがAMED(日本医療研究開発機構)の事業に参画し国立感染症研究所と組換え蛋白質ワクチンの共同開発に取り組んでいる。田辺三菱製薬はカナダの子会社Medicagoが植物由来のウイルス様粒子を使ったワクチン「CoVLP」を開発中。

　ワクチンは患者に使うものではなく、健常人に予防として投与されるものであるだけに副作用の発現は論外である。それだけに数千人規模の臨床試験が必要と言われており、実臨床に使えるようになるには2年以上というのが従来の見方であるが、技術革新によりスピードは徐々に速まってきている。ここに掲げた品目以外にも百数十品目もの後続品が開発中であり、人類の健康に貢献できる選択肢が増えることは実に喜ばしいことだ。開発に関与して

いる企業に敬意を表したい。

④回復期血漿治療

　既存薬のドラッグ・リポジショニングの効果が不確実な中で、治療法として注目される１つが「血漿」の輸注である。これはCOVID-19から回復した患者の血液から血球成分を除いた血漿を原料とするので回復期血漿治療と呼ぶ。血漿を使う手法の原理は北里柴三郎が1890年に報告した破傷風菌での「血清療法」に遡る。血清は血液から凝固成分を除いたものである。

　COVID-19から回復した患者の血漿には「抗体」が含まれているので、これを輸注に使う。FDAは、重症のCOVID-19患者に対する回復期血漿の適用について緊急使用許可（EUA）を与えている。

　しかし、この回復期血漿治療の有用性については「日本輸血・細胞治療学会」は2020年８月に「推奨度：推奨の強さなし」、「エビデンスレベル：C（効果の推定値が推奨を支持する適切さに対する確信は限定的である）」という見解を発表した。即ち、有効性は不明であり、推奨とするエビデンスが乏しいというわけだ。

　同学会は、同治療を行う場合は引き続き「臨床研究」の設定のもとに行うべきとした。その際は、WHOの新興ウイルスに対する血漿・免疫グロブリン療法のポジションペーパーに従い、「SARS-CoV-2感染症から２週間以上の無症状期を経て、複数回のウイルスゲノム検出がなされないドナーを選択すること」「患者の赤血球に対し臨床的に意義のある抗体を持たないドナーを選択すること」など４項目について考慮するべきだとした。

　この治療法にはさらなるエビデンスが蓄積されていかない限りは、FDAがEUAを与えたとしても広く普及するにはまだ暫く時間が掛かりそうだ。

⑤高度免疫グロブリン製剤の開発

　COVID-19から完全に回復した患者から採取した血漿を原料とし、免疫グロブリンだけを分離し取り出したものが血漿分画製剤のうちの「免疫グロブリン製剤」と呼ばれるものである。回復患者の中でも新型コロナに対する抗体を多く含む血漿から造られるものが「高度免疫（特殊免疫）グロブリン製剤」となる。ウイルス不活性化および除去プロセスを含む特別な処理を経て、製品として精製される。

　この高度免疫グロブリン製剤の開発を加速するために、世界の血漿分画製剤に携わる企業がアライアンスを組んだことは画期的だろう。その「CoVIg-19アライアンス」には、武田薬品、CSL Behring、Biotest、BPL、LFB、Octapharma、ADMA Biologics、BioPharma Plasma、GC Pharma、Sanquinの10社が参画し、米国の国立アレルギー感染症研究所（NIAID）と協力しながら、COVID-19の患者における高度免疫グロブリン療法の安全性、忍容性、有効性を確認するとしている。そして、本提携によって生み出される製剤はノーブランドの抗SARS-CoV-2ポリクローナル高度免疫グロブリン製剤となる。

　1社単独の利益だけを考えていたら、このような世界的アライアンスは組めないことを実際の形にして訴えたことは非常に大きなインパクトとなった。

⑥抗体医薬の開発

　新型コロナに対する新規の治療薬として開発が激化しているのが抗体医薬である。主なものを次に挙げる。

　1）米Eli Lilly＋カナダAbCellera：「LY-CoV555」

　2）米Eli Lilly＋中国Junshi Biosciences：「JS016」

　3）米Regeneron：カクテル抗体（抗体医薬の併用）「REGI-COV2」

4）英GSK＋米Vir Biotechnology：「VIR-7831」「VIR-7832」

5）米Abbvie＋米Harbour BioMed＋オランダUtrecht大学＋オランダ
Erasmus medical center：抗体医薬

6）英AstraZeneca：カクテル抗体

　これらの中でも最も開発が進んでいるのが米Eli LillyとカナダAbCelleraに
よる「LY-CoV555」で、2020年8月3日時点で臨床試験が後期段階に入っ
ている。「LY-CoV555」は、新型コロナの表面にあるスパイク蛋白質に結合
可能な「IgG1中和モノクローナル抗体」である。ウイルスのヒト細胞への
結合と侵入を阻害するよう設計されているため、ウイルスを中和し、
COVID-19を予防・治療すると期待されている。またEli Lillyは、中国の
Junshi Biosciencesとエフェクター機能が弱まるよう修飾された遺伝子組換
え完全ヒトモノクローナル中和抗体「JS016」を共同開発中である。これ
は、「LY-CoV555」と同様に新型コロナの表面に存在するスパイク蛋白質の
受容体結合ドメインに特異的に結合し、ウイルスの宿主細胞表面受容体
ACE2への結合を効果的に阻害する可能性があるとしている。さらにEli Lilly
はこれらの中和抗体によるカクテル療法も研究中であり、「LY-CoV555」と
「JS016」は、結合するスパイク蛋白質のエピトープ（epitope：抗体が認識
する抗原の一部分）が異なる為、有効性の達成や耐性の回避のための選択肢
が広がるとしている。

　以上、新型コロナに関して少なくとも知っておくべき背景を列記してみ
た。ライフサイエンス企業のマーケティングや営業担当者ならば、医療界、
医薬品業界ならびに担当医療機関において、今何が起こっていて、今後どの
ような事態に直面していくかを予測しながら活動していくことになる。新型
コロナが引き起こす感染症COVID-19に翻弄される得意先医療機関に対し

て、感染の"第二波、第三波"も考慮に入れつつ、自社としてどのようなアクションが求められるのか、企業として態勢を整える必要があるが、果たして皆さんの所属企業では軌道修正作業は進んでいるだろうか。

2　Afterコロナで変わる企業、変われない企業

ⅰ）テレワークの拡大可能性と限界

　前節ではCOVID-19に関連した医療行政やライフサイエンス業界の開発動向等について述べてきたが、コロナ禍における「緊急事態宣言」に対して国内企業は「在宅勤務」「外出・出張禁止」の方針を殆どの会社が採った。そこで全国的に広まったのがテレワーク（本書では「リモートワーク」と同義語とする）である。テレワークとは、「Tele（離れたところで）」「Work（働く）」の意であり、ICT（情報通信技術）を活用した、場所に囚われない柔軟な働き方の総称である。これには自宅を就業場所とする「在宅勤務」、施設に依存せず、いつでも、どこでも仕事が可能な「モバイル勤務」、情報ネットワークを活用し、本社・支店・営業所とは別の場所のオフィスでの「サテライトオフィス勤務」がある。今では多くの企業がWEB会議システムを採り入れ、どこにいても会社に居る時とさほど変わらぬ会議ができる。テレワークでは通勤ラッシュや満員電車を避けられ、ストレスが溜まらない環境を新型コロナ禍で改めて体験した人も多いのではないか。マーケティングや営業担当は、リモートディテーリングの活用法に従来以上の工夫を凝らす機会が与えられた。そして、殆どの産業界では、今回の新型コロナの来襲によって、遅滞気味だった"働き方改革"に一挙に進む良い機会となったのではないだろうか。

①テレワークへの期待度

　図表9-4は、「今後、在宅勤務の導入・普及が"進んでほしいと思う"かどうか」を一般産業界9,628名で調査した結果を示している（楽天インサイト調べ：期間2020年4月10日〜12日；ウェイトバック（WB）集計を採用）。

　導入・普及が「進んでほしいと思う」は、女性（49.3%）、男性（45.7%）であり、20代（60.5%）、30代（58.5%）である一方で60代（33.0%）、50代（37.5%）と、年齢層が高いほど在宅勤務に及び腰の実態が浮かび上がっている。これは、同居家族に未就学児がいる場合62.8%、小学生がいる場合51.5%が肯定的であるという結果を踏まえると、若い世代は子供の世話ができることや、テレワークに必須のICTに苦手意識の無いデジタルネイティブ世代であることが起因しているのかもしれない。年齢層が高くなるにつれて、従来の「出勤した上で、Face to Faceによる会議体スタイル」を是とする傾向が印象として残る。

②テレワークのメリット、デメリット

　では、このテレワークをどのように活用すれば、新型コロナ以前並み乃至はそれ以上の成果を生み出すことが可能なのだろうか。

　先ずはテレワークの「メリット」と「デメリット」を探ってみよう。㈱イードの調査（実施期間：2020年4月10日〜14日、対象：テレワークをしている人、20〜59歳男女、n=1,267）によると次の結果が出た。

＜メリット＞
- 通勤時のストレスが無い：72.7%
- 通勤時間を他のことに充てられる：56.7%
- 時間配分が自由にできる：37.5%
- リラックスしながら働ける（ストレスが少ない）：34.5%
- 余暇の時間が増える：27.8%

図表9-4　今後、在宅勤務の導入・普及が「進んでほしいと思う」か否か？

		【WB前】n	【WB後】n	進んでほしいと思う(%)	どちらとも言えない(%)	進んでほしいと思わない(%)
全体		9,628	9,628	46.9	43.6	9.5
性別	男性	7,438	6,500	45.7	44.0	10.2
	女性	2,190	3,128	49.3	42.6	8.1
年代	20代	436	1,565	60.5	32.0	7.6
	30代	1,633	1,998	58.5	34.5	7.1
	40代	3,123	2,497	44.2	45.6	10.2
	50代	3,192	2,636	37.5	52.2	10.3
	60代	1,244	932	33.0	52.7	14.4
同居家族	一人暮らし	1,812	2,166	47.3	43.0	9.7
	同居者あり	7,816	7,462	46.8	43.7	9.5
	子供と同居	4,284	3,848	47.6	43.7	8.7
	未就学児	1,046	1,289	62.8	32.8	4.4
	小学生	1,150	1,019	51.5	41.2	7.4
	中高生	1,292	1,005	43.0	46.1	10.9
	大学生以上	1,915	1,482	35.7	52.9	11.4

出典：楽天インサイト https://insight.rakuten.co.jp/report/20200430/
（WB：ウェイトバック集計）

・職場の雑用をしなくて良い：27.1%

・家族と過ごす時間が増える：22.9%

＜デメリット＞

・運動不足になる：68.0%

・人と話す機会が減る：32.3%

・気分転換ができない：31.3%

・間食が増える：31.1%

　なるほどと思えるものの、デメリットに関しては、多分に自己コントロールの問題であるような気がするのだが、読者はどのように感じただろうか。

　次にテレワークの「生産性」について同じく㈱イードの調査データ（対

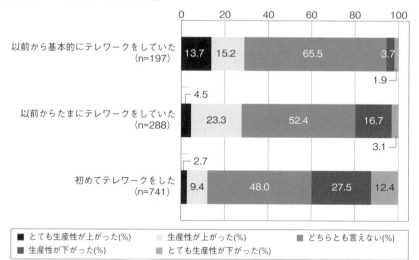

図表9-5　テレワークの生産性

	0	20	40	60	80	100

以前から基本的にテレワークをしていた（n=197）
13.7 / 15.2 / 65.5 / 1.9 / 3.7

以前からたまにテレワークをしていた（n=288）
4.5 / 23.3 / 52.4 / 16.7 / 3.1

初めてテレワークをした（n=741）
2.7 / 9.4 / 48.0 / 27.5 / 12.4

■ とても生産性が上がった(%)　　▨ 生産性が上がった(%)　　■ どちらとも言えない(%)
■ 生産性が下がった(%)　　▨ とても生産性が下がった(%)

（出典：㈱イード「テレワークに関する調査（2）生産性を上げるヒント」）

象：テレワークをしている人　n=1,267）を見てみると、テレワークを始め
た時期によって生産性は異なることが分かった（図表9-5）。

「初めてテレワークをした」人は、「以前から基本的に（或いは、たまに）
テレワークをしていた」人に比べて「生産性が下がった＆とても生産性が下
がった」と答えた人の割合が4割と非常に差が大きいのが分かる。逆に以前
からテレワークに経験がある場合、約3割の人達は生産性が上がっている。
テレワークは仕事場所の環境要因（場所の確保、ネット接続、操作技術、家
族環境など）がその生産性を左右するため、テレワークの導入経験の無い企
業にとっては、生産性を上げるには時間を要すると推察される。

　また、同データでは導入が初めての人ほど「困ったこと・不便なこと」と
して「対面で話せないので充分なやり取りができない」、「気持ちの切り替え
がしづらく、集中できない」とする割合が40％近くにのぼることが分かっ
た。

　さらに同データで「生産性が上がった人（n=229）」と「生産性が下がった人（n=378）」を比較すると、「１日のタイムスケジュールを守っている」と答えた人の割合が、生産性が上がった人に多く（約40%）、逆に生産性が下がった人は約20%であった。

　テレワークは本人の“タイムマネジメント能力”が問われ、その意志の強さが前述の「気持ちの切り替え」や「集中力」につながっていくと言えよう。ただ気になるのは冒頭の楽天インサイトの調査では未就学児をもつ人の６割が、在宅勤務が進むのを望むとしていたが、一方で㈱イードの調査では「子供がいて仕事に集中できない」という声が65.9%あったことは、欲求と現実が背中合わせであることを物語っている。未就学児をもつ親にとっては、テレワークを導入する以前の課題として、在宅勤務時の家族とのコミュニケーションの取り方について事前に作戦を立てておく用意周到さが必要に思われる。

③テレワーク導入時の各部門の役割
　テレワークの導入には利用者側および会社（管理職）側双方において不安が出るのは当然である。利用者側は、「自宅で会社に居る時と同じような業務ができるか？」「コミュニケーション不足にならないか？」「情報の伝達を会社側はきちんとしてくれるか？」といったことが気になるだろう。会社側も「目が届かないところゆえ、きちんと仕事をしてくれるか？」「時間管理が疎かになり、却って残業が増えるのではないか？」と思うかもしれない。また双方の不安点としては「１対１ミーティングは良いが、部署・チームの会議は機能するのか？」「Face to Faceでなくなるとコミュニケーションは充分とれるのか？」といったことが考えられる。
　このような双方の不安を取り除くためにはどうすれば良いのか。図表9-6

では、企業がテレワーク導入時に押さえるべきマストの項目をまとめてみたので、参考にされたい。

　今回の新型コロナの影響で製薬業界でも在宅勤務を強いられたのは内勤職、外勤職を問わず、殆どの部署が該当した。物流や研究所ではさすがに在宅で可能な業務は限られるため一部例外的処置がとられた。テレワークで企業が最も神経を使うのは情報セキュリティの問題であろう。テレワーカーが社外から社内システムにアクセスしたとき、機密情報が漏洩するかもしれないという危険性を最も不安視する。さらに、もしマルウェア（ウイルス、ワーム、トロイの木馬、スパイウェア）に感染してしまった場合、企業としては致命的なダメージを被ることになる。本社の目が行き届きにくいテレワークだからこそ、感染対策には万全の対策を講じなければならない。ゆえに図表9-6でも触れているように情報システム部門の役割は最も重要である。

　そして企業経営者自らが情報セキュリティポリシーの策定に責任を持ち、それを全社に徹底させるべく情報システム部門の陣頭指揮をとることが先決である。

④テレワークを成功に導く条件

　新型コロナのような全世界を巻き込み経済・社会を根底から揺るがした災害は日本が過去に経験した大地震や風水害とは全く異なるものである。これが疫学上、第2波、第3波の襲来も可能性を残していることは、第1波の経験を無駄にすることなく、次に備えよという教訓でもある。この経験は、日本の産業界が企業活動にテレワークを全社的に導入するきっかけにもなり、それと同時に以前から政府が推進したかった"働き方改革"の一層の前進にもつながることを予見させる。然るに、テレワークを全社的に導入した製薬業界での成果はどうだったのかが興味あるところだ。

　テレワーク先進国アメリカではCOVID-19の影響でテレワーク体験者が昨

図表9-6　テレワーク導入時の部門別マスト項目

❶経営企画・総務部門	
ミッション	テレワーク導入の社内コンセンサスの獲得と導入体制の整備・実行
マスト	①各関係部門へのテレワーク導入の全体像と意義の説明（経営トップ主導）
	②テレワーク導入の計画・実行・評価・改善のPDCAサイクルの可視化
	③テレワーク導入部門へのフォローアップ体制の可視化
❷人事・労務部門	
ミッション	テレワーカーに働きやすい環境を提供するためのルールの整備
マスト	労働基準法に則った就業規則としてテレワーク勤務に関する規定を定める
	①就業場所等の労働条件の明示
	②テレワーク時の服務
	③テレワーク時の労働時間制
	④目標管理制度等の人事評価制度
	⑤テレワーカーに対する安全衛生・健康管理
	⑥テレワーカーに対する教育・研修
	⑦テレワーク時の通信費等の費用負担
	⑧テレワーカーの対象範囲、業務の種類
	⑨テレワーカーの選定基準
	⑩テレワーク申請書等の様式　　など
❸情報システム部門	
ミッション	テレワーカーが安全・快適に働ける情報通信システム環境を整える
マスト	情報通信システム環境の現状分析と改善・整備およびセキュリティ対策
	①現在のICT環境の確認
	②テレワーク環境の方式選択・各種ツールの選択（環境・ツール導入のためのサービスの選定）
	③導入に必要な期間の確認
	④導入中の業務の停滞箇所・要調整箇所の確認
	⑤導入期間の全社周知（システムの利用に関する従業員向け研修）
	⑥システム導入〜システムの実際の稼働
	⑦情報セキュリティポリシーの策定と管理統括【経営者主導】
	⑧電子データに対するアクセス制御、暗号化の要否、印刷可否の設定
	⑨テレワーカーへの事故時に備えた定期的教育・訓練・啓発活動
	⑩テレワーカー端末に最新のウィルス対策ソフト、OSのインストール
	⑪テレワーク端末の所在や利用者等を台帳等で管理する
❹テレワーク当事者所属部門	
ミッション	経営者が定めた情報セキュリティポリシーの実行
マスト	①テレワーク端末のOS、ソフトウェアについてアップデートが適用され最新の状態であることを確認した上でテレワークを開始する
	②機密性が求められる電子データは暗号化し保存すると共に端末や記録媒体の盗難には最大限留意する
	③無線LANは、確保すべきセキュリティレベルに応じた対策が可能な範囲で利用する
	④社外から社内システムにアクセスするための利用者認証情報（パスワード、ICカード等）を適正に管理する　　など

（参考：厚労省『企業のためのテレワーク導入・運用ガイドブック』、総務省『テレワークセキュリティガイドライン第４版』）

年は３割であったものが本年４月調査では６割まで上昇したとの報告も聞かれる。そして、従来のオフィススペースの見直しを開始している企業も出始めているというが、日本でも同様の動きがあることはニュースでも流れている。

　社員が在宅勤務で会社に来ることが少なくなれば、流行りのフリーアドレスを通り越して本社スペースの大幅削減、さらには支店・営業所の撤廃もあり得ることだ。これによるコスト削減はかなりの額に上ることだろう。

　しかし、これが実現できるのはテレワークが正常に機能することが前提である。そこで、テレワークを成功に導くKEYは何かをここまでの記述からまとめておきたい。

　　KEY1）企業トップがテレワークの意味するところを明示し、それによる
　　　　　　明確なゴールを全社員に示し、自らが先頭に立ってリードする
　　KEY2）プロ意識で行動できる社員の人材育成に投資する
　　KEY3）部門横断的な変革推進プロジェクトチームを編成し、社員への啓
　　　　　　発とフォローできる体制（インフラ・人事労務面）を築く
　　KEY4）社員間（上司・部下・同僚）のコミュニケーションが自然にとれ
　　　　　　る仕掛けをWEBツール運用面に仕込む
　　KEY5）Diversity & Inclusionを重んじる企業文化

　とりわけ最後のDiversity & Inclusionは今や企業の成長戦略としてはグローバルスタンダードになっているテーマと言えよう。企業におけるDiversityとは様々なバックグラウンド（性別、年齢、国籍、文化、価値観など）を持つ人材を活用することで新たな価値を創造し市場に提供する成長戦略である。一方でInclusionとは社員が相互に認め合いながら組織の一体感を醸成することを意味する。製薬業界でも多くの企業が取り組んでいる。組織内に多

様性（Diversity）があったとしてもイノベーションや効果的な問題解決ができない場合、それを受容する（Inclusion）だけの企業文化が根付いていないことになる。そこを突破できなければ、その会社はいつまで経っても変われないのである。

ii）デジタルへの最適投資判断

Withコロナ、そしてこれからのAfterコロナにもテレワークが標準的ワークスタイルになるというのが大方の企業経営者の思いではないだろうか。

そこで全ての企業にとっての課題となるのがテレワークに連動するITツールやシステムへの投資判断であろう。テレワーク1つ取ってみても、WEB会議に使うシステムには複数が存在する。世界で最もよく使われているビデオ会議システムとしては、米シスコシステムズの「Cisco Webex Meetings」、米ズーム・ビデオ・コミュニケーションズの「Zoom」、米アルファベットの「Google Meet／Google Chat」、米マイクロソフトの「Microsoft Teams」があり、チャット専業では米スラック・テクノロジーズの「Slack」がある。因みに、コロナ禍で爆発的に世界に拡大した「Zoom」は米シスコシステムズ「Webex」の開発者であったエリック・ユアン氏が起業し世に出したシステムである。弊社でも新型コロナの緊急事態宣言が発令される直前に「Zoom」の導入を決め、月例講座は会場受講とWEB受講の同時進行とした。新型コロナが収束しても、WEB配信はやめられないだろう。

このWEB会議システムの運用にもベンダーへの使用料が当然発生し、会議参加者が使用するPC、ヘッドセットをはじめ通信費、光熱費も経費として計上することになる。他の業界、特にIT系企業の例では「テレワーク手当」を支給する会社が多いようだ。しかし、これらは図表9-6の「テレワーク当事者所属部門」から発生する経費だけであり、これらのクライアント端末を動かしているシステムにこそ多額のコストが掛かっている。それが「情

報システム部門」が担うことになるシステム導入の初期費用でありオペレーションコストということになる。

　例えば昨今、情報漏洩対策の手段として注目を集めている「シンクライアント」は、サーバ側で処理の殆どを行い、クライアント端末では必要最低限の処理しか行わせず、データを一切保持させないシステムである。クライアント端末ではサーバで処理された結果のみを閲覧できるという「画面転送型」が主流である。さらに「画面転送型」の中でも最も普及しているのが「デスクトップ仮想化（VDI）型」と言われるもので、サーバ上に仮想のデスクトップ環境を生成し、ユーザーがクライアント端末を利用して仮想のデスクトップ環境を使用する方法である。VDI型は仮想化アプリケーションのライセンス費用が発生するが、クライアント端末などの利用環境を一括管理できるため、個々の端末の運用や管理が不要となり、運用管理コストが低減できる。必要な端末が増えた場合、新たにOSやアプリケーションをインストールすることなく、クライアント端末を接続するだけでスグに利用可能となる点は、従来の「ファットクライアント」より利便性に優れている。

　これらのシステムを導入・運用するにあたっては、メリット、デメリットをよく見極めて経営トップは投資判断をしなければならない。さらにマーケティング面から深掘りしていくと、SFA（Sales Force Automation）、CRM（Customer Relationship Management）、MA（Marketing Automation）などのデジタルマーケティングシステムが絡んでくることになり、これらは自社の売上げ実績に直接的にも間接的にも寄与するシステムなだけに経営トップのデジタルへの投資判断力が試されている。

　Withコロナでの経験は、本社も現場営業もこれまでにない貴重な財産になった。これを活かし、Digital Marketingの新世界創造に挑戦してもらいたい。要はBeforeコロナに戻らないことだ！

3　進化するマーケティング・メソッド

ⅰ）Withコロナでの医薬情報活動

　2020年 5 月25日に緊急事態宣言が解除され、 6 月11日には東京アラート
も解除された。生活行動の自粛から解放されるや否や新型コロナ感染者数
は、東京は言うに及ばず全国的にも増加傾向となり、「第二波」とも思える
様相を呈した。 8 月 1 日、東京は新規感染者数が過去最多の472人と発表し
た。製薬企業では事業所への出勤の人数を制限すると共に在宅テレワークを
引き続き社員に求める動きに変化は無かった。

　このような社会環境だけにMRの情報活動には企業間で表面上は、あまり
違いは無いように思われ、要約すると次のような状況と言えよう。

・緊急事態宣言解除後も医療機関への訪問は自粛で、医療機関からの要請
　に従って訪問する。MRが必要と判断した場合は上長の決済を仰ぐ。
・WEB面談の増加。拒否された場合はメールや電話で済ませる。
・リアルの講演は当面の間は中止で、WEB講演会・セミナーで代替す
　る。
・活動量は対顧客で大幅減、社内業務も殆どがリモート。

　こうした状況をみると、「MRが顧客と面談せずともWEBですべてが代用
できるのではないか」「MRが訪問しなくてもコンタクトセンターで代替で
きるのではないか」「MRがいなくてもインサイドセールスで営業はできる
のではないか」という声が聞こえてきてもおかしくはないだろう。

　では、最大の顧客である医師側の視点はどうだろうか。ここに興味あるデ
ータがある。MRの訪問頻度半減を想定した医師の処方意向に関する調査結

果である。(出典：㈱エム・シー・アイ『医師版マルチメディア白書（2017年夏号)』)

　それによると、「定期的に接触しているMRの訪問頻度が半減した場合でも、5割の医師は、処方は変わらない」とし、また「MRの訪問頻度が半減した場合、約57%の医師がインターネットから取得できる情報を今まで以上に充実させれば処方は維持する。48%の医師はMRからメールで情報が得られる環境が整っていれば処方は維持する」とした。逆に言えば、おおよそ5割の医師はネガティブに捉えていることに注目すべきなのだ。

　Withコロナにおいて、このデータの注目すべきもう1つの点は"Beforeコロナ"の環境下ですら医師の視点は考えさせられるものであったということだ。そこから類推解釈できることとしては、次のことが考えられる。

・MRの訪問活動は絶対不可欠なものではないこと。
・情報提供はデジタルでシフトチェンジ可能であること。
・アウトバウンドのセールス機能を持たせたコンタクトセンターがあれば医師とのコミュニケーションは保てること。

　このように書くと「MRは不要なのか？」という問いが出てくるかもしれない。そこで筆者の意見を書き留めておきたい。「そう、不要なのです！」と。但し、その数は今あるMR人数の50%を対象とする。つまり、前述のデータを逆から読み解いた場合「MRの訪問頻度が半減した場合、一方の5割の医師は、処方は減る」としているからだ。ここで読者に問いたい。「調査対象の医師の担当MRは全て違うMRだったと仮定した場合、処方減少意向を示した5割の医師の担当MRは医師からどのように評価されていると思いますか？」ということ。

　つまり「非常に頼りになるMRだから来ないと困るが、来ないのであれば

メリットが無いので処方は減らす」と思われているのか、或いは「訪問回数が多くまじめだったので、付き合いで処方していただけ」なのか。前者でも後者でも処方を減らされるということは、そのMR活動に何かが欠けていたとみるのが自然ではないかということ。この5割の線でくっきりと「勝ち組MR」と「負け組MR」に色分けされていることを肝に銘ずるべきではなかろうか。

　ゆえに今あるMR全体人数の5割の機能を代替する戦略を打ち出すことは理に適っていると言えるのではないか。これは1つの調査データから導いた仮説に過ぎないが、検討の余地は充分あると言えよう。

　しかし、この仮説を検討するに際して留意すべき大きな点がある。それは処方減と警告された5割の事例はMR自身の問題と片付けることは早計であって、これは取りも直さず本社が推し進めるマーケティング戦略にも落ち度があるのではないかということ。本来、営業とマーケティングの両部門はクルマの両輪であるべきなのだが、テンポが合わないと方向性を失い脱輪することになる。自社はその点どのような立ち位置なのかを自社のMR活動の本質と共にマーケティングプロセスを改めて見直すべきであろう。

ii）自社のマーケティング・ステージは今どこに？

　図表9-7は自社のマーケティングレベルが今どのステージにあるかをセルフチェックするための表である。

　前節にてMR活動への医師の処方意向を示した。そこから学べることは、企業がICTを活用した情報提供環境を整えておくことがMR活動のバックアップには必須条件であるということだ。ところが、バックヤードでのデジタル環境が陳腐なままでMRに戦えというのでは本末転倒と言えよう。ゆえに自社のマーケティングの「戦略」「戦術」「対策」のレベルが図表にある

図表9-7　マーケティング・ステージのセルフチェック

	Stage1	Stage2	Stage3	Stage4
Strategy（戦略）	□短期スパンでの戦略に終始している □部門間連携のとれた戦略になっていない	□単一年度の目標に基づいた戦略立案をしている □部門間で理解しやすい標準化された戦略になっている	□中期的な戦略目標計画になっている □部門間の連携が先決の戦略になっている	□中長期的マーケティング戦略を全社で取り組む内容になっている □顧客のライフステージをも包含した戦略である
Tactics（戦術）	□単一チャネル偏重型の戦術になっている □外的トリガー寄りの戦術に固執している	□顧客フォローアッププログラムが構築されている □単一チャネルだが、パーソナライズされている	□マルチチャネルを活用した顧客フォローアッププログラムが実行されている □複数部門にある顧客DBの一元管理がされている	□企業全組織で統合した戦術展開をとっている □BIツールを連携させた効果検証ができる仕組みを構築している
Measures（対策）	□メール配信プランにストーリー性が無く単発である □単一チャネルによる対策ゆえに顧客嗜好が反映されずCVRに限界あり	□顧客嗜好に合致したパーソナライズドプログラム □顧客満足度やCVRを計測しつつ対策内容を適宜リニューアルさせる	□マルチチャネルによるプログラムで顧客のニーズに合った策を打ち出せる □対策の効果検証がリアルタイムで判定可能	□顧客のライフステージに対応したプログラムの実行 □オムニチャネルに対応した新たなプログラム □リアルタイムの効果検証

（CVR：Conversion Rate、DB：Data Base）

Stage1からStage4までのどの位置にあるのかをチェックしてみる必要がある。ここでは各Stageについて細かく解説することはしないが、6つのキーワードについては特に押さえておいて頂きたい。それは「全社統合戦略」「マルチ＆オムニチャネル」「顧客DB一元管理」「顧客ライフステージ」「パーソナライズ」「効果検証」である。

　要約すれば「社内に散在している顧客データを一元管理するシステムを整え、顧客のライフステージに応じたニーズとウォンツに適った情報コンテンツをマルチチャネルないしはオムニチャネルを介してタイムリーに、尚且つパーソナライズされた情報発信基盤のもとに提供していく全社統合戦略の実

践。その評価結果をリアルタイムで可視化できる効果検証システムを構築する。」となる。どうだろうか、この要約に示したシナリオ展開が自社で完結されているのかどうか。セルフチェックをしてみて、自社の未達がどのStageに積み残されているのかを検証し、Stage4に向けてランクアップして行く企業努力が、まさに急務と言えよう。

　但し、次節で取り上げることだが、図表9-7の「Strategy（戦略）」の部分における戦略プランニングの"タイムスパン"に関してはデジタルの発展スピードを考慮に入れると画一的に縛りを設けることは妥当ではないかもしれない。

iii）なぜ、今「アジャイル・マーケティング」なのか？

　マーケティング・ステージを突き詰めていくと避けて通れないのが世界中で取り組まれている「DX：Digital Transformation（デジタル・トランスフォーメーション）」ということになる。これは経済産業省での取り組み課題でもあり、2018年12月には『DX推進ガイドラインVer.1.0』を発表している。同省によるDXの定義は「企業がビジネス環境の激しい変化に対応し、データとデジタル技術を活用して、顧客や社会のニーズを基に、製品やサービス、ビジネスモデルを変革すると共に、業務そのものや、組織、プロセス、企業文化・風土を変革し、競争上の優位性を確立すること。」としている。

　DXは決して新技術の導入ではなく、今ある豊富なデジタルテクノロジーを如何に有効に活用できるかに掛かってくることになる。よく混乱される語句として「デジタイゼーション」「デジタライゼーション」があるので、DXとの違いを押さえておいて頂きたい。簡約すれば次のように言えるだろう。

　・デジタイゼーション：アナログをデジタルへ
　・デジタライゼーション：データ活用によるプロセス全般のデジタル化

・デジタル・トランスフォーメーション：社会全体に影響を与えるデジタライゼーション

つまり、デジタルによるあらゆる変革をもたらすのがDXということになる。

ところが、そのデジタルの急激な進歩はビジネス全体にアジリティ（Agility）を要求するようになった。即ち、目まぐるしい環境変化に即応するために不可欠な、経営や組織運営のあり方における"敏捷性"を指す。これは単に行動の速さ（俊敏性）ではなく、「判断の的確性×行動の速さ」を意味する。ゆえに意思決定のスピードや効率、チーム編成や役割分担のフレキシビリティなどを包括した概念と言える。

さらに、アジリティに深く関連するアジャイル（Agile）という概念がある。オックスフォード英語辞典には「プロジェクト・マネジメント、特にソフトウェア開発を形容する言葉で、短期フェーズへの業務の分割、計画の頻繁な見直しと適用という特徴を持つプロジェクトを指す」としている。一方で、アジャイルよりも以前から用いられてきた伝統的なプロジェクト開発プロセスに「ウォーターフォール（滝）」がある。これは製造、建設分野が始まりと言われており、一連の各フェーズの活動を終えたら次のフェーズへと滝の流れのように下りていく。前のフェーズには戻らないことを前提としている。各フェーズは事前にプランニングされ、業務の進捗は当初プランに対して計測・評価される。実はこの方法はマーケティング・マネジメントにも活用されてきたので馴染みがあるのではないか。図表9-8では「ウォーターフォール・モデル」をソフトウェア開発ならびにマーケティングのマネジメントに応用した場合の概略を示した。

「ウォーターフォール型マネジメント」は、プロジェクトの要件が変化しない場合は優れた開発モデルと言えるが、要件が絶えず変化するプロジェクト

図表9-8　ウォーターフォール型マネジメント

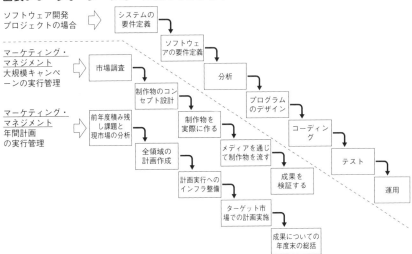

（出典：スコット・ブリンカー『ハッキング・マーケティング』から一部引用改変）

の場合は適さないという欠点がある。例えば、ソフトウェア開発者はクライアントの求めるものを事前に協議のうえで掴み、それをもとにプロジェクトを進めていくが、いざ完成した段階において、クライアントが新たな要望を出してくるケースに直面したりする。そうなると、また最初の要件定義からやり直すということになってしまう。

　これはマーケティング担当者が「ウォーターフォール型」をマネジメントに導入した場合にも起こり得る。例えば、新発売キャンペーンを打つ場合、制作物としてのキャンペーン用WEBサイトをメーカーが広告代理店にオーダーし、双方協議の上でコンセプト通りに制作に取り掛かったとする。代理店は納期に間に合わせるようにスケジュールを組み、作業を進めていたところ、突然メーカーとしてはWEBサイトのターゲットを組み直した方が良いのではという軌道修正の意見が出たりする。しかし、代理店にとっては納期直前という段階を迎えている。新発売日を考えると時期的に見切り発車しか

なく、そのままキャンペーンに突入となる。このようなケースでは後戻りができない。これが「ウォーターフォール型マネジメント」の欠点である。

　さらに「ウォーターフォール型」はソフトウェア開発のように最終着地するまでの期間が長い場合、それがネックとされる。その長い期間中には、市場環境や消費者行動の変化、さらにデジタル・ダイナミクスによる急激な技術革新が加わることによって、当初の開発モデルが時代にそぐわなくなるという危険性と背中合わせになる。そうした変化に「ウォーターフォール型マネジメント」は対応できないのだ。

　それに対して要件が変化しやすいプロジェクトを運営するのに適合した方法が「アジャイル」である。変化が目まぐるしく、将来予測が困難な環境への方法として生まれた。従って「ウォーターフォール」は"企業セントリックプランニングアプローチ"に対して「アジャイル」は"顧客セントリックプランニングアプローチ"と言えるのではないか。この「アジャイル」のアプローチをマーケティングに応用したのが「アジャイル・マーケティング」である。

　Agile Marketing.netの創立者Jim Ewelは「アジャイル・マーケティングのゴールは、マーケティングのスピード、予測精度、透明性の改善とマーケティング機能の変化に対する適応能力の向上である。」としている。

　今や「VUCA」の真っ只中にある。因みに「VUCA」とはVolatility（変動性）、Uncertainty（不確実性）、Complexity（複雑性）、Ambiguity（曖昧性）の４つの頭文字をとった造語で、不安定な現代を表している。新型コロナの出現によって世界情勢がガラリと変わり、私達の生活も不自由さを強いられ、社会経済活動にも影響が色濃く出ている。このような時代を迎えている今だからこそ「アジャイル・マーケティング」は、まさに取り組まなければならないマーケティングであろう。

iv）「アジャイル・マーケティング」の真髄

　ここでは「アジャイル・マーケティング」で絶対に押さえておくべきポイントを紹介しておきたい。図表9-9は同マーケティングのマネジメント手法の特徴である「アジャイル・スプリント・サイクル」を表している

　「スプリント」とは、短く反復的なサイクルで実施する業務プロセスを指す。そのサイクルは１週間から長くて１カ月とされるが、一般的には２〜３週間である。状況変化への機敏な対応には前述のアジリティで示した「判断の的確性×行動の速さ」を実現するアジャイルマネジメントによるこの短いサイクルが最適ということになる。

　このスプリントを活用した開発手法は**「スクラム」**と呼ばれている。スクラムでは短期間内で動かすいくつものスプリントの中での業務を具体的に規定している。例えば図表9-9にある**「バックログ（一覧）」**では実施すべきタスク（業務・仕事）が優先順位付けされ、それを可視化している。タスクは１回のスプリントで完成する仕事を前提としており、大きなタスクは複数の小さなタスクに分割して１回のスプリント・サイクルで終了するように組み立てる。タスクが優先順位付けられ可視化されることによってチームやステークホルダーは、このスプリント・サイクル内での次のステップの内容が分かる仕掛けになっている。また、バックログはいつでも変更・更新ができるのがアジャイルの１つの特色である。
　「スプリントプランニング」とは、バックログの複数の最優先タスクについてチームが検討を行うミーティングを指す。ここでは、各タスクの完成までの作業量、作業時間をコミットする。ミーティング時間も規定されており、「２時間×スプリント１回当たりの週数」となっている。３週間のスプリントであれば最大６時間となる。

図表9-9　アジャイル・スプリント・サイクル

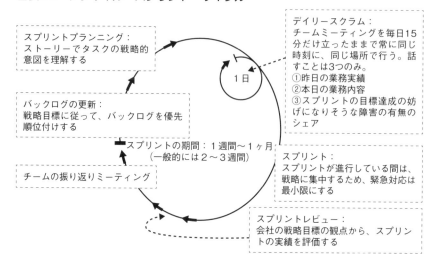

スプリントプランニング：
ストーリーでタスクの戦略的
意図を理解する

バックログの更新：
戦略目標に従って、バックログを優先
順位付けする

チームの振り返りミーティング

スプリントの期間：1週間〜1ヶ月
（一般的には2〜3週間）

デイリースクラム：
チームミーティングを毎日15
分だけ立ったままで常に同じ
時刻に、同じ場所で行う。話
すことは3つのみ。
①昨日の業務実績
②本日の業務内容
③スプリントの目標達成の妨
げになりそうな障害の有無の
シェア

1日

スプリント：
スプリントが進行している間は、
戦略に集中するため、緊急対応は
最小限にする

スプリントレビュー：
会社の戦略目標の観点から、スプリン
トの実績を評価する

（出典：スコット・ブリンカー『ハッキング・マーケティング』を一部改変作成）

　「デイリースクラム」とは、チームが毎日同じ場所、同じ時刻、同じ場所で
行う15分間の立位でのミーティングを指す。図表9-9にも示した3つのアジ
ェンダに沿って行うが、スプリントの進行の障害となる要因が発生した場合
は、その場では解決できないので、そのときこそ「バックログ」に追加して
適任者にフォローさせる方法を取る。その場合は新たなタスクとなるので、
他のタスクを除去して次のスプリントに回すことになる。1スプリントに掛
ける時間は限られているからだ。
　スプリント終了後には2つのミーティングがある。その1つは通常1〜2
時間の**「スプリントレビュー」**である。ここではチームと他のステークホル
ダーが集まって何が達成できたかを確認し、その実績評価の場となる。マー
ケティング部門の業務活動内容を社内に広く知らしめる絶好の機会となる。
それと共にステークホルダーからのフィードバックによって、そのスプリン

トでの学習内容と問題発見、次に進む場合のアイデアも生まれることが期待
できるのだ。ここでのレビューによって多くの場合、新たなタスクや既存タス
クの修正案が提案され、次のスプリントでのバックログに加えられる。
"新たな知の循環"が生まれる。

　スプリント終了後の2つ目のミーティングが、チームメンバーだけによる
通常1〜2時間の**「振り返り」**である。ここでは「スプリントレビュー」と
は異なり、次の3つのアジェンダをもとに話し合う。①何がうまくいった
か。②何がうまくいかなかったか。③次のスプリントではどこをどのように
変えれば改善するか。基本的に「振り返り」は前向きのミーティングであっ
て、反省会のような後ろ向きのものではないということが重要なポイントに
なっている。従来型の古い思考を打破し、変化に即座に対応できる**「プロセ
スマネジメント」**を組織に定着させることが最大の目的となる。

　どの企業でもマーケティング戦略に対して投資の意思決定を下すわけだ
が、それが年間計画であった場合は、その「プロセスマネジメント」の速度
は1年となる。四半期ごとの見直しならば、その速度は90日となる。しか
し、「VUCA」の現代においては90日間ですらその企業のビジネスに影響を
与える変化が起きても不思議ではない。

　自社が本節で取り上げた「アジャイル・スプリント・サイクル」を2週間
でマネジメントしているのであれば14日間のマネジメントの速度で突っ走
っている会社と言える。競合他社が四半期ベースのマネジメントを行ってい
るならば、自社はその競合会社に6倍強のアドバンテージがあるということ
になる。そこで、誤解のないように補足しておきたいのは、図表9-7に戻っ
てStage1からStage4の「Strategy（戦略）」の部分については、マーケティ
ング戦略の立案自体は短期でも中長期プランでも立てることは構わないにし
ても、そこで遂行していく業務プロセスについては「アジャイル・スプリン

ト・サイクル」のマネジメントを導入することが重要だということである。

ⅴ）CMOの眼

　皆さんの会社にはCMO（Chief Marketing Officer）という「最高マーケティング責任者」はいるだろうか。役員待遇になるが、外資系企業では設置されている企業が多いものの日本の企業ではあまり普及していないのが現状のようだ。「VUCA」に加えて「Withコロナ」さらには「Afterコロナ」と難しい局面の中で、Marketing & Sales部門にとっては、時代の変化を読み取り、的確な判断と行動の速さで対応していく、つまりアジャイルマネジメントができるCMOの存在がKEYになってくる。

　新型コロナの影響は全国の8割の医療機関で経営悪化に陥ったことが病院3団体（日病、全日病、日法協）によって報告された（2020年5月18日）。

　新型コロナ感染を恐れての外来患者の減少、発熱患者の入院による他の急性期患者の入院の減少、感染対策に伴う医療材料費の増加、新型コロナ患者対応のための人件費の増加、医療機器の追加補充、非効率な病棟・外来運営による収益減少など多くの医療機関は疲弊しつつある。

　この環境下での製薬企業のMarketing & Salesはどうあるべきなのか。定番のWEB講演会に時間を確保頂くことやWEB面談にシフトしている営業活動が多いのは現時点では止むを得ないことのように思えるが、顧客である医師の労働時間に目を配ったことはあるだろうか？

　医師の1週間の労働時間に関する厚労省のデータによると、驚くことに医師の約43％が週60時間以上働いている。週5日勤務と仮定すると1日12時間以上働いていることになる。病院勤務医の週当たり勤務時間は、男性医師は20代で「50~60時間」にピークがあり、30代で「60~70時間」にピークとなっている。女性医師は20代で「50~60時間」にピークがあり、30~50代では「40~50時間」がピークとなっている。また、勤務医の平均週当たり労働時

間は、20代60.5時間、30代54.2時間、40代53.9時間、50代51.9時間、60代以上42.0時間となっている。年次有給休暇取得日数（年間）をみると、さらに悲惨で、取得ゼロが20代27.6%、30代28.5%であった。

　こうしてみると、若手医師の長時間労働が医療現場を支えている構造が今の日本の現状と言える。

　また、医師の1日のライフスタイルを観察したことがあるだろうか？

　1週間168時間から睡眠時間（6時間×7日）を除くと126時間が活動時間となるが、そのうち勤務時間中を仮に多めに70~90時間とすると勤務時間外は30~50時間と想定される。勤務時間中は「リアル」の活動として「外来、病棟、食事、研究、院内移動など」があり、「オンライン」の活動としては「ニュース閲覧、勉強、研究、コミュニケーション、SNSなど」がある。勤務時間外については「リアル」の時間は「勉強会、セミナー、食事、飲み会、娯楽など」、「オンライン」では「ニュース閲覧、勉強、研究、コミュニケーション、SNSなど」となる。

　この状況を背景として考えると、製薬企業によるプロモーション活動は、一体どの時間にフォーカスを絞って当たるべきなのかが問われることになるのだ。ここでマーケターやMRが熟慮すべきことは、「個々」の医師のスケジュールを把握していなければ、とてもプロモーション活動を仕掛けることはできないということだ。

　スケジュール以外にもあらゆる豊富な「個」のデータ（ティーテル論文、専門医資格、学会活動、興味・関心事、オーベン、ネーベン、デジタル嗜好性etc.）が蓄積してあれば、それに応じた情報コンテンツを用意することができるし、ターゲットの先生方にタイムリーで心に突き刺さるメッセージを届けることができる。これらのメッセージを届けるにあたり、最適なメディアは何かを選択することが重要なのだが、それ以上に重要なことは、そのメッセージを受けた先生が、自身の予想を超える「体験」をできたかどうか

が、その会社のマーケティングのセンスと力量が認知される分岐点となる。そのためには「インタラクティブ・コンテンツ」の制作が必要になってくる。この件に関しては、本章4－④にて触れたい。そして、これらの一連の制作の流れには「アジャイルマネジメント」が適しており、CMOにはそれをリードしてもらいたいのだ。

4　10年後、20年後を見据えたコマーシャルモデル

ⅰ）「2025年の崖」

　経済産業省（以下、経産省）が2018年12月に出した『DX推進ガイドラインVer.1.0』の中で示したデジタル・トランスフォーメーション（DX）の定義は、前掲記事「なぜ、今「アジャイル・マーケティング」なのか？」でも紹介した。DXの概念そのものは2004年にスウェーデンのウメオ大学エリック・ストルターマン教授らが既に唱えており、それには「ITをあらゆる人々のより良い生活のために」という目的が添えられている。

　経産省は、さらに『DXレポート〜ITシステム「2025年の崖」の克服とDXの本格的な展開〜』（2018年9月）を発表しており、この中のフレーズ「2025年の崖」が一躍脚光を浴び、今日に至ってもなお産業界において継続的課題として取り組まれている。

「2025年の崖」については既にご存知の方も多いと思うが、ストーリーとしては次のことが言える。

●各企業において既存のシステムが、事業部門ごとに構築されていることで、全社横断的なデータ活用ができない。

●既存システムに過剰なカスタマイズがされていることで複雑化・ブラックボックス化してしまっている。

●企業が運用している基幹系システムが老朽化し、2025年までに主な基幹

図表9-10　「2025年の崖」へのシナリオ

	放置シナリオ	DX推進シナリオ
ユーザー	●爆発的に増加するデータを活用しきれずデジタル競争の敗者に ●多くの技術的負債を抱え、業務基盤そのものの維持・継承が困難に ●サイバーセキュリティや事故・災害によるシステムトラブルやデータ滅失・流出のリスクの高まり	★技術的負債を解消し、人材・資金を維持・保守業務から新たなデジタル技術の活用にシフト ★データ活用等を通じて、スピーディな方針転換やグローバル展開への対応を可能に ★デジタルネイティブ世代の人材を中心とした新ビジネス創出へ
ベンダー	●技術的負債の保守・運用にリソースを割かざるを得ず、最先端のデジタル技術を担う人材を確保できず ●レガシーシステムサポートに伴う人月商売の受託型業務から脱却できない ●クラウドベースのサービス開発・提供という世界の主戦場を攻めあぐねる状態に	★既存システムの維持・保守業務から、最先端のデジタル技術分野に人材・資金をシフト ★受託型から、AI、アジャイル、マイクロサービス等の最先端技術を駆使したクラウドベースのアプリケーション提供型ビジネスモデルに転換 ★ユーザにおける開発サポートにおいてはプロフィットシェアできるパートナーの関係に

（出典：経済産業省「DXレポート」）

系システムのサポートが終了する他、IT人材不足が43万人にまで拡大する。

●これらの問題解決なくしてDXの推進は困難であり、国際競争への遅れが生じ、2025年以降、最大12兆円/年の経済損失が生じる。

いわゆる「レガシーシステム（老朽化、肥大化、複雑化、ブラックボックス化したシステム）」を放置したままでは我が国はデジタル競争の敗者となり、国際競争力は萎えてしまうため、2025年までにシステム刷新を集中的に推進する必要があるというわけだ。図表9-10は「2025年の崖」問題を放置した場合とDXを推進した場合のシナリオを表している。

図表でも示すように、この問題は単にユーザー側だけに限ったことではなく、ベンダー側にも大きく関わってくる問題なのだ。因みに、図表にある「技術的負債（Technical Debt）」とは、短期的な観点でシステムを開発し、

結果として、長期的に保守費や運用費が高騰している状態をいう。一般社団法人日本情報システム・ユーザー協会の調査（2017年）によれば、「技術的負債」がIT予算の9割以上を占める企業が約40％に達していた。さらに同協会の調査によると約7割の企業が「レガシーシステムがDXの足かせと感じている」としている。

　技術面においてはAIの一般利用が進展し、5Gが実用化される時代となる中、その技術革新に乗り遅れることなくDX推進に取り組むことが企業の発展には急務であることは誰しもが理解するところであろう。

　しかし、ユーザー企業の中には自社のシステムの複雑化により、その修正に自身では対応不能に陥るばかりか、そのシステムメンテナンスさえも適切に行って来なかったことにより手の施しようがない"レガシー"の状態を招いてしまったという負のサイクルが存在する。このような企業では、システムが一応動いている状態ならば問題視せず、"レガシー"が引き起こす「2025年の崖」問題を経営課題にも提起しないままやり過ごしてきたのではなかろうか。

　経産省は「DX推進シナリオ」を実現し、2030年に実質GDP130兆円超の押上げを実現させるとしているが、各調査データを見る限りにおいては、実際の産業界の現場では経産省の算盤とは乖離しているように見られ、DX普及までにはまだ厳しい道のりが残されていると言えよう。

「DX推進シナリオ」の実現に向けてのタスクについては、経産省は冒頭にも触れた『DX推進ガイドライン』にて次のように示している。

①DX推進のための経営のあり方、仕組み

　　●経営戦略・ビジョンの提示、●経営トップのコミットメント、●DX推進のための体制整備、●投資等の意思決定のあり方、●DXにより実現す

べきもの：スピーディな変化への対応力

②DXを実現する上で基盤となるITシステムの構築

　1）体制・仕組み

　　●全社的なITシステムの構築のための体制、●全社的なITシステムの構築に向けたガバナンス、●事業部門のオーナーシップと要件定義能力

　2）実行プロセス

　　●IT資産の分析・評価、●IT資産の仕分けとプランニング、●刷新後のITシステム：変化への追従力

　DX実現に向けたこれらのタスクには、大方異論はないものと思われるが、最も重要なことは経営トップの本気度に関わってくるのではないだろうか。

　昨今では製薬企業でもこれまでの「情報システム部」と言われる部署とは異なる“デジタライゼーション”のミッションを持った部門を新たに設置する動きが目立ってきた。但し、それらがDXの域に達するまでには、なおも経営トップの熱量が不可欠であると考えられる。

ⅱ）問われるトップマネジメント力

①プロジェクトデザイン脳

　DXの推進に関しては外資系企業の多くは経営トップからのトップダウンによってもたらされる。日本に進出しているメジャーな外資系製薬企業が内資系製薬企業よりもデジタル面において遥か先を走っていることはよく知られた事実だ。本国のDX推進方針が日本法人にもストレートで指令が出されるため、日本でのDX推進は当然のように全社的に稼働する体制になっていく。一方、日本企業は次に掲げるような重い病に陥っていないか自問自答してみることも必要だろう。ここではトップマネジメントに注視したい。

a)「指示した段階で業務終了」

　新システムの導入を決め、プロジェクトの組織編成を指示したまでは良いが、あとの肝心なフォローアップにはノータッチ。

b)「時代の流行りに流される」

　新システムの目的・ゴール、自社システム・人材などの課題吟味もせず、いきなりシステム導入ありきで突っ走ってしまう。

c)「前例重視主義」

　会社がそれまでに歩んできた前例（意思決定規準、人事評価、組織風土等）から逸脱した行為は認めない。ゆえに、IT投資にはより慎重になる。

　b)とc)は真逆の関係にあるが、双方に意識改革が施されれば良い方向に進む余地はある。一般社団法人日本ビジネスプロセス・マネジメント協会（現、公益社団法人企業情報化協会）による「業務改革実態調査（2019年）」では「DX推進に必要な体制」として「従業員の意識改革と新しい風土を作る56.7%」「DX人材を確保、育成する56.3%」「トップが主導で関与する55.0%」が上位3位までを占めている。その他「デジタル専門組織を設置する39.0%」「デジタル化対象プロセスの改革責任者を置く38.1%」「社外と共同して推進する35.9%」となっている。

　この調査からも明らかなことは、「DX推進プロジェクトを経営トップ主導で率い、全従業員の意識改革を行うこと。CDO（チーフデジタルオフィサー）を任命し、DX人材の育成に当たらせると共に社外の最適なベンダー企業とのコラボレーションで進めること」と言えるのではないか。

　このようなプロジェクトをデザインする"脳力"が経営トップには必要だと考えられる。「デザイン脳」を持つ優れた人物には、「ストーリー」と「世界観」がある。新たな価値を創造しようとそのデザインを試みる時、人々の心を動かす要因は何で、それを具現化するにはどのような仕組みが必要で、そ

れに対応できる価値創造物とは何かを追求し、それを形として作り出し、人々に提供する。人々はその価値に点数を付け、満足が行けばリピーターになり、その逆であればリテンションは無くなる。その価値評価が高い水準であれば、その価値創造物はその企業の"コーポレートブランド"となって永く人々の心に残る。「ストーリー」と「世界観」に裏打ちされた「デザイン脳」が優れた経営人には必要なのだ。

②攻めの投資脳

　DX推進には当然多額のコストが掛かる。ところが、日本企業の実態は図表9-11に示すように、米国企業に比べて「ITによる業務効率化・コスト削減」のような「守りのIT投資」への比重が異常に高い。一方で「ITによる製品・サービス開発強化」や「ITを活用したビジネスモデル変革」といった「攻めのIT投資」に関しては米国企業に水をあけられているのが現状だ。

　企業のIT投資額についてみると、日本は1994年から2016年までの約20年間で6.7兆円から16.7兆円へと約2.5倍増加しているが、米国では同時期に1025億ドルから6030億ドルへと約6倍に増加している。日本企業は米国企業と比較して「IT投資」の増加率でも大きな差がついていることは、「攻めのIT投資」に対する日本企業の経営トップは、どうもITやDXに関する認識が甘過ぎるのではないかとも思える。

　冒頭でも触れた「技術的負債」に関しても、日本企業の経営トップでこれを経営上の「リスク」として正確に捉えている人がどれだけいるのだろうか。経営トップがCIO（Chief Information Officer）にIT関連のすべてを任せ（通常はそうなのだが）、CIOは契約ベンダーに丸投げし、一連の流れには経営トップは一切関与していないとしたら・・・。ベンダーとしては高額な運用・保守業務だけでも担当人材で手一杯ならば、敢えてレガシーシステムを

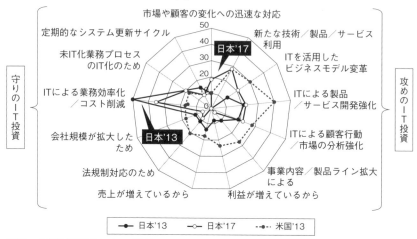

図表9-11　日米のIT投資理由の差異

市場や顧客の変化への迅速な対応

定期的なシステム更新サイクル

未IT化業務プロセス
のIT化のため

新たな技術／製品／サービス
利用

ITを活用した
ビジネスモデル変革

ITによる業務効率化
／コスト削減

ITによる製品
／サービス開発強化

会社規模が拡大した
ため

ITによる顧客行動
／市場の分析強化

法規制対応のため

事業内容／製品ライン拡大
による

売上が増えているから

利益が増えているから

守りのIT投資

攻めのIT投資

日本'17

日本'13

50 40 30 20

→ 日本'13　→ 日本'17　→ 米国'13

(出典：2017年JEITA/IDC Japan調査)

刷新しようという提案をしない可能性もある。逆提案されれば別だが。

　レガシーシステムの刷新を意思決定できない企業は、経営層の関与が薄く、既存システムを改修しながら何とかやり過ごしている傾向があるとしたら、とてもビジネスモデルを変革すべく新たなデジタル技術を導入し、DXを推進していくというには遠く及ばないであろう。この点が先を走る米国企業との差ではないだろうか。

　多くの日本企業が抱える課題は、「守りの投資」にメスを入れることを躊躇し、「攻めの投資」への迅速な経営判断が為されているケースがまだまだ米国に比べれば少ないということ。これでは新たな価値創造に向けたDX推進には程遠い。よって、レガシーシステムに早期にメスを入れる必要があろう。トップマネジメントは、"守る"ことも大切だが"攻めの投資脳"がそれ以上に会社にとっては重要であることを声高に述べておきたい。

iii）ステークホルダーの変貌

　医療界がWithコロナの影響下で大変厳しい局面を迎える中、改めてクローズアップされた「オンライン診療」や新型コロナに直接関わる「ウイルス検査キット」「ワクチン＆治療薬」の話題が特に目立ったが、「Zoom」などのWEB会議システムに代表されるようなデジタル技術も製薬に限らず多方面の業界で影響が色濃かった。図表9-12ではライフサイエンス業界におけるステークホルダーがどのようなソリューションを展開しているのかをまとめてみた。便宜上、ヒトの健康状態として「未病・予防・セルフメディケーション」、「診断・治療」、「予後・リハビリ・介護」の３分類に分けてみた。これにより、医薬品以外に実に多方面に渡るソリューションが展開されていることが分かる。それらのソリューションを展開しているステークホルダーも様々だが、今後の傾向としてはIT系企業の更なる躍進が見込まれる。中でもAIを駆使したソリューションを持つ企業は、未病から介護に至る幅広い段階において活用が期待され、優れた技術を持つベンダー企業が市場を開拓していくことは間違いない。まさにブルーオーシャンを切り拓く存在と言えよう。

　例えば、次に示す昨今のNECの動きに注目してみよう。（同社プレスリリース参照）
  1）NEC、先進AI技術を活用した創薬事業に参入。癌治療用ワクチンの開発・実用化を推進する新会社「サイトリミック」を設立。NECは機会学習と実験を組み合わせることにより、短期間かつ低コストで、ワクチン候補となるペプチドを高効率に発見できる同社独自の「免疫機能予測技術」を2001年６月に開発している（2016.12.19）。
  2）医療法人社団KNIとNEC、AIを活用した医療・社会改革に向けた共創を開始。両者で医療現場の改善箇所を検討・抽出し、経営上影響が

図表9-12　ライフサイエンス業界を取り巻くステークホルダーのソリューション

未病・予防・セルフメディケーション	診断・治療	予後・リハビリ・介護	ステークホルダー
・ウェアラブルデバイス ・ドクターサプリメント ・健康食品、サプリメント 　（トクホ、機能性表示食品など） ・大衆薬 ・健康関連サイト ・生鮮食品宅配 ・簡易遺伝子検査キット ・健康管理アプリ ・ヘルス関連機器 ・ワクチン	・デジタルセラピューティクス ・AI画像診断 ・AI創薬 ・手術支援ロボット ・遠隔診断システム ・手術視野3Dモデル ・診断検査機器&キット ・遺伝子検査キット ・ドクターコミュニティサイト（DtoD） ・電子カルテシステム	・介護施設 　（デイサービス、訪問介護等） ・高齢者見守り監視サービス ・ロボット（介護・リハビリ・生活支援） ・介護用品 ・義肢装具 ・買い物代行サービス	・保険者 ・規制当局 ・医療機関 ・製薬会社 ・保険調剤薬局 ・医薬品卸 ・医療機器会社 ・生命保険会社 ・経営コンサルタント ・市場調査会社 ・広告代理店 ・ITベンダー企業 ・介護関連企業 ・警備保障会社 ・マスコミ
・オンライン医療システム　・服薬コンプライアンス　・地域医療連携システム			
・医療ビッグデータ（ライフコースデータ）　・疾患情報サイト（Doctor to Pacient）　・テレビ番組（医学、健康） ・栄養補強献立ケータリング　・フィットネスクラブ（トレーニングジム、スパ）　・マスコミ広告（ヘルスケア関連）			

ある入院期間の適正化を目的とした。検証にはNECの最先端AI技術群「NEC the WISE」を活用した（2017.10.23）。

３）仏Transgene社とNEC、個別化癌ワクチンに用いたネオアンチゲン予測システムが有望な抗原を特定できることを実証した（2019.05.15）

４）NECは、癌治療を支援するための独自の機械学習を応用したソフトウェア開発会社であるノルウェーのバイオテクノロジー企業Oncoimmunity AS社を買収し子会社化した。Oncoimmunity AS社はネオアンチゲン予測サービスを提供している。両社は個別化癌免疫療法のパイプライン開発を支えるリソースの増強と機能強化を図る（2019.07.29）

５）NEC、武田薬品に感染症ワクチン製造工程における無菌操作トレーニング向け「法人VRソリューション」を提供（2019.08.29）

　NECはAI技術など強みであるデジタルテクノロジーを以ってライフサイエンス領域に進出し、業容の拡大を図りつつあることが分かる。一方、AIに関してはスタートアップ企業の躍進にも目を見張るものがある。例を挙げるならば、次の企業に着目したい。（各社ニュースリリース参照）

・FRONTEO（東京/港区）：

　1）自然言語解析AI「Concept Encoder」を用いた論文探索AIシステム「Amanogawa」と疾病メカニズムをパスウェイ状に可視化することができる新規システム「Cascade Eye」が創薬支援AIシステムとして中外製薬の創薬プロセスに活用する（2020.05.29）。

　2）「Concept Encoder」を認知症診断支援AIシステムとして活用することで共和薬品工業と事業提携した。同システムは医療機器として申請する（2020.06.03）。

・Elix（東京/千代田区）：

　ディープラーニングと機械学習を専門とするElixは、COVID-19に対して有効である可能性が高い候補物質を特定した（2020.07.13）。

　同社はその後、アステラス製薬とAI創薬で共同研究を開始している。

　これらの事象をみると、AI企業は巧みな"コラボレーション"によって、その技術のマネタイズを実現しようとしていることが分かる。その提携先が製薬企業であったり医療機関であったりする。製薬企業側はお金を出してサービスを受ける立場に見えるが、そのサービスが生産性を高めたり、ひいては自社の売上拡大に貢献することになるのであれば、ステークホルダーとの"コラボレーション"は積極的に推進していくべきだろう。しかし、単に"コラボレーション"と言っても、どこと提携すれば良いのかは、自社の経営戦略・事業戦略がどの方向に向かおうとしているのかに依る。したがって、自

社の戦略が今後のライフサイエンス領域において的を射たものかどうかが問われる。戦略企画部門は、よほど「フューチャーデザイン能力」が無ければ務まらないことになる。これには、まさにマーケティングの発想が重要で、自社の強みをより強固にするのか、自社の弱みをテコ入れするのか、或いは全く新たな領域を開拓してそれを自社の強みとして育てていくのかが問われることになる。

　その結論を出すには、ライフサイエンス領域を広い視野で分析し、それこそチャールズ・A・オライリー（スタンフォード大学経営大学院教授）とマイケル・L・タッシュマン（ハーバード・ビジネススクール教授）が提唱する『両利きの経営』のセンスが必要な要素となってくるであろう。即ち、イノベーションの時代を経営するには、一方で既存事業を「深化」して収益力、競争力をより強固にする経営と、イノベーションによる新たな成長機会を「探索」し、ビジネスとしてモノにしていく経営の両方が求められるというわけだ。

　紹介したようにライフサイエンス業界には様々なステークホルダーが共存している。製薬企業が今まで通りのクスリ・ビジネスに終始しているうちに、他のステークホルダーは虎視眈々と次のマーケットの成長を占い、一部は製薬企業が有しないデジタル技術で新たなマーケットを作っていく。また一部は、医療用医薬品ほど規制が厳しくはない「未病」の領域での人々の健康意識を醸成し、ビジネスにつなげていく動きがある。『両利きの経営』を実践していくには、少なくとも本業を中心としつつも新たにマネタイズできる領域でのビジネスモデルを「探索」し"開発"していくことが経営企画部門と共にマーケティング部門にも求められるのだ。
　マーケティング部門は、とかくセールスの支援部隊的な見方をされる場合

が少なくないが、本来は“開発段階”から関与していくべきものであることを声高に申し上げておきたい。そして、最前線の現場で戦っている営業担当は、実際の医療現場のスグ近くで日々身を置いて勤務しているわけであるから、リアルタイムに医療機関内での日々の“変化”を感じ取っている筈である。その情報を本社にフィードバックするのが責務である。単に情報の“提供”だけが営業担当の仕事ではない。周辺情報を“収集”し、会社にフィードバックすることが如何に企業の成長にとって重要なのかを認識すべきである。

　如何にマネタイズできるビジネスを選択するかについては最終章にて述べたい。

iv）デジタル・トランスフォーメーション（DX）の落とし穴

　DXの推進が我が国全体の命題であることは冒頭にも述べた通りだが、当然のことながら、それに包括されているデジタル・マーケティングにもメスを入れなければならない。

　デジタル・マーケティングのツールとしてSFA、CRMは我が国産業界に広く普及し、製薬業界にも会社ごとに様々なベンダー企業が提供するツールを導入してきた。さらに2013年頃から米国より導入されたMA（Marketing Automation）の多くはスタートアップ企業が開発したものだったが、大手のOracle、Salesforceらに買収されることで、市場での普及が早まったと言える。

　これらのツールの導入に際しては、深い理解が無いままに導入に走った企業は、成果を得られないままランニングコストは自動的に発生するという情けない結果になっている。

　それでは、これらのツールの導入に成果をなかなか出せないでいる企業の原因は何だろうか。それは企業によって差があると考えられるものの、一致

して言えるのは「コンテンツが貧しい」ことに尽きる。さらに言えば、その
コンテンツが「インタラクティブ・コンテンツ」には程遠いということだ。

　本来、これらのデジタル・マーケティングに導入されるツールは顧客の発
掘、育成、エンゲージメント向上、リテンションなどに活用されるものだ
が、その要になるのが顧客に提供できる「情報コンテンツ」である。そのコ
ンテンツの“質”が期待されるものでなければ、顧客は離脱し、その企業との
関係性は薄れていく。競合企業との兼ね合いもあることゆえ、最低限“質”の
担保が施されることが必要条件と言える。さらにエンゲージメントを高める
には、そのコンテンツがインタラクティブに提供される態勢になっているか
どうかということだ。

　どの企業でも、昨今はWEBサイトによる情報提供に力を入れている。し
かし、顧客が欲する情報をWEBサイト上で満足いくまで提供できる仕掛け
づくりが構築されているのだろうか。具体的に言えば、ハイパーリンクを張
って、これでもかというほど迄に顧客の期待に対応できているかというこ
と。要するに情報コンテンツには「ストーリー性」が一番重要なのである。

　では、「ストーリー性」を具現化するには何が必要になるだろうか。それ
には「個」のインサイトデータをビッグデータとして集め、アルゴリズムの
もとに自動化を目指すことだ。これには「アドバンスト・アナリティクス」
の技術が必要になってくる。顧客のデータを大量に集めるにはどうすべき
か、その重要なポジションにいるのが営業担当ということになる。もちろ
ん、WEBサイト上でのプロファイル入手のための仕掛けも必要になってく
る。情報はこちらから取りに行くシステムができているかに関わってくる。
顧客に目の前を素通りされてしまっていないか、今一度、自社の体制を見直
す必要があるだろう。

　DX推進に当たっては、ベンダー企業の勧めるままに箱モノを入れれば、
そのまま生産効率が上ると思う人はさすがに居ないだろうと思うが、くれぐ

288

れも「インタラクティブ・コンテンツ」の欠如はDX導入後の落とし穴になることを肝に銘じて開発に打ち込んで頂ければ幸いである。

ⅴ）10年後、20年後のコマーシャルモデル

　DXが推進されることを前提において製薬企業のコマーシャルモデル（製品収益最大化への情報活動）の将来像を図表9-13にまとめた。

①医療機関での医薬情報活動

　当面は、MRはプライマリケアとスペシャルティの２領域に分かれての運営となるが、10年後までにプライマリのMRはCSOに全面業務委託される。同時にMSLは今以上に増員が必至となろう。さらに15年後までにスペシャルティMRもCSOに全面委託され、情報活動のキモはMSLになる。その間、DXの推進が図られ、20年後までにはMSL機能はバーチャルシステムに移行が可能となる。いや、もっと早くなる可能性の方が濃厚だろう。MRとして残るのはスペシャルティのCMRのみとなろう。

　但し、断っておかなければならないことは、CMRはすべて「成果報酬型」のCSO事業モデルであることが大前提であることだ。従って、CSO業界も真に実力のあるCMRを雇用・育成していくことが必須となる。これに乗り遅れたCSO企業は廃業に追い込まれることになる。特に昨今は高度技術を背景にした新薬が大半を占め、スペシャルティ領域での専門知識は並大抵の教育レベルでは追い付けない域に達していることから、教育システムへの積極投資が勝敗を分けることになろう。それが達成できた暁にこそ「マルチCMR」（複数メーカー品を扱えるハイレベルCMR）が誕生することは間違いないと考えられる。

図表9-13　10年後、20年後のコマーシャルモデル

	〜5年後	〜10年後	〜15年後	〜20年後
医療機関での医薬情報活動	・プライマリMRとスペシャルティMRの並列運営	・プライマリMRは廃止しCSOに委託 ・スペシャルティMR継続 ・MSLの増員	・全MRをCSOに委託し、人員は大幅削減 ・MSLがリアルの情報活動の主役に	・CSOはスペシャルティCMRのみに削減 ・MSL機能をバーチャルシステムに移行
デジタル・トランスフォーメーション	・e-MRのレベルアップ ・AI-MRの開発 ・MAの試験的導入 ・SFA,CRMの再構築	・SFA,CRM,MAを一気通貫のパッケージに再構築し新生「MA」として運用し、サードパーティのシステムと連結 ・「D-Room」を「MA」内に開設	・「P-Room」を「MA」内に開設 ・新生「MA」の定着 ・MSL部門システムとMAの統合	
コンタクトセンター	・「お客様相談室」からの脱却 ・e-MRの所管部署に	・インサイドセールス機能を持つ組織に移行 ・e-MRからAI-MRへ移行 ・新生「MA」とのシステム融合 ・医薬品卸とのリンク	・AI-MRの定着により情報提供レベルが向上 ・インサイドセールス機能の一層の強化 ・新生「MA」とのシステム融合により営業の主役部門へとレベルアップ	
医薬品卸	・新製品導入時のGP販売の拡販の役割 ・HP販路の情報提供	・得意先情報の緊急連絡システム構築（契約）	（現在〜）・リアル講演会、WEB講演会等のバックアップ ・医療機関データベース構築の情報源 ・医療周辺ビジネスの情報源	
組織（支店・営業所）	・営業所の廃止 ・支店数の調整 ・MRはテレワーク主体	・MRの本社営業本部直轄体制の完成 ・支店長制の廃止 ・全国6エリア統括部長制	（現在〜）・チーム制（5人）評価 ・WEB会議システムでの担当エリア外との自由な情報交換が可能となり、地域医療連携にも全国情報通として貢献。医師同士のマッチングの仲介役も担う	

（注）MA=Marketing Automation、「D-Room」=医師のプライベートルーム、「P-Room」=薬局長のプライベートルーム
　　　CSO=Contract Sales Organization、MSL=Medical Science Liaison、CMR=Contract MR
（筆者作成）

②デジタル・トランスフォーメーション（DX）

　現時点でもe-MRのシステムを構築している企業はあるが、5年後までには、その能力が更にレベルアップが図られ、FAQ以上のコンテンツを即回答できるまでになっている。それと同時にAIを搭載したバーチャルMRの開発が進められる。また、MA（Marketing Automation）の試験導入が多くの企業で試みられると共に、それまでのSFA、CRMの改善が行われる。また、5〜10年後までには、MA、SFA、CRMが統合されたシステム（新生MA）に生れ変わり、一気通貫で動くことになる。そのシステムがサードパーティ

の関連システムと連結することにより、それまで入手困難だったデータがリアルタイムで取れるようになる。そして、目玉は、顧客医師のプライベートルーム（D-Room）を新生MA内に開設することだ。これにより医師は、都合の良い時間に、取りたい情報コンテンツをクリック一発で入手できるようになる。さらに15年後までには薬局長のプライベートルーム（P-Room）も新生MA内に開設する。これらのシステム開発により、新生MAは顧客のニーズ、ウォンツにスピーディに応えられる信頼のおけるデジタル空間として市場に定着することになろう。

　ここで、サードパーティの関連システムについて補足しておきたい。

　昨今では様々なプラットフォームが現れ、製薬企業のMarketing & Salesにも導入されるようになってきた。しかし、そのコストパフォーマンスには多少なりとも疑問符が残るとする導入企業も少なからず存在するのは事実であろう。そのようなケースでは、プラットフォームを導入した後の流れを導入企業側が表層理解しただけで、それが売上貢献に至るか否かの深層理解まで達していない場合が多いのではなかろうか。自社の問題点の把握とそれを解決するための自社内の体制整備が先決であり、それも実行せずにプラットフォームを導入しても効果は期待できないとみるべきだ。

　最近では大手ベンダー企業でも気づかずに取り組んでいなかったソリューションをスタートアップ企業が開発し注目されるケースも出てきている。この際、素晴らしいソリューションに対する目利きも導入企業には必要だろう。例えば、「Dr.JOY㈱」が開発した『バーチャル医局前』は、バーチャルシステムで「待機設定ボタン」を押しておけば、同時に複数の医局前に待機が可能となる。広いエリアや多くの医療機関を担当するMRにとっては、足を運ばずともバーチャル面談の機会をゲットできる効率的なツールである。

何よりも時間を有効に使える点が大きい。医師側のスマートフォンには、自分に面談希望のMRがバナーで掲示されているので、自分に都合のつく時間に対応すればよい。またDr.JOYのシステムには医師側から見て、企業主催の講演会・セミナーの一覧が表示され、クリック一発で申込みが完了できる点も好都合だ。また、本機能はMRだけでなく、本社（マーケティング、MSL/MA、コールセンター/e-MR）も利用できる点が画期的だと言えよう。

昨今では、MedPeerやDr.JOY、Antaa等のように医師がITをベースに起業するケースが増えてきている。その強みは現場医師のインサイトを自らが医師という立場ゆえに深く理解できていることであろう。彼らのソリューションをライフサイエンス企業が実際に使いこなせるようにアジャイルな発想の下で共同開発していく先にこそ、WIN-WINのプラットフォームが出来上がると見るべきだ。

③コンタクトセンター

呼称としてはコールセンターという言い方をしている企業もあるが、お客様からの信頼を末永く勝ち取るという意味では「コンタクトセンター」とすることを望む。そしてこの部門は従来の「お客様相談室」といった類のものではないことも明記しておきたい。なぜならば、今後はデジタル・マーケティングの実践の場となるからだ。今後5年後までにe-MRの所管部署になることが大きな動きとして定着させることだ。そして10年後までには、それまでのe-MRから数段レベルアップしたAI-MRへと移行する。さらに「インサイドセールス」の機能を持つ組織へと変貌する。内勤型営業の性格をもち、営業部との円滑な連携を旨とする。新生MAとシステム結合することで、営業の一翼を担うことになる。また、医薬品卸とのDIや得意先情報の緊急連絡システムにリンクを張ることによって、卸とのより良い関係構築に寄与する。15年から20年後までにはAI-MRが一層レベルアップし、コンタ

クトセンターの主役となる。インサイドセールス機能の向上には優秀なMR経験者を抜擢し、顧客との関係構築に当たる。

④医薬品卸

　従来から卸のMSがもつ新製品発売時の拡販能力は、特にGP販路において製薬企業にとっては重要な役割を担って来た。また、卸の病院担当部署からのHP販路の医療機関情報は、メーカーでは得難いものが入手できており、役立ってきた。これらのMS機能は、今後も製薬企業にとっては捨てがたい貴重な力となっていく。さらには、製薬企業が開催するWEB講演会やリアル講演会等での得意先医療機関への働きかけにも尽力して頂くことになろう。また、営業現場の情報発掘にはMSの能力は、今後も欠かせないであろう。

⑤組織（支店・営業所）

　製薬企業に古くからある支店・営業所という形態は、今後は不要になってくる。ノバルティスファーマやアステラス製薬は先鞭をつけた。今後5年間で営業所機能は無くなり、支店の数も調整を図ることになろう。これはWithコロナでより明瞭になった結論ではないか。とは言え、それを強行できるか否かはトップマネジメントの力量次第だ。当然、MRはWithコロナで培ったテレワークの仕事の進め方を支店・営業所という箱ものが無くなっても、動じないであろう。そして、今後10年間で支店長制度は無くなり、MRも本社の営業本部直轄となる。全国は6エリアに分割され、新たに作るエリア統括部長が本社と現場MRとの橋渡しの役目を担う。営業の人事評価は、最大人数5人のチーム制評価とする。テレワークで身に着けたWEB会議システムを活用すれば、担当地域以外の人達（社員、医療機関）との情報交換も容易に実現することができる。ひいては地域医療の実態把握にも役立つ。

これらの他地域の情報をもって、担当地域への情報フィードバックに貢献でき、さらに異なる遠方の地域の医師同士のマッチングにも仲介役を担うことができるようになる。

　新型コロナが与えた影響は、デジタル革新に10年かかるところを１年に短縮したとさえ言われる。それと共に、製薬企業を始めとしてライフサイエンス業界のマーケティング＆セールスにも変革をもたらす"特効役"になったと言えよう。この変化を機敏に察知して、自社の取組みに活かした企業は変われるし、活かせない企業は、いつまで経っても変われない企業のままで終わる。果たして貴方の会社はどちらに属するだろうか。

　ここで皆さんに問いたい、「Where to play, how to win?」。

第 10 章

ポリファーマシー問題から
見えてくる医療界の課題

1 ポリファーマシーの現状

　患者調査によれば、高齢であるほど定期的に使用している薬剤種類数が多くなっていく傾向がある（図表10-1）。さらに薬物有害事象は薬剤数にほぼ比例して増加し、6種類以上が特に薬物有害事象の発生増加に関連したという東大病院老年病科入院データベース（n=2,412）による発表（Kojima T.et al: Geriatr Gerontol Int 2012:12:761-2）もあるほどだ。

　高齢者の薬物有害事象の増加の要因としては、薬物動態や薬力学の加齢変化と多剤服用が挙げられる。多剤服用の中でも害をなすものを"ポリファーマシー"と呼ぶ。多剤服用を引き起こす要因には、高齢者が複数の併存疾患を持つ傾向があることが大きい。複数の診療科に通院することで、それらの診療科からそれぞれに薬剤が処方されるため、結果的に一人の高齢患者は多くの種類の薬剤を抱え込んでしまうという構図になる。また、"処方カスケード"という構図も無視できない。「症状Aで医療機関G1を受診した患者がAを抑える薬剤Xを投与されたものの、Xに基づく有害事象Bが発生したので、その有害事象のために医療機関G2を受診した。ところが、そこで投与された薬剤Yによるとみられる有害事象Cが発生したため、今度は別の医療機関G3を受診した。ここでは有害事象Cを抑制する薬剤Zを処方された。この間、各医療機関では当該患者の薬歴のチェックを怠たり、結果的に多剤服薬による重度の有害事象が起こり救急車で搬送された。」というシナリオは現実に起きている。この一連の悪循環が処方カスケードである。

　ポリファーマシーは何剤以上を対象とするという明確な定義はない。実際の治療において6剤以上処方が必要な病態もある。逆に、それより少ない種類の薬剤でも有害事象が発生することもある。要は"薬が必要以上に多く処方されている状態"がポリファーマシーを引き起こしやすい。重要なことは、

図表10-1　年齢階級別の薬剤種類数の実態

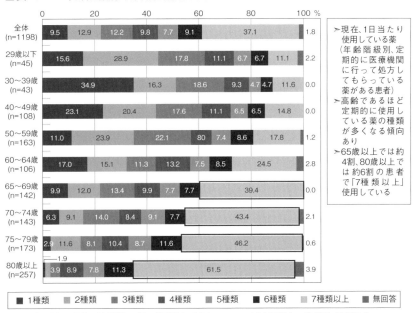

（出典：「診療報酬改定の結果検証に係る特別調査（H29かかりつけ薬剤師調査、患者票）速報値」）

その処方内容が適正なのかどうかをチェックできる体制が整っているかどう
かにある。その体制ができていなければ有害事象の発生リスク増加や、服薬
過誤、服薬アドヒアランス低下につながっていく。

2　ポリファーマシーの各当事者の問題

　ポリファーマシーに関わる当事者は、薬剤を処方する医師、その処方チェ
ックの役割を持つ薬剤師、薬剤を消費する患者、薬剤を製造する製薬企業、
薬剤の保険適応が適正かを審査する支払基金などが挙げられる。その各々に
ついて問題点はどこにあるのかについて押さえておきたい。

ⅰ）医師：薬剤の処方権者である医師が"病態"を診るのは当然として、"患者"インサイトをどこまで見通しているのかという点。単に検査値だけを見て全てが分かる筈もなく、正常値の域内にあっても患者は異常を感じている場合、それを丁寧にとことん患者インサイトに掘り下げて診るという行為が為されているのかという疑問がある。また、薬局からの疑義照会に対して、医師のプライドなのか、受け付けないケースも多々ある。さらに、診療ガイドラインへの理解度にも医師によっては高低差がある。例えば、「動脈硬化性疾患予防ガイドライン2017年版」が発行されているが、その中でスタチンは心血管イベント発症リスクを低下させるとして推奨されている。しかし、高齢者においてはどうなのか。同ガイドラインを詳しく読み解くと次のことが浮かび上がってくる。

▶高齢者（前期・後期）におけるスタチン治療は冠動脈疾患の二次予防効果が期待できる（推奨グレードA：エビデンスレベル１の論文があるかレベル２～４の論文の結果が一致）。

▶前期高齢者（75歳未満）の高LDL-C血症に対するスタチン治療は冠動脈疾患、非心原性脳梗塞の一次予防効果が期待できる（推奨グレードA）。

▶後期高齢者（75歳以上）の高LDL-C血症に対する脂質低下治療による一次予防効果は明らかではない。

後期高齢者にはスタチンが心血管イベントを抑制させるという一次予防効果のエビデンスは無いのである。エビデンスが無いのに、ただ高齢者という括りだけで、いたずらにスタチンを処方するという行為がポリファーマシーを招くことにもなる。医師には診療ガイドラインをしっかりと理解した上で

薬剤の処方をしてもらいたい。こうして見てくると、医師の卒後教育にもメスを入れるべき時かと感じる。

ⅱ）**薬剤師**：従来の対物業務【処方箋受取・保存、調製（秤量、混合、一包化）、薬袋の作成、監査（交付する薬剤の最終チェック）、薬剤交付、在庫管理】が中心の薬剤師の仕事から対人業務【処方内容のチェック（重複投与・飲み合わせ）、処方提案、調剤時の情報提供、服薬指導、調剤後の継続的な服薬指導、服薬状況等の把握、服薬状況等の処方医等へのフィードバック、在宅訪問での薬学的管理】へと業務の見直しが改正医薬品医療機器等法（薬機法；2019年12月改正、2020年9月施行）で定められた。「薬剤師が、調剤時に限らず必要に応じて患者の薬剤の使用状況の把握や服薬指導を行う義務」や「薬局薬剤師が、患者の薬剤の使用に関する情報を他医療提供施設の医師等に提供する努力義務」を法制化した。

　この背景には、高齢化の進展による多剤投与とその副作用の懸念の高まりや、外来で治療を受ける癌患者の増加等で地域医療における薬物療法の重要性が高まってきたことがある。また、医薬分業の効果を患者が実感できていないという指摘もある。

　もし、薬剤師が対人業務を完璧にこなしていたらポリファーマシーは起こりにくい筈である。しかし、実態はそうではなかった。薬剤師の本来職能を遂行できている業界人は、まだほんの僅かにすぎないということなのだろう。この裏には医師への疑義照会に関する遠慮も働いていることは無視できない。医師と薬剤師が協調できなければポリファーマシーは解決できない。

　今後は薬局と医療提供施設等との情報共有・連携強化や在宅で患者を支える薬剤師・薬局の機能の強化が図られると共に、患者が自分に

適した薬局を選ぶための仕組みが導入されることになる。

iii）**患者**：患者中心の医療（Patient-centered medicine）は良いとして、患者自身が対応を誤ればポリファーマシーとなる。日本人の特に高齢者は薬好きとされ、医療機関で薬を出されないと不安になり、患者の方から医師に処方依頼することもあるくらいだ。医師も患者が言うことに譲歩して処方してしまう。ところが、複数の医療機関から出されたこれらの薬が自宅にたまることによって、患者は自己判断でこの症状ならこの薬でいいだろうと服薬するのが日常的に起こっていたとするならば、どうだろうか。残薬は、時として患者に誤った素人考えでの服用に走ってしまう。これがポリファーマシーへとつながっていくとしたら、患者自身も薬に対する認識を改めなければならないだろう。

　また、「お薬手帳」を保険調剤薬局ごとに異なるものを何冊も持っていたとしたらどうなるだろうか。薬局薬剤師が対人業務に力を入れ、薬の一元管理をしようにも、他のお薬手帳の存在を患者が申告しなければ、地域医療連携での薬の一元管理は不可能ということになる。患者の薬に関する認識を改めることが必要であろう。

iv）**製薬企業**：医療機関にて情報活動を担う製薬企業のMRは営業職である。ゆえに自社製品を採用して頂き、より多くの処方を医師にしてもらうように働きかけるのが通例である。しかし、自社製品偏重型のPRに固執してしまい、他社薬剤との併用時の安全性情報にまで行き届いていないケースも多々あるのではないか。MRはPMS業務もそのミッションのうちにあることを肝に銘じなければならない。自社製品処方例といっても、その患者のメインとなる疾患として使われるので

はなく、併存疾患の一部に対しての処方というケースも大いに考えられる。そうなると、製品開発時には経験していない症例に適応する他剤の処方に対して、その合併症に対する適応薬剤としての自社製品という位置づけでの症例は実臨床になれば頻繁に出てくるものだ。このような（限定された治験症例ではなく）実臨床ベースでの医薬品情報こそ、真の医療現場にて求められる情報ではないか。このような情報コンテンツを持つことなくMRが医療機関に赴いても、価値ある情報提供者にはならず、これがひいてはポリファーマシーにつながっていく可能性がある。今一度、製薬企業はRMP（Risk Management Plan）の手綱を引き締めてもらいたい。

ⅴ）**支払基金**：新薬が開発され薬価基準に収載され処方されて、その処方薬剤のレセプトを審査する支払基金によって承認されてはじめて医療機関は保険償還される。それを原資に医薬品購入代金を医薬品卸に支払い、卸は製薬企業に仕入れ代金を支払う。ゆえに支払基金での審査チェックには医療機関も製薬企業も神経を使うことになる。

　もし支払基金に多剤投与のレセプトにモノ申す力量が備わっていれば、医療機関にそのレセプトは返戻され、医師の処方のあり方も是正され、ポリファーマシーを食い止めることができるかもしれない。ところが、適応症・用法・用量の範囲内での処方ならば承認される現行の体制では支払基金に多くは望めないところだ。ただ、改革の余地は大いにあると考える。

ⅰ）処方適正化スクリーニング

　日本老年医学会では高齢者の処方適正化スクリーニングツールとして図表10-2にあるような『特に慎重な投与を要する薬物のリスト』を計18分類【抗精神病薬、睡眠薬、抗うつ薬、スルピリド、抗パーキンソン病薬、ステロイ

図表10-2　特に慎重な投与を要する薬物のリスト（一部抜粋）

分類	薬物（クラスまたは一般名）	代表的な一般名（すべて該当の場合は無記載）	対象となる患者群（すべて対象となる場合は無記載）	主な副作用・理由	推奨される使用法
抗精神病薬	抗精神病薬全般	定型抗精神病薬(ハロペリドール、クロルプロマジン、レボメプロマジンなど)非定型抗精神病薬(リスペリドン、オランザピン、アリピプラゾール、クエチアピン、ペロスピロンなど)	認知症患者全般	錐体外路症状、過鎮静、認知機能低下、脳血管障害と死亡率の上昇。非定型抗精神病薬には血糖値上昇のリスク	定型抗精神病薬の使用はできるだけ控える。非定型抗精神病薬は必要最小限の使用にとどめる。ブチロフェノン系(ハロペリドールなど) はパーキンソン病に禁忌。オランザピン、クエチアピンは糖尿病に禁忌
睡眠薬	ベンゾジアゼピン系睡眠薬・抗不安薬	フルラゼパム、ハロキサゾラム、ジアゼパム、エチゾラムなどすべてのベンゾジアゼピン系睡眠薬・抗不安薬		過鎮静、認知機能低下、せん妄、転倒・骨折、運動機能低下	長時間作用型は使用するべきでない。トリアゾラムは健忘のリスクがあり使用するべきでない。ほかのベンゾジアゼピン系も可能な限り使用を控える。使用する場合最低必要量をできるだけ短期間使用に限る。
	非ベンゾジアゼピン系睡眠薬	ゾピクロン、ゾルピデム、エスゾピクロン		転倒・骨折。その他ベンゾジアゼピンと類似の有害作用の可能性あり	漫然と長期使用せず、減量、中止を検討する。少量の使用にとどめる

（出典：日本老年医学会『高齢者の安全な薬物療法ガイドライン2015』）

ド、抗血栓薬（抗血小板薬、抗凝固薬）、ジギタリス、利尿薬、β遮断薬、第一世代H_1受容体拮抗薬、H_2受容体拮抗薬、制吐薬、緩下薬、糖尿病薬、インスリン、過活動膀胱治療薬、非ステロイド性抗炎症薬】にして紹介し、さらに『開始を考慮するべき薬物のリスト』として計8分類【抗パーキンソン病薬、インフルエンザワクチン、肺炎球菌ワクチン、ACE阻害薬、アンジオテンシン受容体拮抗薬、スタチン、前立腺肥大症治療薬、関節リウマチ治療薬】挙げている。

　同学会では、このリストの使い方として「薬物有害事象の疑いのある場合、薬物有害事象の予防や服薬管理を目的に処方薬を整理したい場合、また新規処方を検討している場合」に利用できるとしている。但し、薬物を中止する場合は、突然中止にするのではなく、中止による病状の急激な悪化を招くことも考慮に入れ、必要に応じて徐々に減量してから中止することが肝要である。

　実際に処方薬物を変更する場合は図表10-3に示すフローチャートに沿って慎重に検討することが求められる。これによって、特定薬物の有害事象リスクを減らすだけでなく、多剤併用処方の減少を介して、服薬アドヒアランスの改善や相互作用とそれに関わる全般的な有害事象の減少効果につながることが期待できる。

　但し、ここに紹介した老年医学会の薬物リストに関わるエビデンスは、その殆どが海外文献によるものであり、日本での当該薬物による有害事象を示すデータは乏しいことに注意する必要がある。今後は日本でのエビデンスを構築し、海外でのエビデンスと比較対照しながら、日本独自の薬物使用のアウトカム評価を進めていく必要があろう。

図表10-3　高齢者における「特に慎重な投与を要する薬物のリスト」の使用フローチャート

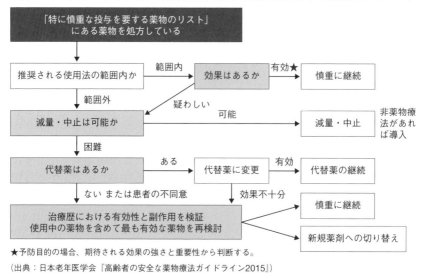

★予防目的の場合、期待される効果の強さと重要性から判断する。
（出典：日本老年医学会『高齢者の安全な薬物療法ガイドライン2015』）

ⅱ）処方薬の一元管理

「地域医療連携」が叫ばれているにも拘らず、一向に進まないのが病院⇔かかりつけ医⇔保険薬局⇔病院のトライアングル医療情報ネットワークである。肝心の「お薬手帳」も一患者が何冊も持っていたのでは機能しない。一方でベンダー企業は、地域医療連携ネットワークシステムを開発し、売込合戦を巷で展開している。「ID-Link」や「Karte window」などのように着実に地域の医療機関同士をつなぐシステムが複数稼働している。しかし、残念ながら保険調剤薬局や介護施設などまで輪が広がっていないのが現状である。

　国も内閣官房や厚労省が医療情報システムの検討会を開いて議論しているのだが、お題目だけ並べて、実現性に乏しい政策を打っても現場は一向に変革の兆しが見えない。電子カルテシステムにしても、その普及率は一般病院

46.7%、一般診療所41.6%（平成29年医療施設調査）という有り様である。システム導入補助金を予算化しても、この状態ということは、もはや現場依存の政治では前に進まないことを物語っている。

　バルト三国で最も小さく、人口約130万人のエストニアは電子立国として今や世界が認めている。2008年に「e-Health」の名のもとに、世界に先駆けて医療データのデジタル化に成功し、医療機関や医師によって作成される医療データの95%以上がデジタル化されている。エストニアでは99%の処方箋が「e-Prescription（電子処方箋）」としてオンラインで発行され、患者は薬局に行ってIDカードを提示するだけだ。薬剤師はシステムから患者の「e-Prescription」を引き出し、指定された薬を患者に提供する。患者が同じ薬を処方してもらいたいときは、医師にメールや電話連絡が可能で、わざわざ医療機関を訪れる必要が無い。患者が服用している薬と相互作用がある薬を医師が処方しようとすると、「e-Prescription」とリンクしている相互作用データベースに基づくソフトウェアが稼働し、システムから警告表示が出される。

　エストニアでは今日本が目指そうとしている医療情報ネットワークシステムを既に完成させている。エストニアがここまでに至るには占領された歴史的な背景があり、その後独立した政府が国のアイデンティティーを取り戻すためにゼロから電子立国へと舵を切ることを選んだ。それだけ政府が強い推進力を発揮したと言えよう。

　今こそ、日本はせっかく打ち出した「マイナンバーカード」の医療への応用を政府の強力な推進力で進めることをしなければ、いつまで経っても医療情報ネットワークはこの国には実現できないだろう。マイナンバーカードをベースにした医療情報ネットワーク構築によって獲得できる将来の国民個々

へのメリットを丁寧に説明し、理解を深めさせることが急務であり、時には正しい強権発動もあって良いのではないか。エストニアにおけるIDカードの機能を日本のマイナンバーカードに持たせることで、国民は生まれた時点から医療情報が入力され、亡くなるまでライフコースデータとして蓄積されていく。

　もし、救急で運ばれても、救急車では患者の医療情報を確認し病院に通報することで病院側では事前準備を適切に行うことができる。薬に関する個人データをチェックできることで、有害事象も回避できる。マイナンバーカードの医療への応用は、医療の品質向上にも貢献するものである。ポリファーマシーの解決にも言うに及ばずである。

第 11 章

ライフサイエンス産業、
ビジネス変革への道

1 ニューフロンティアへの覚悟

　本書でも取り上げたように第3次AIブームは、ディープラーニングの登場によって社会への貢献度が、明らかにそれまでのブームとは異なり、目を見張るものとなって来た。医療へのAIの応用は、ゲノム医療の進化と併行して今後ますます研究が進み、「未病」段階でも真価が発揮されることになろう。とりわけ、医薬品業界におけるAIの貢献は、特に創薬段階での新薬のタネを探す探索研究の大幅な時間短縮をもたらす。新薬シーズの有効性を事前予測し、新薬への採用確率が高い物質に絞り込む作業は、AIの高速処理技術が企業に探索研究の時間を大幅に短縮させる。その結果、治療満足度の低い疾患群に適応するモダリティを従来よりも速いスピードで次々と発見し解決していくことになろう。

　一方で、AIの「未病」への貢献は、生活習慣の改善提案や、将来罹り得る疾患の予知をもたらしてくれることから、ヘルスケアビジネスの裾野が拡大することが予想される。健康増進産業は、従来のビジネスモデルを超えたところに新たな成長をもたらすことになろう。例えば、巷に多く存在するフィットネスクラブは、どこも似たり寄ったりの内容だが、運営方法にAIアプリを全面導入し、高機能ウェアラブルデバイスを提供することで、毎日の健康状態を多忙なビジネスパーソンにクラウドで知らせ注意喚起する。AIによるヘルスデータをもとにした"疾患予防処方箋"の中には、個客のリアルの栄養素の過不足の紹介や行うべき運動の種類・量、現状で罹患する確率の高い疾患の警告、既に罹患している場合は推奨医療機関の紹介（受診予約可能システム搭載）、優良サプリメントの推奨およびそのECサイトの紹介など、これらを網羅したサービスシステムを新たにUSP（Unique Selling Point）として打ち出せるならば、ビジネスチャンスは広がるだろう。

「未病」段階において、AIによるビッグデータ解析によって仮に遺伝子異常が認められた場合には、（健康保険上の課題もあるが）選択肢としては遺伝子治療薬、核酸医薬ないしは手術ということになろう。「未病」への取り組みが、早期発見治療という視点から見れば、国家財政に占める医療費の膨張を食い止めることにつながることは予想できることである。これは、社会全体からすれば非常にハッピーなことである。

　今後の薬価制度改革により、長期収載品と後発医薬品の薬価収載の条件はさらに厳しいものになることは予想できることであり、さらに進んでスイッチOTCが従来よりも強い政府主導の政策で進められることも視野に入れておくべきだろう。それだけ日本の財政状況は企業で言えば既に倒産し瀕死の状況なのであり、にもかかわらず未だに赤字国債垂れ流しの状況をどの政権も素通りしている辺り、与野党ともに政治の原点に立ち返り、政策の立て直しを図るべきではないか。そのシワ寄せは確実に孫子の代まで背負う状況になってしまっていることを、今一度再認識しておくべきであろう。

　医薬品業界としては、その将来を見据えた上での企業戦略を今の時点で立てていない企業は時代に乗り遅れることになる。"保険外ビジネス"や"未病ビジネス"と呼称される領域には、まだほんの少数の製薬企業が参入できているに過ぎない。とは言え、参入した企業も現状ではマネタイズできていると胸を張って言いきれる段階ではないことも確かであろう。

　国家財政破綻、医療費のさらなる抑制策、超高齢社会、平均寿命と健康寿命の乖離、AI＆IoTの急速な進展、健康経営・働き方改革の推進、マイナンバーカード多用化の推進、PHR（パーソナル・ヘルス・レコード）利活用

推進事業、デジタル庁の新設（菅政権）・・・と社会環境が目まぐるしく変わっていく現代社会において、企業も今こそ変わらねばならない。自社の将来を見据え、停滞した現状を打破すべくニューフロンティアになる覚悟がトップマネジメントには求められているのではないか。

2 未病産業の創出

　では、企業はどう変わるべきか。そんな中で注目される１つが、神奈川県（黒岩知事）が2014年に設立した「未病産業研究会」（会員法人数682；2019年２月１日現在）である。同会の趣旨は「超高齢社会において成長産業となり得る、神奈川発の"未病産業"という新たな産業を創出することで、健康寿命の延伸と経済の活性化を目指すとともに、新たなヘルスケアシステムを創出し、海外に向けて発信していく」としている。

　設立時の会員数が64だったことをみると５年で10倍以上に膨れ上がっているのは、まさに各企業の危機感の表れであり次世代ビジネスへの期待感を物語っていると言えよう。会員法人には主な製薬企業やケミカルインダストリー、保険会社、IT系企業、コンサルティングファーム、研究開発法人、大学法人、銀行、飲食料メーカー、広告代理店、医療機関、薬局、ライフサイエンス企業など、実に様々な法人が加盟している。

　研究会では定期的な勉強会・交流会を通して会員間の情報交換を図っているが、これだけ多くの会員組織であればこそ、会がめざす会員間のコラボレーションによるビジネスモデルの事業化が実現するのは論をまたないところだ。

　ここで今一度、図表9-12「ライフサイエンス業界を取り巻くステークホルダーのソリューション」に振り返って頂きたい。この図表では「セルフメディケーション・未病・予防」として３つをまとめて捉えている。「未病」に

対するソリューションは「セルフメディケーション」や「予防」に対しても
共通して使えるとのスタンスから来ている。また「診断・治療」「予後・リ
ハビリ・介護」の２つに共通したソリューションもあり、さらに３つのジャ
ンルに共通したソリューションもあることが分かる。「ステークホルダー」
はそれぞれが持つ得意分野で３つのジャンルを選択して参入している。しか
し、今後の各企業の戦略展開として現状のままでの企業運営で維持・成長で
きるのかは各企業によって様々であろうが、従来思考での事業戦略を一度見
直すことも「VUCA：Volatility（変動性）、Uncertainty（不確実性）、
Complexity（複雑性）、Ambiguity（曖昧性）」の時代であるからこそ必要で
はないだろうか。

3　シュンペーター理論

　では、企業人にとって第二の成長戦略をどのように描けば良いのだろう
か。それには第６章では触れなかったヨーゼフ・シュンペーターの「イノベ
ーション論」を理解して頂ければヒントが見つかるのではないか。先駆的イ
ノベーション論を世に残したシュンペーターは早熟の天才、孤高の経済学
者、また経済学を超えた社会科学者とも評されている。彼のイノベーション
に関する理論は、ピーター・ドラッカーや『イノベーションのジレンマ』で
有名なクレイトン・クリステンセンにも影響を与えているほどだ。

　彼は経済発展の原動力として「新結合」の遂行を掲げた。「新結合」とは
「物や力を新しいやり方で結合する」ことを意味する。そして、この新結合
こそが「イノベーション」であることを唱えたのだった。即ち、「イノベー
ションは要素を新しいやり方で結合する。または、イノベーションは新結合
を遂行することにある」ということだが、新結合すれば何でもが経済発展に
資するのかというと、そういうわけではない。正確を期する意味で厳密に解

釈すると「イノベーションとは新結合の遂行により経済発展に資するもの」と言える。図表11-1には新結合には5つのパターンがあることを示している。

　ここで、5つのパターンが何を意味するのかを押さえておこう。

▶パターン①：「プロダクト・イノベーション」。消費者がまだ知らない財貨、或いは新しい品質の財貨を生産すること。新製品、新サービスが該当する。（例：Googleの検索連動型広告、SONYのウォークマン）

▶パターン②：「プロセス・イノベーション」。業界では未知の生産方法を導入すること。必ずしも科学的に新しい方法を必要とするわけではなく、他業界の手法の転用も可とする。（例：トヨタ自動車のカンバン方式）

▶パターン③：「マーケット・イノベーション」。業界で今まで参入していなかった新しい市場を開拓すること。この市場が既存のものか、新創出のものかは問わない。（例：「Apple Watch」）

▶パターン④：「サプライチェーン・イノベーション」。原材料などの新しい供給源を獲得すること。「原材料」と「供給ルート」の2つの要素が重要。供給源が既存のものであっても可。また見過ごしていたもの、従来獲得が不可能であったもの、初めて見つけたものでも可。（例：3Mのポスト・イット）

▶パターン⑤：「オーガナイゼーション・イノベーション」。新組織により従来とは異なる力を獲得すること。独占的地位の獲得や、逆に既存の独占的地位の打破も該当する。（例：DellのPC注文生産方式を実現したネットワーク組織）

　この5つのパターンを見ると、1つのパターンだけでイノベーションを起こしているケースもあるが、実際のビジネスを広く見ていくと、これらのパ

図表11-1　シュンペーター理論

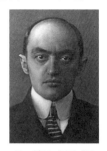

ヨーゼフ・アロイス
・シュンペーター
(Joseph Alois Schumpeter)
1883-1950

"Development in our sense is then defined by
the carrying out of <u>new combinations</u>"

★イノベーションはモノや力の新しい結合を遂行することにある。

★新結合の遂行により経済発展に資するもの＝イノベーション

~新結合の５つのパターン~

①新しい財貨（製品、サービス）の生産
②新しい生産方法の開発
③新しい販路（市場）の開拓
④原料や半製品に関する新しい供給源の獲得
⑤新しい組織の実現

ターンが組み合わさった新結合こそが長期での先行者利益を生むことに繋がるのではないかと見ることもできる。Dellのケースは、正確にはパターン②と⑤の合体したものと読むことが妥当だろう。また「Apple Watch」は、自社の「iPhone」と組み合わせて自宅などでできる遠隔フィットネスサービス「フィットネス＋」をサブスクリプション（継続課金）で2020年内に始めるが、これはパターン①と③の合体と言えよう。

　では、ライフサイエンス業界はどのようにイノベーションを起こし、次なる成長戦略を打ち立てるべきだろうか。図表11-2はシュンペーター理論を応用して、パターン同士の合体を意識して、この業界を俯瞰してみたものだ。

　基本的戦略の考え方としては、それまで注力してきた領域に加え、新たな領域にチャレンジすることだ。図表で言うならば、製薬会社は、従来は「診断・治療」の領域にて新薬を売ってきた（実線で表示）。だが、今後は「セルフメディケーション・未病・予防」と「予後・リハビリ・介護」の領域にもパターン①〜⑤に属するものを新たに考え出し"横展開"を図っていく（破線で表示）ことだ。

　さらに、各領域が交差する部分（A,B,C,X）でのパターン①〜⑤を導き出

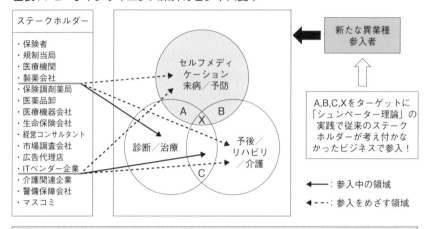

図表11-2　ライフサイエンス業界のビジネス変革

ステークホルダー
・保険者 ・規制当局 ・医療機関 ・製薬会社 ・保険調剤薬局 ・医薬品卸 ・医療機器会社 ・生命保険会社 ・経営コンサルタント ・市場調査会社 ・広告代理店 ・ITベンダー企業 ・介護関連企業 ・警備保障会社 ・マスコミ

新たな異業種
参入者

A,B,C,Xをターゲットに
「シュンペーター理論」の
実践で従来のステーク
ホルダーが考え付かな
かったビジネスで参入！

セルフメディ
ケーション
未病／予防

A　　　B

X

診断／治療

予後／
リハビリ
／介護

C

──▶：参入中の領域
◀----：参入をめざす領域

★各戦略領域が重なる部分（A,B,C,X）でのコラボで新たなイノベーション（産業）を生む

すことが最も強固で収益性の高い新たなイノベーションとなる可能性が高い
と見ることができよう。

「A」の領域の例としては、「富士フイルム」が代表的企業だろう。同社は
M&Aをテコにヘルスケア領域を事業戦略の重点領域として位置づけるまで
に成長している。富士フイルムホールディングスの連結子会社は、2020年
3月31日現在で317社あるが、そのうちヘルスケア領域は12社である。新型
コロナウイルスで一躍クローズアップされた「アビガン」を創出した富山化
学を買収（2008年3月）し、再生医療のテコ入れとしてジャパン・ティッ
シュ・エンジニアリング（2014年12月）や和光純薬工業（2017年4月）も
傘下に入れている。同社の医療分野は内視鏡システム、X線画像診断システ
ム、超音波診断装置などの医療ITに以前から断トツの強みを持っており、こ
れに医薬品や再生医療製品さらにはセルフメディケーションの分野でサプリ
メントや機能性化粧品で爆発的ヒット商品となっている「アスタリフト」を
持つなどヘルスケア領域に着々と地歩を築いている。まさに医療機器メーカ

ーがビジネスフィールドを広げ、M&A戦略を武器に、医薬品や再生医療等のバイオの分野に資源を投下し、日本のみならず海外でのM&Aも手掛け、海外拠点の構築も進めているという構図だろう。古森重隆というカリスマ経営者のリーダーシップが遺憾なく発揮されている。

　「B」の領域では「損保ジャパン」を例として取り上げたい。一般的に見れば同社は損害保険の会社だが、損害保険事業の他に生命保険事業、介護・ヘルスケア事業といった戦略事業を持つ。ここで「介護・ヘルスケア事業」と聞いて驚く方もいるかもしれない。この事業はグループ企業の中で1997年設立の「SOMPOケア」が担っている。事業内容は「有料老人ホーム、サービス付き高齢者向け住宅（サ高住）、グループホームの運営、居宅サービス事業」である。「SOMPOケア」は、そのグループ会社として「SOMPOケアフーズ」「中央区佃高齢者介護福祉サービス」「セットアップ」があり、これらの会社を通じて様々な介護サービスを提供している。現在、全国に介護付きホーム（介護付有料老人ホーム）やサ高住を400施設以上擁している。保険会社が介護施設サービスまで手掛けるケースである。因みに、外食大手チェーンの「ワタミ」が手掛けていた介護事業（38棟）は、2015年10月に210億円で損保ジャパンに売却された。居酒屋事業で「ブラック企業」との批判が出てから、ワタミ運営の老人ホームの入居者が減るなど、業績の低迷が続いたことが響いた。2015年は創業者渡邉美樹氏がまだ参議院議員だった（2019年に政界引退後、同年10月にワタミの代表取締役会長兼グループCEOに復帰した）。

　「C」の領域ではITベンダー企業が立ち上げている例としてオンライン診療システムがある。これは、LINEとエムスリーがオンライン医療事業を目的とした合弁会社「LINEヘルスケア」の設立（2019.1.8付プレスリリース）

の例が顕著であろう。LINEは月間7000万人以上のアクティブユーザーを持ち、エムスリーは医師の大半を会員に持つ医療従事者専門サイトであることからして来たるべきオンライン診療の本格運用の暁には絶好のカップルとみて良いだろう。

「X」の領域での例としてアステラス製薬による「糖尿病向け運動プログラム」がある。これは神奈川県内のセントラルスポーツ運営のフィットネスジムと提携して2020年秋から始めるもの。２型糖尿病の患者が主治医を通じて参加し、60〜90分間ほどトレーナーの指導により筋トレや有酸素運動をするが、種目はアステラスが効果を検証した４〜６種類に限られ、回数なども指定される。患者が専用アプリに入力する運動記録はクラウドで主治医に共有され、患者の日々の運動の様子も把握し、診察時にその効果を理解しやすくなる。但し、料金は２万7500円（週３日、原則３カ月）で個人が負担する見通しとしている（日経新聞2020.9.17付）。個人負担金の問題は残るがビジネスモデルとしては、製薬会社＋スポーツクラブ＋医療機関＋大学のコラボによるものであり、筆者も含めて業界人の多くが以前から提唱していた構想ではあるが、実現に結びつけた実行力に敬意を表したい。また、この事業は「未病」の段階からアプローチして潜在市場を広げることも今後可能になることから、図表の全ての領域にまたがると理解して良いだろう。

最後に、図表11-2の右にある**「新たな異業種参入者」**として取り上げたいのが、日本一の警備保障会社「SECOM」である。同社が手掛ける事業は「健康・予防事業」「在宅医療・運営支援事業」「ネットワーク医療事業」「介護・福祉事業」である。これを見ても、まさに**「X」の領域**でのフロンティアと言えるだろう。SECOMが医療機関経営を手広く展開していることは今ではよく知られているが、「介護・福祉事業」はグループ企業のセコムフォ

ート、セコムフォートウエスト、プライムステージ、セコムフォート多摩、アライブメディケアの各社が、それぞれが所有する施設を運営している。また、医療機器・人工関節・人工肺・造影用カテーテル・医療用消耗品等はグループ企業の医療機器総合商社マックが担っている。薬局関連はセコムメディファーマが担っている。「健康・予防事業」は、会員制健康管理クラブ「セコム・メディカルクラブ」の会員対象にPET/CTなどの高精度の医療機器による総合人間ドックを四谷メディカルキューブと提携し行っている。また「セコム・ホームセキュリティ」の客を対象に電話健康相談や人間ドック紹介サービスを提供している。

　ここで取り上げた各企業例を見ても、シュンペーターの言うイノベーションにおける「新結合」のパターン①から⑤のいずれかに当てはまるし、パターン同士の合体であることが見えてくる。（グループ会社を含めて）企業同士のコラボがその実現性を高めていることを暗示している。お互いWIN-WINの関係性が成り立つパートナー企業を見つけることが先決であろうし、自社のグループ会社として有望な企業にM&Aを働きかけることも戦略として検討するに値するだろう。あなたの会社は旧態依然として「〜屋」で終わるつもりなのだろうか？　コンスタントピッチで新製品を出し続けられれば何も心配することは無いのだが、果たして今の方針で会社が未来永劫、発展し続けることが可能なのだろうか？

4　ハイブリッド経営

ⅰ）「両利きの経営」

　面白い本が2019年に出版された。第9章でも触れたチャールズ・A・オライリー（スタンフォード大学経営大学院教授）とマイケル・L・タッシュマ

ン（ハーバード・ビジネススクール教授）の共著『両利きの経営』である。本書で言う企業経営における両利き（ambidexterity）とは、「探索（exploration）」と「深化（exploitation）」が高い次元でバランス良く取れている状態をさす。従来の概念を乗り越えて、さらに広い範囲で認知を獲得していくのが「探索」である。探索は成果の不確実性が高い一方でコストが掛かる。探索などを通して試してみて、その中から成果が上がりそうなものを決めて、それをさらに深掘りし磨きをかけていく活動が「深化」である。「不確実性の高い探索を行いながらも、深化によって安定した利益を確保しつつ、そのバランスを取って二兎を追いながら両者を高いレベルで行うことが『両利きの経営』である。」これを製薬ビジネスに照らすと、「探索」は新薬の創出であり、「深化」は適応症の拡大と捉えることもできなくはないが、ここで言う『両利きの経営』はもっと大きな視野で捉えるものだ。

　現実のビジネスでは既存事業の深化による安定収益の確保と、探索によってイノベーションによる成長機会を見つけ、それを次なる企業の柱とする、この二つの経営を同時に進めていくことが求められる。言わば**「ハイブリッド経営」**と称しても良いだろう。

　先述のシュンペーターの５つのパターンによるイノベーションも（製品・サービスによって異なるが）やがては後続企業によって模倣され、コモディティ化していく運命は否定できない。ゆえに、一度生まれたイノベーションは、さらに「深化」を重ね磨き上げていかなくてはならないのだ。その「深化」を繰り返すことが参入障壁を高くしていくポイントとなる。

ⅱ）多角化経営

　こうして見てくると、事業の「多角化」と「専門化」という従来からどの企業でも経験してきた課題を思い起こすのではないか。自社の伝統事業は受け継がれたノウハウの結晶であり、それをさらに極めるべき（専門化）だと

いう経営者もいれば、それに固執していたのでは市場を他社に徐々に奪われることは予測できるので、他の分野にチャレンジ（多角化）していく姿勢が大事だとする経営者もいるだろう。但し、大企業であるならば多くは「多角化」を志向するケースが多いのではないか。

　多角化戦略と言えばイゴール・アンゾフの「製品－市場マトリックス」（成長ベクトル）を思い出すに違いない。事業を拡大する場合に製品軸（新製品or既存品）と市場軸（既存市場or新規市場）に分けて考えると、「既存品&既存市場⇒**市場浸透**」「既存品&新規市場⇒**新市場開拓**」「新製品&既存市場⇒**新製品開発**」「新製品&新規市場⇒**多角化**」という４つの戦略構想が成り立つというわけだ。このうち一番難易度が高いのは、言うまでもなく新製品を新規市場で展開する場合、即ち**「多角化」**である。そこでアンゾフは図表11-3の右に示すように多角化戦略にも４つのケースがあることを示した。

　「水平型」「垂直型」「集中型」「コングロマリット型（集成型）」のいずれの戦略を選択するかは、自社の現有の経営資源を如何に有効に活用できるかを具体的に検討しなければならない。コングロマリットとは、「本業とは必ずしも関係がない事業を買収によって獲得することで形成された企業グループ」をさす。

　そこで、多角化戦略には以下に示すようにメリットがあればデメリットもあることを認識しておく必要がある。

＜メリット＞

　▶企業内各種オペレーションにおいてシナジー効果が得られる。

　▶市場環境変化に対し、リスク分散が可能になる。

　▶品目毎にライフサイクルが違うので、多角化によってそのサイクルが分

図表11-3　多角化と収益性および多角化戦略の４分類

＜多角化の程度と収益性＞　　　　　　　＜多角化戦略の４分類＞

【水平型多角化戦略】
同じ分野で多角化し、新たな製品を提供する
（例：ビール会社がワインを手掛ける）

【垂直型多角化戦略】
バリューチェーンの上流・下流に事業を拡げて
多角化する
（例：製造会社が販売まで裾野を広げる）

【集中型多角化戦略】
生産技術の関連性が高い新製品で異なる市場に
進出する
（例：パソコンメーカーの Apple の音楽業界進出）

【コングロマリット型（集成型）多角化戦略】
生産技術的にも市場的にも全く関係ない事業分
野に進出する
（例：コンビニの銀行業務）

収益性（高／低）

多角化の程度（低／高）

①

②　　　　②

（出典：青島矢一、加藤俊彦『競争戦略論』）　　（出典：Ｈ・イゴール・アンゾフ『アンゾフ戦略経営論　新訳』）

散されるため、売上高のカーブに大きな変動が起きない可能性がある。

▶経営資源の共有化が可能となる。多角化事業で生み出される新たな資源
（ブランド価値、副産物など）が、他の事業にも活用できる。

＜デメリット＞

▶新たに多大なコストが発生する。多角化で事業が成功すればコストの回
収は可能だが、事業開始段階でのコスト発生は覚悟しなければならな
い。

▶経営の非効率化。多角化事業に必要な経営資源が他の事業にも必要な場
合に重複してしまい、難しい社内調整が発生する。

もう少し補足しておくと、多角化には「リスク分散」と「範囲の経済」と
いうメリットが生まれる。それぞれの要点を次に挙げる。

【リスク分散】

▶複数の事業の運営は、環境変化に伴うリスクが企業に与える影響度を下げる働きがある。いわゆるリスクヘッジが効く。

▶経営資源を単一事業に集中すると、それが業績悪化した場合、企業全体が沈むことになる。

【範囲の経済】

▶取り扱う製品の種類が増加すると、個別に生産するより安く済む。

▶生産の過程で副産物が生まれ、これが予定外の利益を生む。

　メリット、デメリットを天秤にかけて充分なる検討を重ね、これならいけるというところまで社内調整を図ることがポイントになろう。

　その際に、図表11-3の左に示す「多角化の程度と収益性」についても深い議論が必要だろう。多角化の問題は1960年代から1970年代初頭にかけて米国で広く関心を集めていた。その中でRumelt（1974）の研究は全米500社のデータを集め、その多角化のパターンと組織構造や業績との関係が検討され、様々な事実が発見された。その研究の中での代表的な結論が、多角化事業の間での関連性と全社的な業績との関係であり、それを図式化したのが図表の左になる。この左の湾曲カーブの意味するところは次の２点になる。

▶主力事業の周辺や主力事業から派生した関連事業に限定して多角化を行っている企業の収益性は、相対的に高い。（図表の①）

▶主力事業だけに限定して事業を展開している企業や、事業間の関連性が薄い多角化を展開している企業の収益性は、相対的に低い。（図表の②）

　つまり関連多角化が高収益を生むという結論だが、その後、この関連多角化が必ずしも優れた戦略ではないとするBarneyらの研究が出てきた。その

主張は、高い収益を収める企業の要因は、関連多角化が優れているわけではなく、その企業が所属する業界全体が高いパフォーマンスを示している産業であるからだとする「産業の効果」を謳っている。Rumeltは、その反論研究に対して研究を続けた。その後、Rumelt（1982）は多角化戦略の効果と産業の効果を分析した結果、産業の効果の強さを認めるに至った。さらにRumelt（1991）は、所属する産業の影響だけでは企業の高収益を証明することはできないとし、それに事業部レベルの資源や市場におけるポジションが高収益に結びつける要因だとする結論に至った。

このような先人の研究結果を踏まえると、ライフサイエンス産業に身を置くことの有利性は理解しつつも、事業部レベルの独自性がパフォーマンスに影響を与えるくらいに達しているかが、今後の多角化戦略を進めるにあたってのポイントになってくるものと考えられる。その意味では、次節で取り上げる、昨今流行りのデジタル・ヘルス事業が多角化戦略として有効なのか探るには最適な事例になるのではないか。

iii）デジタル・ヘルスへの参入

昨今、ライフサイエンス業界で機運が盛り上がりつつあるように見えるデジタル・セラピューティクス（DTx）だが、マネタイズの難しさが未だ根底にある。

その中でCureAppのニコチン依存症の喫煙者に対する禁煙治療の補助に用いる「CureApp SCニコチン依存症治療アプリ及びCOチェッカー」が承認された（2020年8月21日付）。これは医師から処方された「医療機器」の区分C2（新機能・新技術）としての承認であり、保険償還価格は特定保険医療材料としては設定せず、新規技術料にて評価するとした。治療用アプリとして薬事承認を取得したのは、これが国内初であり、「ニコチン依存症」の

治療アプリが薬事承認を取得したのも世界初となった。

　DTxはシュンペーターの新結合のパターン①と③およびアンゾフの水平型多角化戦略に該当するが、これらは飽くまでも企業側の論理であり、果たしてDTxの多角化戦略が顧客側にとって対価を払ってでも受け入れたいと欲するものかどうかが課題として残るのではないか。

　一方で、スマートフォンにダウンロードして汎用されている"無料"の健康管理アプリは一般生活者にとっては便利なツールとして広く使いこなされている。筆者もOMRONの体組成計とFitness Trackerをスマホにダウンロードした各々対応のアプリとBluetoothでつなぎ、毎日測定し健康管理に努めている。これらに掛かったお金は毎日使用の3つの機器を初めに購入した時だけだ。さらに最近ではパルスオキシメータ（血中酸素濃度測定）と握力計も購入し、鍛錬にいそしむ毎日である。

　このような無料の健康管理アプリを既に体験済みの生活者なり患者は、DTxが対価を払ってでも価値あるものだと納得できなければ、主治医が言っても（金額にもよるが）患者負担金が今まで以上に膨らむことになれば躊躇することは容易に推察できるところではないか。

　米国でのDTx市場は2017年に14億7000万ドル、2024年には84億7200万ドルに拡大すると予想されている（米調査会社ザイオン・マーケット・リサーチ）。この米国の勢いがやがて日本にも来るのだろうか。米国と日本の医療情勢は全く異なることを念頭に入れて検討しなければならない。その上で、米国同様の市場形成が日本でも起こると考えるか否かで投資判断が分かれる。この点は懐疑的に見る向きがまだ多いのではないだろうか。

　DTxは医療機器としての承認申請をめざし、晴れて承認され、本人3割負担になったとしても、その額が果たして患者を納得させられるものかという"壁"がある。それを突破できなければ前進が難しくなることを念頭に入れた

エビデンスを用意しなければならない。

　しかし、「処方薬に代替できるDTx」というエビデンスが出れば、全ての患者は躊躇なく受け入れるだろう。これは断言できる。一方で、少なくとも該当薬剤との併用療法だったとしても、「患者QOLの向上」や「治療期間の短縮」に繋がり、ひいては「医療経済効果」があったとするエビデンスが得られれば、アウトカム評価としては充分満足できるものとして医師も患者も納得することは間違いないだろう。

　今や、生活習慣病（糖尿病、高血圧）、神経・精神系疾患（アルコールや覚せい剤依存症、うつ病、ADHD、不眠症、統合失調症、PTSD、てんかん、痛み）、その他（癌、NASH、喘息、COPD）の領域でのDTxの開発が進められている。

　開発企業としては、患者視点と医療経済効果に則ったエビデンスの構築を進めることができなければ、この日本ではDTxによる多角化戦略が成功することは難しいと見るべきではないか。医療用医薬品の開発に掛けるコストに比べれば、DTxの開発コストは格段に少ないとする向きもあるが、それよりも前に考えておくべきことがあるだろう。

　それが使われて、使用者が気持ちよくお金を払ってくれる値決めをいくらに想定するのか、それは保険償還の対象にするのか、使用者の自腹にするのか、それとも自社処方薬のアドヒアランス向上のためのサービス補助品にするのか等々、このあたりの意思決定が重要なポイントになってくる。フタを開けてみれば、ビジネスとしては全く期待に反していたということが往々にしてあるからだ。

　DTx事業に関して「関連多角化」「産業の効果」「資源的な独自性の効果」までは肯定するとして、最後の砦「課金」の問題が解決されることが残された課題になってくる。

　経営戦略論は古の時代から多くの経済学者らが生み出してきたが、経済環境、社会環境、行政などが時代と共に大きく変化していく中では、それが現在の自社が採るべき戦略としては適正ではないかもしれない。それを念頭に入れながら冷静に環境分析をした上で、独自の戦略を編み出してもらいたいものだ。もしかすると、それが次代の新たな戦略論として残るかもしれない。

謝　辞

　人生百年時代と言われるほど日本人の平均寿命は延びた。男性81歳、女性87歳だ（いずれも2016年時点）。しかし、健康寿命との差は平均して約10年開いている。それだけ加齢に伴い、身体機能が落ちていき、日常生活に支障が出てくるわけだが、それは誰しもがこれから先に経験することだ。フレイルにならないために人は健康を意識し、食と運動にはことのほか気を使うようになり、それに関する食材、サプリメント、運動器具、スマートウォッチなどにお金を使うようになる。病気になればすぐに医療機関に掛かり、薬を処方してもらう。これらは、まさに全てが、ライフサイエンス産業が請け負うコンテンツである。

　本書はタイトルに示すように広く人命、健康に関わるライフサイエンス産業に身を置くビジネスパーソンのために書いた。会社というのは、時に昔から営んできたビジネスの枠を超えて新たなフィールドにチャレンジすることに躊躇する。長い目で見ればビジネスチャンスになるかもしれない新事業でさえ簡単には踏み出そうとはしない。高度経済成長の時代はそれでも食っていけた。しかし、経済が減速基調に入っていくと会社全体もそれに引きずられて、チャレンジしなかった会社は益々衰退していく。そうならないためには、第6章や最終章でも触れている戦略論が自社を見つめ直すのに非常に役に立つ。先達が残してくれた企業戦略を読み返し、自社に当てはめてみたとき、何が最適なのか、その"道しるべ"になるだろう。リスクヘッジを怠りなきようにしておくことが重要なポイントなのだ。

　筆者は製薬企業で営業・マーケティングに従事すること29年、そして

現在の会社を立ち上げて18年目になる。この間、メーカー時代は営業最前線で医療現場での医師や看護師、薬剤師の皆さんとの交流が、マーケティング本部に移ってからの宝になったことを覚えている。マーケティングを統括していた時期は提携していた外資系企業とのジョイントミーティングを頻繁に行っていたが、欧米出張の折はメジャーな企業の世界戦略の根幹を学ぶことができ、それが今の事業にも活かされていると感じる。さらに言えば、メーカー時代に立ち上げた製薬企業のマーケティング部長会『葵会』は今でも定期的に勉強会を開催しており、本年で設立20年となる。この会から社長、役員になる者が続出している。恐るべき会になったものだと回顧する。彼らからも多くのことを吸収させてもらった。感謝に堪えない。

　本書は、そのようなバックグラウンドで培ってきた多くの経験も随所に散りばめながら筆を進めてきた。我が国は製薬企業の数が非常に多いものの、今まで倒産したというニュースは幸運にも一度も聞くことがなかった。その理由のひとつに、我が国の薬価制度に守られてきた事実は否定できないだろう。2年に一度の改正があったにしても、それなりの防衛策は立ててきただろう。しかし、毎年改定になることで経営戦略を立て直すのは自然の流れだ。医療費が過去最大というニュースが毎年流れ、益々国家財政は借金まみれになっていく。保険の自己負担割合を増やそうにも、今の本人3割負担を超えることはタブー視されている。そのような保険に依存したビジネスは、いつか限界が来ることは誰しもが予想できたことだ。最近、保険外ビジネスを志向する企業が増えてきたのは無理もないことである。しかし、充分にマネタイズできるビジネスモデルに遭遇したことは未だにない。試行錯誤の段階と言えよう。

　そこで本書を利用するにあたっては、まずは目次を眺めてみて、読みやすい章から読み進めていって頂きたい。これからのライフサイエンスビジネスに斬り込んでいくための何らかのヒントを掴み取って頂ければ幸いである。読者の皆様のご健闘を蔭ながら祈りたい。

　本書は当初2018年1月上梓のつもりでいたが、筆者の筆の遅さから3年も延びてしまった。その間、辛抱強くお待ち頂いた東急エージェンシーの髙橋庸江部長には多大なご負担をお掛けしたこと、そしてご協力を賜りましたこと、ここに深く感謝の意を表したい。また、前著からお世話になっている東急エージェンシープロミックス木幡健一副社長にも厚く御礼申し上げる。また、弊社のマーケティング・アカデミーに講師としてご登壇頂いている先生方には多くの学びを得た。特に毎年お越し頂いている慶應義塾大学の池尾恭一名誉教授、慶應義塾大学ビジネススクール中村洋教授、京都大学大学院医学研究科川上浩司教授、日本IBM㈱金子達哉執行役員にはこの場をお借りして感謝の意を表したい。そして、いつも健康に気を使ってくれてきたフラウや家族の皆にも感謝する。

　COVID-19の影響でビジネスのあり方や社会通念の見直しがされるようになってきた。世界規模での不幸な面は数えきれないが、人類に警鐘を鳴らしBeyondコロナのあるべき姿を考える機会を与えたことは間違いないだろう。読者諸氏のご奮闘に期待するばかりである。

　2020年11月

ファルマ・ビジネス・アカデミー
代表取締役　佐藤睦美

参考文献・資料

第1章
・総務省統計局「世界の統計2017」
・厚生労働省政策統括官「平成29年我が国の人口動態；平成27年までの動向」
・OECD「OECD Health Statistics 2019」
・WHO「世界保健統計2018年版」
・厚生労働省「医療保障制度に関する国際関係資料について」
　https://www.mhlw.go.jp/stf/seisakunitsuite/bunya/kenkou_iryou/iryouhoken/
　iryouhoken11/index.html
・「世界製薬企業ランキング速報」『国際医薬品情報』2020年4月13日通巻第1151号
・「製品ランキング速報」『国際医薬品情報』2020年4月27日通巻第1152号
・「製品ランキング速報」『国際医薬品情報』2010年4月12日通巻第911号
・石野良純「CRISPR/Cas〜その発見からゲノム編集技術への応用まで〜」『生物工学会誌』
　2016年第94巻第6号p.336-342
・橋本一憲「ゲノム編集技術の知財と国際動向」『生物工学会誌』2019年第97巻第12号p.724-
　727
・厚生労働省「医薬品産業強化総合戦略　平成29年12月22日改訂」

第2章：
・内閣府「未来投資戦略2018－Society 5.0、データ駆動社会への変革－」平成30年6月15日
・内閣府「医療分野の研究開発に資するための匿名加工医療情報に関する基本方針」平成30年4月
　27日閣議決定
・厚生労働省「平成30年度診療報酬改定の概要」
・厚生労働省「第1回データヘルス改革推進本部」公開資料（平成29年1月12日）
・東美恵「医療技術評価（HTA）の諸外国での利用状況と課題」『JPMA News Letter』
　2013,No.153
・医療科学研究所「医療技術評価（HTA）の政策利用」『医療と社会』2013,Vol.22,No.3,
　p.183-253
・「企画／HTA（医療技術評価）の昨日・今日・明日」『薬剤疫学』2018,Vol.23,No.1,p.1-54

第3章
・日本薬剤疫学会ホームページ「日本における臨床疫学・薬剤疫学に応用可能なデータベース調
　査」
・川上浩司「医療データベースの多様な可能性」『国際医薬品情報』2017年1月16日通巻1073号

p.8-13
- 川上浩司「メディカルアフェアーズの機能の重要性について（1）医療データベースの利活用」『医薬品医療機器レギュラトリーサイエンス』2016,Vol.47,No.9,p.626-629
- 厚生労働省「第2回医薬品医療機器制度部会」資料
- 小出大介「医療データベースのRMPへの活用」『薬剤疫学』2014,Vol.19,No.2 p.133-141
- Myles PR,Hubbard RB,Gibson JE,Pogson Z,Smith CJ,McKeever TM.*Pharmacoepidemiology And Drug Safety.*2009 Mat 19.
- NTTデータ経営研究所「医療情報に関する海外調査－報告書－」平成22年度医療情報化促進事業成果報告書
- 牧野敬一郎「健康・医療データ利活用に向け、オランダの先進事例から学ぶもの」『ニッセイ基礎研レポート』（2018.12.03）
- 井口竜太他「米国の救急外来における電子カルテシステムと臨床診断意思決定支援システム」『保健医療科学』2013,Vol.62,No.1 p.88-97
- 日本医療ネットワーク協会「調査報告書　カナダにおけるEHRの現状調査」2011年2月1日
- 日本DOHaD研究会『DOHaD研究』2017年第6巻第1号
- 佐田文宏「DOHaDと疫学」『日本衛生学会誌』2016,Vol.71,No.1,p.41-46
- 里村憲一「DOHaD－胎生期・乳幼児期の成育環境が与える腎臓病への影響」『日本小児腎臓病学会誌』2013,Vol.26,No.2,p.74-79
- 21世紀政策研究所「ビッグデータが私たちの医療・健康を変える」報告書2014年9月
- ヒューマンサイエンス振興財団「医療ビッグデータの活用並びにバイオマーカー実用化の最新動向」創薬資源調査報告書　平成28年3月

第4章
- 総務省「ICTの進化が雇用と働き方に及ぼす影響に関する調査研究」平成28年
- 厚生労働省「データヘルス推進計画」
- 小西葉子、本村陽一「AI技術の社会実装への取り組みと課題～産総研AIプロジェクトから学ぶ」『RIETI Policy Discussion Paper Series 17-P-012』2017年3月
- NEC『NEC AI Guide Book』
- 日本医師会 学術推進会議『人工知能（AI）と医療』第Ⅸ次学術推進会議報告書（平成30年6月）
- ヒューマンサイエンス振興財団「医療分野におけるビッグデータ並びにICT・AIの利活用の最新動向」創薬資源調査報告書　平成29年3月
- 高村好美「認知症の画像診断」『医学検査』2017,Vol.66,No.J-STAGE-2,P22-38
- 八山幸司「米国の病院におけるIoTの活用状況」JETROニューヨークだより2017年5月
- Arthur D Little「根本治療の実現に向けた適切な支援のあり方」経済産業省平成29年度委託調査報告
- Carl Benedikt Frey, Michael A.Osborne『THE FUTURE OF EMPLOYMENT：HOW

SUSCEPTIBLE ARE JOBS TO COMPUTERRISATION？」
・厚生労働省「保健医療分野におけるAI活用推進懇談会　報告書」平成29年6月27日

第5章
・日経BP「世界の創薬パイプライン分析2019」『日経バイオ年鑑2020』p.149-153
・井上貴雄、佐々木澄美、吉田徳幸「核酸医薬開発の現状と今後の展望」『Drug Delivery System』2019,Vo.34,No2,p.86-98
・横田隆徳、仁科一隆、桑原宏哉「核酸医薬を用いた遺伝子治療の展望」『神経治療』2016,Vol.33, No.3,p303-306
・武田伸一「デュシェンヌ型筋ジストロフィーに対するエクソン・スキップ誘導療法」『臨床神経学』2014,Vol.54,N.12,p1071-1073
・武田伸一「デュシェンヌ型に対するエクソン・スキップ治療」『臨床神経学』2011,Vol.51,p914-916
・米田悦啓「医薬健栄研におけるAI関連研究」第6回保健医療分野AI開発加速コンソーシアム2019年3月20日講演資料
・中村祐輔「AI（人工知能）ホスピタルによる高度診断・治療システム」厚生労働省AIコンソーシアム2019年3月20日講演資料
・厚生労働省「保健医療分野AI開発加速コンソーシアム」2020年6月18日公表資料
・小野寺玲子、仙石慎太郎「試行錯誤におけるテクノロジーの活用：医療・医薬産業における事例」『研究　技術　計画』2018,Vol.33,No.3 p230-242
・日本製薬工業協会「製薬協　政策提言2019」
・奥野恭史「産官学連携で目指すAI創薬　ライフインテリジェンスコンソーシアム（LINC）の取組みについて」経済産業省ヘルスケアIT研究会資料
・「Life Intelligence Consortium紹介パンフレット」LINCホームページ

第6章
・マイケル・E・ポーター（1995）『新訂 競争の戦略』ダイヤモンド社
・マイケル・E・ポーター（1985）『競争優位の戦略』ダイヤモンド社
・W・チャン・キム、レネ・モボルニュ（2005）『ブルー・オーシャン戦略』ランダムハウス講談社
・W・チャン・キム、レネ・モボルニュ（2018）『ブルー・オーシャン・シフト』ダイヤモンド社
・安部義彦、池上重輔（2008）『日本のブルー・オーシャン戦略』ファーストプレス
・安部義彦（2011）『ブルー・オーシャン戦略を読む』日本経済新聞出版社
・平野敦士カール（2015）『経営戦略』朝日新聞出版
・消費者庁「健康食品Q&A」
・内閣府消費者委員会「アンケート調査の結果概要」平成24年5月

・「特集：間違いだらけの健康常識」『週刊東洋経済』2018年1月13日号
・日本健康・栄養食品協会　プレスリリース　2020年4月1日
・三井住友銀行　企業調査部「健康食品業界の展望」2018年10月
・千葉銀行ニューヨーク支店「USインサイト」2018年9月号
・我妻利紀「抗体医薬・抗体薬物複合体（ADC）と第一三共の取り組み」第一三共セミナー2017年3月29日
・我妻利紀「文系でも良く分かる第一三共のADC〜DS-8201のどこが画期的なのか〜」大和証券主催ランチョンセミナー2018年2月21日
・眞鍋史乃「抗体－薬物複合体開発の発展と現状」『Drug Delivery System』2019,Vol.34,No.1,p10-21
・慶應義塾大学「亜急性期脊髄腫瘍に対するiPS細胞由来神経前駆細胞を用いた再生医療の臨床研究について」2018年11月28日プレスリリース
・厚生労働省医薬・生活衛生局医薬品審査管理課「急性期脊髄腫瘍の治療を目的とした医薬品等の臨床評価に関するガイドラインについて」2019年5月8日
・ニプロ㈱「脊髄腫瘍の治療に用いる再生医療等製品“自己骨髄間葉系幹細胞（STR01）”条件及び期限付承認取得のお知らせ」2018年12月28日ニュースリリース
・鈴木晋介「脊髄・脊椎損傷の急性期治療」『脊髄外科』2011,Vol.25,No.1 p.50-62
・鈴木晋介ら「脊髄外傷の急性期治療」『脳外誌』2017,Vol.26,No.3 p.200-207

第7章
・ジョン・グッドマン（2016）『顧客体験の教科書』東洋経済新報社
・照井伸彦（2008）『ベイズモデリングによるマーケティング分析』東京電機大学出版局
・伊庭幸人ら（2018）『ベイズモデリングの世界』岩波書店
・本村陽一、岩崎弘利（2006）『ベイジアンネットワーク技術』東京電機大学出版局
・新美潤一郎、星野崇宏「ユーザ別アクセス・パターン情報の多様性を用いた顧客行動の予測とモデリング」『応用統計学』2015,Vol.44,No.3, p121-143
・新美潤一郎、星野崇宏「顧客行動の多様性変数を利用した購買行動の予測」『人工知能学会論文誌』2017,Vol.32,No.2B,p.1-9
・井上友彦「医師の異質性を考慮した医薬品業界における営業訪問効果の分析」『マーケティング・サイエンス』2009,Vol.18,No.1, p.49-73
・フレデリックF.ライクヘルド「ロイヤルティ・リーダーシップ」『Diamond Harvard Business Review』October 2011,p.100-111
・ダレルK.リクビー、フレデリックF.ライクヘルド、フィル・シェフター「CRM　失敗の本質」『Diamond Harvard Business Review』July 2002,p.76-87
・佐藤忠彦「統計モデルによる消費者理解の可能性」『統計数理』2018,Vol.66,No.2,p249-265
・フレデリックF.ライクヘルド「離反顧客分析からの学習」『Diamond Harvard Business Review』April-May 1997, p.56-71

・涌井貞美（2013）『意味がわかる統計解析』ベレ出版
・中山雄司「顧客関係管理研究の新動向」『甲南経営研究』2016,Vol.57,No.2,161-181

第8章

・大野隆司、有園雄一（2018）『カスタマー・エクスペリエンス戦略』日本経済新聞出版社
・高本偉碩、門脇孝「糖尿病（インクレチン関連薬とＳＧＬＴ２阻害薬）」『心臓』
2017,Vol.49,No.5, P449-454
・山田悟「ほぼ2つに絞られた糖尿病第二選択薬」『Medical Tribune』2018年10月26日
・小川共和（2017）『マーケティングオートメーションに落とせるカスタマージャーニーの書き
方』クロスメディア・マーケティング
・栗木契、山本奈央「企業ウェブサイトのマーケティング利用における戦略目的と成果の関係につ
いての探索的研究」『日本マーケティング学会Working Paper』2016,Vo.2,No.8
・草皆直人「せっかく入れたMAツール、成果につなげられていますか？」『MarkeZine』2019
年3月14日
・Rosenthal,M.B., Berndt,E.R., Donohue,J.M., Frank,R.G. & Epstein,A.M.（2003）
"Demand Effects of Recent Changes in Prescription Drug Promotion"working paper,
Department of Health Policy and Management,Harvard School of Public Health.
・Donohue,J.M. & Berndt,E.R.（2004）"Effects of direct-to-consumer advertising on
medication choice: The case of antidepressants"Journal of Public Policy & Marketing, 23,
pp.115-127.
・White,H.J., Draves,L.P., Soong,R. & Moore,C.（2004）"Ask Your Doctor!' Measuring the
effect of direct-to-consumer communications in the world's largest healthcare market"
International Journal of Advertising, 23, pp. 53-68.
・Iizuka, T. & Jin,G.Z.（2005）"The Effect of Prescription Drug Advertising on Doctor Visits"
Journal of Economics and Management Strategy , 14（3）, pp.701-727.
・Fischer,M. & Albers,S.（2010）"Patient-or physician oriented marketing: What drives
primary demand for prescription drugs?"Journal of Marketing Research, 47（1）,
pp.103-121.
・Wosinska, M.（2002）"Just What the Patient Ordered? Direct-to-Consumer Advertising
and the Demand for Pharmaceutical Products"Harvard Business School Working Paper ,
No. 03-058.
・Narayanan,S., Desiraju,R. & Chintagunta,P.K.（2004）"Return on investment
implications for pharmaceutical promotional expenditures: The role of marketing-mix
interactions"Journal of Marketing, 68（4）, pp.90-105.
・Bradford,W.D.,Kleit,A.N.,Nietert,P.J.,Steyer,T.,McIlwain,T. & Ornstein,S.（2006）"How
direct-to-consumer television advertising for osteoarthritis drugs affects physicians'
prescribing behavior"Health Affairs, 25, pp.1371-1377.

・Neslin,S.（2001）"ROI Analysis of Pharmaceutical Promotion （RAPP）: an Independent Study, Canada"Canadian Association of Medical Publishers.
・Wittink, D. R.（2002）"Analysis of ROI for Pharmaceutical Promotions （ARPP）" Presentation to the Association of Medical Publications, September 18.
http://kurse.fh-regensburg.de/kurs_20/kursdateien/2010Analysis_of_ROI.pdf
・Desiraju,R., Nair,H. & Chintagunta,P.（2004）"Diffusion of New Pharmaceutical Drugs in Developing and Developed Nations"Graduate School of Business, Stanford University, Research Paper Series ,No. 1950, pp.1-34.
・Cavusgil,E. & Calantone,R.（2011）"Are Pharmaceutical Marketing Decisions Calibrated to Communications Effects?"Health Marketing Quarterly, 28, pp.317-336.

第9章

・厚生労働省「感染症指定医療機関の指定状況」（平成31年4月1日現在）
・小宮山宏「コロナ禍からの脱出のための知の構造化」日本医師会COVID-19有識者会議（2020年5月13日）
・日経メディカル「新型コロナで揺れる医療・介護提供体制」2020年5月2日REPORT
・日本生産性本部「新型コロナウイルスの感染拡大が働く人の意識に及ぼす調査－調査結果レポート」（2020年5月22日）
・国土交通省/都市局/都市政策課/都市環境政策室「平成30年度テレワーク人口実態調査」（平成31年3月28日）
・楽天インサイト㈱「在宅勤務に関する調査」（2020年4月30日）
https://insight.rakuten.co.jp/report/20200430/
・㈱イード「テレワークに関する調査（2）生産性を上げるヒント」（2020年4月30日）
・厚生労働省『企業のためのテレワーク導入・運用ガイドブック』
・総務省『テレワーク導入手順書』平成28年3月
・総務省『テレワークセキュリティガイドライン第4版』
・スコット・ブリンカー（2017）『ハッキング・マーケティング』翔泳社
・経済産業省『デジタルトランスフォーメーションを推進するためのガイドラインVer.1.0』平成30年12月
・電子情報技術産業協会（JEITA）「2017年国内企業のIT経営に関する調査」2018年1月
・吉川明男「DX政策の最新動向と今後の展望」富士通総研オピニオン2020年1月10日
・日本情報システム・ユーザー協会「企業IT動向調査2020」2020年1月21日プレスリリース
・デジタルトランスフォーメーションに向けた研究会「DXレポート」平成30年9月7日
・清水健介、大原宏之、湯川喬介「ヘルスケア市場での大きなビジネス構造変化」富士通総研オピニオン2018年6月11日
・㈱エム・シー・アイ「医師版マルチメディア白書2017年夏号」
・Shen C, Wang Z, Zhao F; et al「回復期血漿輸血による重篤COVID-19患者5例への治療効果」

JAMA.2020 Mar 27

・横浜市立大学先端医科学研究センター「新型コロナウイルスに対する中和抗体を簡便かつ迅速に測定できる新たな手法の開発に成功」2020年7月28日ニュースリリース
・日本経済新聞電子版「新型コロナ、抗体医薬の治験開始　予防薬として開発も」（2020/6/9/17:35）
・日本イーライリリー「世界初、新型コロナウイルス感染症の抗体治療薬の臨床試験を開始」2020年6月9日Press Release
・塩野義製薬「新型コロナウイルス感染症に関する取り組みについて（4）」2020年8月7日プレスリリース
・武田薬品工業「COVID-19治療薬となり得る高度免疫グロブリン製剤の開発加速を目指す協力体制であるCoVIg-19アライアンスにおける参画メンバーの拡大および共同での臨床試験を通じた推進強化について」2020年5月8日ニュースリリース
・日本経済新聞電子版「新型コロナで回復期血漿を投与　カナダが臨床試験へ」（2020/4/13/17:45）
・チャールズ・A・オライリー、マイケル・L・タッシュマン（2019）『両利きの経営』東洋経済新報社
・Dr.JOY㈱提供資料「バーチャル医局前」

第10章
・厚生労働省「診療報酬改定の結果検証に係る特別調査（H29かかりつけ薬剤師調査、患者票）速報値」
・日本内科学会「動脈硬化性疾患予防ガイドライン2017年版」『日本内科学会雑誌』2018年第107巻第1号p.73-80
・厚生労働省「高齢者の医薬品適正使用の指針（総論編）案」2018年5月29日
・日本老年医学会「高齢者脂質異常症診療ガイドライン2017」『日本老年医学会雑誌』2017年10月26日（J-STAGE公開日）
・日本老年医学会「高齢者の安全な薬物療法ガイドライン2015」
・厚生労働省/医薬・生活衛生局「全国厚生労働関係部局長会議　説明資料」令和2年1月17日
・厚生科学審議会「薬機法等制度改正に関するとりまとめ」平成30年12月25日
・谷博子、三沢広和、須山潤美「服薬状況報告の実践－チーム医療の一員として－」『医療薬学』2004,Vol.30,No.1,p.31-37
・長谷川浩平、栗谷良孝、足立充司、新家惠子、西井諭司、藤田芳一「服薬コンプライアンスのさらなる向上と薬剤管理指導業務－患者の好む薬とは－」『医療薬学』2008,Vol.34,No.8,p.800-804
・坪井謙之介、寺町ひとみ、葛谷有美、水井貴詞、後藤千寿、土屋照雄「服薬アドヒアランスに影響を及ぼす患者の意識調査」『医療薬学』2012,Vol.38,No.8,p.522-533
・Kojima T. Akishita M. Kameyama Y. et.al :High risk of adverse drug reactions in elderly

Patients talking six or more drugs :analysis of inpatient database. Geriatr Gerontol Int 2012: 761-2.

第11章

- 澤田砂織「ウェアラブルデバイスを活用したシステムについての現状と問題点、今後の展望について」『バイオフィードバック研究』2017,Vol.44,No.2,p.91-96
- 総務省「第6節ICT利活用の推進」『令和2年版 情報通信白書』
- 吉澤美弥子「AI適用が進む世界のヘルスケア・医療スタートアップ最前線」CORAL CAPITAL レポート（2019年8月29日、同年9月10日）
- ヒューマンサイエンス振興財団「創薬の新しい潮流を探る－創薬技術調査報告Part1－」平成31年3月
- 日刊薬業「顕在化する"未病ビジネス"薬価制度改革を背景に各社が模索」2019年3月2日
- 富士フイルム「Sustainability Report 2019」同社ホームページ
- 損保ジャパン「グループ会社のご案内」同社ホームページ
- セコム「グループ会社一覧」同社ホームページ
- 西根英一「事業構想に求められるビジネスローンチとビジネスグロースの2ステップ」『事業構想研究』2020年3月号p.21-28
- 中野明（2009）『シュンペーターの経済学がよくわかる本』秀和システム
- 青島矢一、加藤俊彦（2003）『競争戦略論』東洋経済新報社
- チャールズ・A・オライリー、マイケル・L・タッシュマン（2019）『両利きの経営』東洋経済新報社
- H・イゴール・アンゾフ（2015）『アンゾフ戦略経営論 新訳』中央経済社
- Rumelt,R.P.（1974）.*Strategy, structure and economic performance*. Cambridge, MA:Harvard University Press
- Rumelt,R.P.（1982）. Diversification strategy and profitability. *Strategic Management Journal*, 3（4）, pp.359-369.
- Rumelt,R.P.（1991）.How much does industry matters? *Strategic Management Journal*, 12（3）, pp.167-185

著者Profile

<現職>
・ファルマ・ビジネス・アカデミー（略称：PBA）　代表取締役

<略歴>
・1951年岐阜県生まれ
・星薬科大学卒業（薬剤師）
・英ウェールズ大学経営大学院修了（MBA）

・製薬企業の「医薬営業本部」にて千葉・埼玉支店長、「医薬マーケティング本部」にて医薬情報
　部、医薬計画部、プロダクトマネジメント部の各部長を歴任。
　営業・マーケティングはもとより、全社基本戦略構築、ライセンシング、流通政策、全社情報シ
　ステム構築、人事評価制度、組織改革など幅広い重責を担う。
・PBAではMarketing & Salesに特化した会員制の月例講座やインハウスの人材育成研修などを運
　営。これまでにのべ7,000人の育成研修に携わってきた。
・2003年9月より現職

<所属学会>
・日本循環器学会　・日本臨床薬理学会　・日本化学療法学会・日本医療マネジメント学会
・日本医療病院管理学会　・応用統計学会　・情報計算化学生物学会（CBI学会）

<所属団体>
・公益社団法人日本医業経営コンサルタント協会（認定登録医業経営コンサルタント第5110号）

<主な著書>
・『医薬品産業戦略マネジメント』（東急エージェンシー；2011年）
・『医薬品ハイブリッド・マーケティング』（医薬経済社；2006年）
・『国際医薬品情報』2020年：通巻第1158号〜第1161号（連載）

<アクセス>
・E-mail　　　pba2003@nifty.com
・PBAサイト　http://www.pba-academy.jp/

ライフサイエンス産業戦略バイブル

2021年2月16日　第1版第1刷

著　　　者	佐藤　睦美
カバーデザイン	三枝　ノリユキ
発　行　人	澁谷　尚幸
発　行　所	株式会社東急エージェンシー
	〒107-8417　東京都港区赤坂4-8-18
	電話　03-3475-3566
	http://www.tokyu-agc.co.jp/
印刷・製本	精文堂印刷株式会社